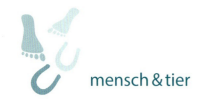

mensch & tier

Marianne Gäng (Hg.)

Heilpädagogisches Reiten und Voltigieren

Mit Beiträgen von Susanne Eberle-Gäng, Barbara Gäng, Hans-Peter Gäng, Marianne Gäng, Renate Hof, Rita Hölscher-Regener, Eberhard Laug, Sonja Morgenegg, Annika Müller, Helga Podlech, Bernhard Ringbeck, Christian Robier, Marietta Schulz, Henrike Struck und Rebecca Veith

7., überarbeitete und erweiterte Auflage
Mit zahlreichen Abbildungen und 5 Tabellen

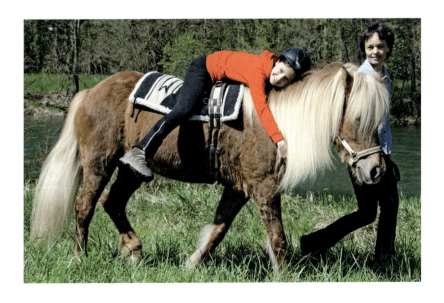

Ernst Reinhardt Verlag München Basel

Marianne Gäng, Dipl. Soz.-Päd., Ausbildungsleitung für Reitpädagogik und Reittherapie, Gründerin und Präsidentin der Schweizer Gruppe Therapeutisches Reiten (SG-TR), Rodersdorf (Schweiz). Von der Herausgeberin außerdem im Ernst Reinhardt Verlag lieferbar:

Gäng, M. (Hrsg.): Erlebnispädagogik mit dem Pferd. 3., überarb. Aufl. 2011.
   ISBN 978-3-497-02251-9 (Print); 978-3-497-60034-2 (E-Book)
Gäng, M. (Hrsg.): Reittherapie. 2., überarb. u. erw. Aufl. 2009.
   ISBN 978-3-497-02074-4
Gäng, M. (Hrsg.): Ausbildung und Praxisfelder im Heilpädagogischen Reiten und Voltigieren. 4., überarb. u. erw. Aufl. 2009.
   ISBN 978-3-497-02075-1
Gäng, M., Turner, D. (Hrsg.): Mit Tieren leben im Alter. 2., erw. Aufl. 2005.
   ISBN 978-3-497-01757-7

Hinweis: Soweit in diesem Werk eine Dosierung, Applikation oder Behandlungsweise erwähnt wird, darf der Leser zwar darauf vertrauen, dass die Autoren große Sorgfalt darauf verwandt haben, dass diese Angabe dem Wissensstand bei Fertigstellung des Werkes entspricht. Für Angaben über Dosierungsanweisungen und Applikationsformen oder sonstige Behandlungsempfehlungen kann vom Verlag jedoch keine Gewähr übernommen werden. – Die Wiedergabe von Gebrauchsnamen, Handelsnamen, Warenbezeichnungen usw. in diesem Werk berechtigt auch ohne besondere Kennzeichnungen nicht zu der Annahme, dass solche Namen im Sinne der Warenzeichen- und Markenschutz-Gesetzgebung als frei zu betrachten wären und daher von jedermann benutzt werden dürften.

Bibliografische Information der Deutschen Nationalbibliothek

Die Deutsche Nationalbibliothek verzeichnet diese Publikation in der Deutschen Nationalbibliografie; detaillierte bibliografische Daten sind im Internet über <http://dnb.d-nb.de> abrufbar.
ISBN 978-3-497-02552-7 (Print)
ISBN 978-3-497-60218-6 (E-Book)
7., überarbeitete und erweiterte Auflage

© 2015 by Ernst Reinhardt, GmbH & Co KG, Verlag, München

Dieses Werk, einschließlich aller seiner Teile, ist urheberrechtlich geschützt. Jede Verwertung außerhalb der engen Grenzen des Urheberrechtsgesetzes ist ohne schriftliche Zustimmung der Ernst Reinhardt GmbH & Co KG, München, unzulässig und strafbar. Das gilt insbesondere für Vervielfältigungen, Übersetzungen in andere Sprachen, Mikroverfilmungen und für die Einspeicherung und Verarbeitung in elektronischen Systemen.

Printed in Germany
Covermotiv: Nanuk Wydler (Navenphotographics)
Satz: Sabine Ufer, Leipzig

Ernst Reinhardt Verlag, Kemnatenstr. 46, D-80639 München
Net: www.reinhardt-verlag.de   E-Mail: info@reinhardt-verlag.de

Inhalt

Vorwort zur 7. Auflage 13

Einführung 15
Von Marianne Gäng

A Grundlagen des Heilpädagogischen Reitens

1 Heilpädagogisches Reiten 24
Von Marianne Gäng

    1.1 Kontakt mit dem Tier – ein menschliches Bedürfnis 24
    1.2 Die Idee des Heilpädagogischen Reitens 24
    1.3 Leitgedanken zum Heilpädagogischen Reiten 25
    1.4 Philosophie der Ausbildung 26
    1.5 Praktischer Bezugsrahmen 27

2 Aspekte Heilpädagogischen Denkens und Handelns 29
Von Hans-Peter Gäng

    2.1 Was ist Heilpädagogik? 31
    2.2 Die heilpädagogische Fragestellung 33
    2.3 Theorie und Praxis – die Zwischenposition des Pädagogen . 34
    2.4 Heilpädagogisches Handeln 36
          Methoden und Ressourcen 36
          Beispiele aus der Praxis des Heilpädagogischen Reitens 37
    2.5 Der Vertrag – die Abmachung 43
    2.6 Entwicklung und Sinnhaftigkeit von Problemverhalten . . . 45

	2.7 Akzeptanz des Unverständlichen	46
	Beispiele aus der Praxis des Heilpädagogischen Reitens	47
	2.8 Therapie – Diagnostik – Förderkonzepte	50
	2.9 Behinderung und Rehabilitation in der heutigen Gesellschaft	52
	2.10 Atmosphäre	54
	2.11 Wirkung und Konstanz (heil-)pädagogischer Maßnahmen	56

3 Anwendung des Heilpädagogischen Reitens ... 58
Von Marianne Gäng

3.1	Sinn – Zweck – Ziel	58
3.2	Materielle und andere Voraussetzungen	60
	Die Auswahl des geeigneten Reittiers	60
	Der Einsatz von Pferd und Pony	60
	Der Einsatz des Esels	62
	Vergleich Pferd – Esel	64
	Die Eselhaltung	65
	Erfahrungen und Ratschläge zum Pferd	66
	Pflege der Tiere	67
	Den Stall misten	68
	Die Ausrüstung für das Pferd	68
	Die Kleidung für das Kind	69
	Heilpädagogisches Reiten im Jahresrhythmus	69
	Der geeignete Übungsplatz	69
	Offenstall-, Auslauf- und Gruppenhaltung	70
	Planung und schriftliche Vorbereitung der Stunde	73
3.3	Die emotionale Kontaktaufnahme zum Pferd	78
3.4	Detailübersicht: Phasen der emotionalen Kontaktaufnahme	80
	Phase 1: Vom Boden aus	80
	Phase 2: Das Aufsteigen	81
	Phase 3: Auf dem Pferd im Stand	83
	Phase 4: Auf dem Pferd im Schritt	86
	Phase 5: Im Erlebnispfad	87
3.5	Allgemeine Übungen zum Heilpädagogischen Reiten	92
	Die Übungen der Blöcke I–IV	94
	Übungsblock I	95
	Übungsblock II	97
	Übungsblock III	98
	Übungsblock IV	103

3.6	Spezielle Übungen zum Heilpädagogischen Reiten	104
	Übungen, die den Gefühlsbereich ansprechen	104
	Übungen zur Schulung der Wahrnehmung	108
	Übungen zur Schulung der Motorik	112
	Übungen im sozial-integrativen Bereich	119
	Übungen im Kommunikationsbereich	121
3.7	Das Reiten	125
	Reiten auf Stimmkommando	125
	Angstfreies Reiten für (ältere) Erwachsene	126
3.8	Das Fahren	131
	Die „Vorarbeit" zum Fahren mit dem Pferd	131

4 Der Einsatz von Reitlabyrinthen in der heilpädagogischen Arbeit mit Pferden am Beispiel des Kinderhofs Campemoor 135
Von Eberhard Laug

4.1	Heilpädagogische Förderung mit Pferden im Kinderhof Campemoor	137
4.2	Zur Geschichte der Labyrinthe	142
4.3	Einzelaspekte und Beispiele	144
	Reiten lernen	144
	Der Einsatz des Labyrinths in der Phase der emotionalen Anbahnung	145
	Das Labyrinth als räumliches Symbol durchlebter Zeit	147
	Zentrale Bedeutung des Labyrinths für die Gesunderhaltung der Therapiepferde	149
	Der selbstverständliche Ritus als Phänomen und Chance fürs Leben	150
	Das Labyrinth als Methode zur Steigerung des Selbstbewusstseins	153
	Begrenzter Raum mit klar definierter Aufgabe	154

5 Die Langzügelarbeit im Heilpädagogischen Reiten .. 156
Von Renate Hof

5.1	Voraussetzungen	157
5.2	Aus der Praxis	159
5.3	Die Vielfalt der Möglichkeiten	164
5.4	Die Ausrüstung	171

6   Die Ausbildung von Islandpferden für
    das Heilpädagogische Reiten als Teil
    des ganzheitlichen Therapiesystems   176
    Von Helga Podlech

    6.1   Beobachten der Herde   178
    6.2   Freiheitsdressur   180
    6.3   Bodenarbeit   183
    6.4   Handpferdereiten   185
    6.5   Longe   186

B Praxisfelder im Heilpädagogischen Reiten

7   Aufbau einer Beziehung zum Pferd: eine Maßnahme
    für die Entwicklung und Erziehung von Menschen
    mit geistiger Behinderung   188
    Von Susanne Eberle-Gäng

    7.1   Aspekte der geistigen Behinderung in Bezug auf das
          Heilpädagogische Reiten   189
    7.2   Fallbericht: der Jugendliche A.   191
    7.3   Heilpädagogisches Reiten als Erziehungsmaßnahme   193
    7.4   Durchführung des Heilpädagogischen Reitens   194
    7.5   Verlauf und Ergebnisse der Arbeit mit A.   199
    7.6   Folgerungen: Geistigbehindertenpädagogik und das
          Heilpädagogische Reiten   201

8   Heilpädagogisches Reiten mit einem Jugendlichen
    mit schwerer und mehrfacher Behinderung   204

    8.1   Eine Beziehungsanbahnung mit Hilfe der Unterstützten
          Kommunikation   204
          Von Annika Müller

          *Aus der Praxis für die Praxis: Heilpädagogisches Reiten
          mit Manuel*   204
          *Beziehungsanbahnung mit Hilfe der Unterstützten
          Kommunikation*   216
          *Einsatz von Unterstützter Kommunikation im
          Heilpädagogischen Reiten bei Klienten mit schwerer
          und mehrfacher Behinderung*   217
          Vergleich: ältere Menschen und Manuel   218

8.2 Übertragung positiven Verhaltens in den Alltag
der Wohngruppe 219
Von Barbara Gäng

    Ein Versuch 219
    Erster Schritt: Emotionale Entwicklung 220
    Zweiter Schritt: Kommunikation 221
    Dritter Schritt: Interaktion 222
    Zusammenfassende Auswertung zur Übertragung
    in den Alltag 223

9 Einblicke in das Heilpädagogische Reiten mit blinden und sehbehinderten Kindern 226
Von Sonja Morgenegg

    9.1 Pferde als Lehrmeister 226
    9.2 Körper und Sinne als vorsprachliches Mittel
        der Erkenntnis 228
    9.3 Die heilpädagogische Reitstunde mit blinden und
        sehbehinderten Kindern 229
    9.4 Grenzen und Gefahren des Heilpädagogischen Reitens
        mit blinden und sehbehinderten Kindern 233

C Heilpädagogisches Voltigieren

10 Heilpädagogisch-psychomotorische Aspekte der vorschulischen Förderung mit Hilfe des Pferdes 238
Von Marietta Schulz

    10.1 Zielgruppen und Indikationen 239
    10.2 Setting 240
    10.3 Inhaltliche Prinzipien 241
    10.4 Erfahrungen mit Hilfe des Pferdes 242
    10.5 Methodische Prinzipien 247

11 Begabungsförderung mit dem Pferd 252
Von Henrike Struck und Rebecca Veith

    11.1 Über die Entwicklung von Definitionen in der
         Begabungsforschung 252
    11.2 Begabte Kinder im Heilpädagogischen Reiten / Voltigieren . . 255

11.3 Das Projekt 256
11.4 Ergebnisse des Projekts 259
11.5 Auswertung der Untersuchung 260

12 Weiterentwicklungen in Terminologie und Konzepten – Heilpädagogische Förderung mit dem Pferd 262
Von Rita Hölscher-Regener

12.1 Entwicklung der Terminologie 262
12.2 Abgrenzung zum Therapiebegriff 265
12.3 Projektbeispiel „Starke Jungs" 266
    Rahmenbedingungen 266
    Das Projekt „Starke Jungs?!" 267
12.4 Handlungsweisen in der Heilpädagogischen
    Förderung mit dem Pferd 271
    Gemeinsame Absprache über die Gestaltung der Einheit . . . 271
    Themen der Kinder aufgreifen 272
    Sachorientierte Partnerschaft als Grundlage
    des pädagogischen Handelns 272
    Präsent sein 273
    Erfahrungen zulassen 274
    Ressourcenorientierung 278

13 Psychomotorische Förderung bewegungsauffälliger Kinder durch Heilpädagogisches Voltigieren 281
Von Bernhard Ringbeck

13.1 Bewegungsauffälligkeiten im Alltag des Kindes 285
13.2 Ursachen von Bewegungsauffälligkeiten 290
13.3 Beobachtungskriterien und Prüfung motorischer
    Auffälligkeiten 293
13.4 Fördermöglichkeiten beim Heilpädagogischen Voltigieren 297
13.5 Das Verhalten des Pädagogen 305

Anhang: Die Ausbildung zum Reit- und/oder Voltigierpädagogen in Deutschland, der Schweiz und Österreich

Ausbildungsübersicht: Deutschland 309
Von Henrike Struck

Ausbildungsübersicht: Schweiz 314
Von Marianne Gäng

Ausbildungsübersicht: Österreich 320
Von Christian Robier

Gedanken zur Ausübung dieses Berufes 324
Von Marianne Gäng

Die Autorinnen und Autoren 327

Bildnachweis 329

Vorwort zur 7. Auflage

Älter werden hat auch etwas Gutes: Man kann zurückblicken!

Dass mein 1983 beim Ernst Reinhardt Verlag eingesandtes Manuskript in ein Buch verwandelt wurde, verdanke ich dem damaligen Verlagsleiter Herrn Münster. Das war sehr mutig von ihm, denn Heilpädagogisches Reiten und Voltigieren war erst wenigen bekannt und wurde kaum praktiziert.

Das Buch fand bei den Lesern Gefallen. Fachleute tauschten ihre Erfahrungen aus und wollten diese weitergeben. Der Verlag war bereit, eine 2. erweiterte Auflage herauszugeben, es folgten weitere.

Die vorliegende 7. Auflage wurde überarbeitet und erweitert. Sie beinhaltet meine langjährige Erfahrung aus der Praxis im Heilpädagogischen Reiten. Mein Mann, dessen Fachbearbeitung immer in meine Arbeit einfließt und die mir wichtig ist, versucht, Aspekte heilpädagogischen Denkens und Handelns aufzuzeigen, wie sie Eingang in die Praxis bekommen können.

Ein breites Spektrum an Fachbeiträgen aus der Feder von Kolleginnen und Kollegen, neue aktuelle und ältere erprobte Arbeitsweisen vervollständigen den Praxisteil:

Die Benutzung von angelegten Reitlabyrinthen in der heilpädagogischen Arbeit mit dem Pferd lernte ich vor mehr als 20 Jahren kennen; ich war sehr beeindruckt. Der diesbezügliche Beitrag von Eberhard Laug wird für viele Leser ein Novum sein.

Renate Hof erläutert uns die Langzügelarbeit mit dem Pferd und ihre Anwendung im Heilpädagogischen Reiten.

Drei Autorinnen beleuchten verschiedene Betrachtungsweisen einer geistigen Behinderung und deren Auswirkungen auf die Mensch-Tier-Beziehung: Ein Fallbericht des Jugendlichen A. beinhaltet Heilpädagogisches Reiten als Erziehungsmaßnahme. Susanne Eberle-Gäng berichtet über Verlauf und Ergebnisse ihrer Arbeit. An subtiler Beziehungsanbahnung mit Manuel, einem schwer mehrfachbehinderten Jugendlichen, mit Hilfe der Unterstützten Kommunikation lässt uns Annika Müller teilhaben. Ob sich Manuels Erlebnisse mit dem Pferd als positiver Verstärker auch in den Gruppenalltag übertragen lassen, versucht Barbara Gäng zu ermitteln.

Pferde als Lehrmeister mit blinden und sehbehinderten Menschen bringt uns Sonja Morgenegg bildlich näher.

Praxisfelder im Heilpädagogischen Voltigieren wurden von namhaften Ausbildnern des Deutschen Kuratoriums für Therapeutisches Reiten (DKThR) verfasst:

Marietta Schulz führt die Leser in die vorschulische Förderung mit dem Pferd unter heilpädagogisch-psychomotorischen Gesichtspunkten ein.

Das Thema Begabungsförderung mit dem Pferd behandeln Henrike Struck und Rebecca Veith.

Bernhard Ringbeck ist die psychomotorische Förderung bewegungsauffälliger Kinder durch Heilpädagogisches Voltigieren ein Anliegen.

Rita Hölscher-Regener klärt über Weiterentwicklungen in Terminologie und Konzepten auf und zeigt am Projektbeispiel „Starke Jungs" praxisnahe Handlungsweisen in der heilpädagogischen Arbeit mit dem Pferd.

Nicht zu vergessen sind die geeigneten Therapiepferde – unverzichtbar in ihrem Einsatz zum Gelingen unserer Vorhaben. Der Beitrag von Helga Podlech über ihre Ausbildung soll das besonders betonen.

Ein ganz herzlicher Dank gebührt der jetzigen Verlagsleiterin, Frau Hildegard Wehler, für ihr wohlwollendes Verständnis gegenüber meinen Anliegen und für die angenehme Zusammenarbeit, eingeschlossen das Verlagsteam.

Rodersdorf, im Juli 2015
Marianne Gäng

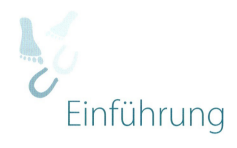

Einführung

Die Entwicklung des Heilpädagogischen Reitens und Voltigierens im deutschsprachigen Raum

Von Marianne Gäng

In den 1960er Jahren des letzten Jahrhunderts begannen Pädagogen und Psychologen, das Reiten bzw. Voltigieren bei Kindern mit unterschiedlichem Problemverhalten einzusetzen.

Mit meinem 1983 im Ernst Reinhardt Verlag erschienenen Buch „Heilpädagogisches Reiten" versuchte ich, ein erstes wegweisendes Zeichen zu setzen auf dem Gebiet, auf dem sich wohl schon einige bewegten, aber noch keiner so recht die Richtung kannte. Wie kam es zu dieser Publikation? Aus ersten Versuchen in den 1960er-Jahren mit Islandpferden und den eigenen Kindern wuchs der Mut, Gleiches auch mit lernbehinderten Schülerinnen und Schülern an den Sonderklassen Basel-Stadt und mit geistig behinderten Jugendlichen eines Heims zu wagen. Systematisch weiterentwickelt wurden die Idee und die Praxis in der Anwendung bei verhaltensauffälligen Kindern in einem ländlichen Schulheim. Der Umgang mit den Pferden und das Reiten waren ein wichtiger Teil des Heimalltags. Miteinbezogen waren auch die Erzieher und die Lehrer.

Immer häufiger wollten Interessenten das Heilpädagogische Reiten (HPR) kennenlernen. So lag es nahe, Informationstage durchzuführen, aus denen sich bald Ausbildungskurse entwickelten. Dass irgendwann das Erarbeitete einem weiteren Kreis zugänglich gemacht werden sollte, lag auf der Hand; so entstand dann das Buch.

In der Schweiz hatte sich die Idee des Heilpädagogischen Reitens und Voltigierens vor allem im Umgang und in der Begegnung mit dem Lebewesen Pferd und dem Reiten entwickelt.

1985 haben mein Mann und ich zusammen mit den ersten Absolventinnen meiner Ausbildungskurse die Schweizerische Vereinigung für Heilpädagogisches Reiten und Voltigieren (SV-HPR) aus der Taufe gehoben. Bis zum Jahr 1995 lief meine Ausbildungsarbeit unter der Ägide der SV-HPR. Nach der Trennung habe ich die unveränderte Ausbildung weitergeführt unter dem neuen Verbandsnamen Schweizer Gruppe für Therapeutisches Reiten (SG-TR). Die Absolventen sind Pädagogen aus Deutschland, Österreich, Luxemburg, Finnland und der Schweiz. Sie arbeiten in Heimen, psychiatrischen Kliniken, heilpädagogischen Tagesschulen, auf Jugendfarmen und privaten (heilpädagogischen) Reitbetrieben.

In der Bundesrepublik Deutschland war es der Verdienst Antonius Krögers, den persönlichkeitsbeeinflussenden Wert der Einbeziehung des Pferdes in die Erziehung von lern- und verhaltensauffälligen Kindern erkannt und seine Erfahrung als Erster in der Bundesrepublik Deutschland publiziert zu haben. Als Junglehrer an einer Heimsonderschule für lernbehinderte und verhaltensauffällige Jungen (St. Josefhaus, Wettringen), der noch in den 1960er-Jahren eine Landwirtschaft angeschlossen war, entdeckte Kröger das starke Interesse dieser Kinder am Umgang mit dem Lebewesen „Pferd". Diese Faszination nutzte er, indem er sich selbst ein Pferd zum Voltigieren ausbildete und es im Rahmen des Schulunterrichts mit seinen Schülerinnen und Schülern wöchentlich für Voltigierübungen einsetzte.

Es soll an dieser Stelle nicht unerwähnt bleiben, dass auch in der DDR schon 1974 durch Ohms / Göhler von ähnlich positiven Auswirkungen durch den Einsatz des Pferdes bei Kindern aus psychiatrischen Kliniken berichtet wurde.

Zunächst wurde das Pferd überwiegend in Heimen – zum Teil mit angeschlossener Sonderschule – und Kliniken mehr oder weniger intuitiv eingesetzt. Jeder Praktiker gab seiner Tätigkeit mit dem Pferd eine andere Bezeichnung, wie „Pädagogisches Reiten", „Therapeutisches Voltigieren", „Heiltherapeutisches Voltigieren und Reiten", „Therapeutische Reitschule", „Therapeutisches Reiten in der Psychiatrie".

1977 trafen sich auf einem Symposium in Wettringen Wissenschaftler aus den Bereichen Medizin, Pädagogik, Psychiatrie, Sport sowie Pferdefachleute, Sonderschullehrer, Heimerzieher und Sozialpädagogen, um die bisherigen Aktivitäten im Therapeutischen Reiten zu systematisieren, zu koordinieren und zu intensivieren. Es wurde beschlossen:

1. alle zurzeit praktizierten Einsatzmöglichkeiten des Pferdes bei Kindern und Jugendlichen aus dem Bereich der Heil- / Sonderpädagogik unter dem Fachausdruck „Heilpädagogisches Reiten und Voltigieren" (HPR / V) zusammenzufassen,

2. die verschiedenen Anwendungsformen auf ihre Effektivität und Vermittelbarkeit (Lehrbarkeit) kritisch zu hinterfragen, und daraus schlussfolgernd
3. eine Weiterbildungsmaßnahme für interessierte Berufsgruppen aus pädagogischen und psychologischen Bereichen anzubieten.

Eine Übersicht der verschiedenen Bereiche Therapeutischen Reitens aus heutiger Sicht bietet Tab. E1. Die Unterschiede zwischen pädagogischer und therapeutischer Herangehensweise sind in Tab. E2 herausgearbeitet. Bis heute ließen sich zahllose Fachkräfte im Heilpädagogischen Voltigieren oder Reiten ausbilden, und somit konnte das Angebot auf weitere Institutionen wie Tagesbildungsstätten, Jugendfarmen, Beratungsstellen, Schulpsychologische Dienste, Volkshochschulen, Regelschulen (Grund- und Hauptschulen, vereinzelt auch Realschulen und Gymnasien) erweitert werden.

Heute werden unter dem Begriff „Heilpädagogisches Reiten und Voltigieren" vornehmlich pädagogische, rehabilitative und soziointegrative Angebote mit Hilfe des Pferdes bei Kindern, Jugendlichen und Erwachsenen mit verschiedenen Behinderungen oder Störungen zusammengefasst. Dabei steht nicht die reitsportliche Ausbildung, sondern die individuelle Förderung über das Medium Pferd im Vordergrund, d. h. vor allem eine günstige Beeinflussung der Entwicklung, des Befindens und des Verhaltens. Im Umgang mit dem Pferd, beim Reiten oder Voltigieren wird der Mensch ganzheitlich angesprochen: körperlich, geistig, emotional und sozial.

Im deutschsprachigen Raum ist man sich weitgehend einig, dass die Bezeichnung „Reitpädagogin / Reitpädagoge" angemessen ist, was aber im Einzelfall nicht ausschließt, von „Voltigierpädagogin / Voltigierpädagoge" zu sprechen. Wenn in diesem Buch der Begriff „Reit- / Voltigierpädagoge" Verwendung findet, so ist damit derjenige gemeint, der die Ausbildung beim DKThR (Deutsches Kuratorium für Therapeutisches Reiten), bei der SG-TR (Schweizer Gruppe für Therapeutisches Reiten), beim ÖKTR (Österreichisches Kuratorium für Therapeutisches Reiten) oder dem Förderkreis Therapeutisches Reiten e.V. gemacht hat. In allen drei Ländern gibt es eigene Ausbildungsgänge (siehe Anhang). Die obigen Verbände haben sich zusammengeschlossen zum „Forum der Ausbildungsträger einer Therapie mit dem Pferd" (FATP).

Tab. E1: Therapien mit dem Pferd/Therapeutisches Reiten

Sparte	Hippotherapie	Heilpädagogisches Reiten/Voltigieren	Reittherapie	Behindertenreiten
Arbeitsweise	• physiotherapeutisch	• pädagogisch, heilpädagogisch, erlebnispädagogisch	• therapeutisch, psychotherapeutisch, rehabilitativ	• sportlich, freizeitgestalterisch
Berufsgruppen	• PhysiotherapeutInnen	• LehrerInnen aller Stufen • HeilpädagogInnen • SozialpädagogInnen • KindergärtnerInnen • ErziehungspflegerInnen	• MedizinerInnen • PsychotherapeutInnen • PsychomotorikerInnen • Physio-, Logo-, ErgotherapeutInnen • PsychologInnen • Krankenschw./-pfleger • PsychiatriepflegerInnen	• ReitwartInnen • ReitlehrerInnen • AmateurreitlehrerInnen • TrainerInnen C
Ausbildungsangebote	• Schweizer Gruppe für Hippotherapie • Kuratorium Therapeutisches Reiten (D) • Österreichisches Kuratorium Therapeutisches Reiten	• Schweizer Gruppe Therapeutisches Reiten • Schweizer Vereinigung für Heilpädagogisches Reiten • Kuratorium Therapeutisches Reiten (D) • Förderkreis Therapeutisches Reiten e.V. (D) • Österreich. Kuratorium Therapeutisches Reiten	• Schweizer Gruppe Therapeutisches Reiten • Münchner Schule für Psychotherapeutisches Reiten	• Schweizer Verband für Pferdesport • Kuratorium Therapeutisches Reiten (D) • Österreichisches Kuratorium Therapeutisches Reiten
Berufsbezeichnung	• HippotherapeutInnen	• ReitpädagogInnen • VoltigierpädagogInnen	• ReittherapeutInnen	• AusbilderInnen Sport für Menschen mit Behinderung (D, A) • Pferdesport für Menschen mit Handicap (CH)

Legitimation der Ausbildungslehrgänge

In den Fachpublikationen zu den Themen „Heilpädagogisches Reiten" und „Voltigieren" wird auf die heilsame Wirkung der Mensch-Tier-Beziehung (hier zwischen Pferd und Mensch) für Menschen mit Beeinträchtigung oder Behinderung hingewiesen. Dieser Aspekt wird in diesem Buch in den Vordergrund gerückt. Die Grundgedanken des HPR/V kommen im berührenden Film „Das blaue Pferd" (Wildbolz 1994) beispielhaft zum Ausdruck.

Einen Schritt weiter geht die Absicht, diesen so benachteiligten Menschen nicht nur in der Theorie, sondern auch in der Praxis helfen zu wollen. Daraus ergibt sich der „Auftrag", beruflich vorgebildeten Fachleuten aus den Bereichen Pädagogik und Therapie eine (Zusatz-) Ausbildung anzubieten, die sie befähigen soll, den erwähnten Anspruch an die mensch-Tier-Beziehung einzulösen. So entstanden Ausbildungslehrgänge, die sich im Laufe der Jahre immer wieder an neuen Erfahrungen und Erkenntnissen orientierten, ohne aber je die Grundidee der Mensch-Tier-Beziehung zu vergessen. In diesem Sinne wird sich die Ausbildung auch künftig immer weiterentwickeln.

Die Aufnahmekriterien für die Bewerber bezüglich beruflicher Ausbildung stimmen in allen drei Ländern überein.

Kleine Abweichungen bestehen in den reiterlichen Zulassungsbedingungen. In Deutschland und Österreich wird das Heilpädagogische Voltigieren bevorzugt, in der Schweiz das Reiten auf Kleinpferden.

FATP – Forum der Ausbildungsträger

Im FATP, dem „Forum der Ausbildungsträger einer Therapie mit dem Pferd" haben sich folgende Verbände aus Deutschland, Österreich und der Schweiz zusammengeschlossen:

- die Schweizer Gruppe für Therapeutisches Reiten (SG-TR)
- das Deutsche Kuratorium für Therapeutisches Reiten (DKThR)
- der Förderkreis für Therapeutisches Reiten, ebenfalls aus Deutschland
- das Österreichische Kuratorium für Therapeutisches Reiten (ÖKTR)

Die oben genannten vier Verbände haben sich zu dem internationalen agierenden Gremium FATP zusammengeschlossen und bieten in unterschiedlicher Form und mit verschiedenen Schwerpunkten Zusatzqualifikationen zu einer Therapie mit dem Pferd an. Die von den Mitgliedern des FATP

Tab. E2: Unterschiede und Gemeinsamkeiten zwischen therapeutischer und (sonder-)pädagogischer Vorgehensweise (erstellt von Beate Seide in Zusammenarbeit mit der Fachinstanz ReittherapeutInnen SG-TR)

	Reittherapie	Heilpädagogische Förderung mit dem Pferd
Zielgruppe	eher Erwachsene, aber auch Kinder und Jugendliche	eher Kinder und Jugendliche, aber auch Erwachsene
Indikation	körperliches/seelisches Trauma, Defizite, tiefgreifende Entwicklungsstörungen, akut oder chronisch, angeborenen oder erworben, unabhängig von der altersgemäßen Entwicklung	Störungen der „normalen" körperlichen, seelischen und sozialen Entwicklung und/oder des Verhaltens und Befindens unter Berücksichtigung der jeweiligen Behinderung
Vorgehensweise	<ul><li>vorwiegend in Einzelstunden im „Dialog" mit dem Klienten</li><li>Ausnutzung vorhandener körperlicher/seelischer Selbstheilungsmöglichkeiten</li><li>Berücksichtigung von Krankheitsstadien und seelischer Befindlichkeit</li><li>altersunabhängig</li></ul>	<ul><li>Einzelstunden und in der Gruppe</li><li>ein Umfeld anbieten, in dem Kinder/Jugendliche leicht lernen oder auch umlernen können</li><li>Ausnutzung der „normalen" Entwicklungsschritte im entsprechenden Alter</li></ul>
Dokumentation und Durchführung	<ul><li>Wünsche des Klienten/der Betreuer erkennen (was möchte er oder sie?)</li><li>Bedürfnisse des Klienten (der Betreuer) erkennen (was braucht er oder sie?)</li><li>Ist-Status des Klienten erkennen, ihn bzw. sie dort abholen (was kann er/sie erreichen?, Handicaps, Ressourcen, Umfeld …)</li><li>Eigene Erwartungen an den Klienten und den Verlauf der Maßnahmen erkennen</li></ul> → Diese vier Punkte bündeln zu einem erreichbaren, für alle Beteiligten machbaren und erwünschten Ziel	

EINFÜHRUNG

Aus- und Vorbildung	ein *therapeutischer* Beruf, der die selbstständige (!) Planung, Durchführung und Dokumentation einer Behandlung, Begleitung und / oder Bewältigung von körperlicher und / oder seelischer Erkrankung umfasst	ein *pädagogischer* Beruf, der die selbstständige Planung, Durchführung und Dokumentation von Förderung bei bestimmten Entwicklungsschritten, Behandlung von deren Störungen und dem Erlernen bestimmter Fertigkeiten umfasst
Struktur der Einheit	eher prozessorientiert, „geschehenlassen", „weichere" Struktur	Flexibilität in Bezug auf aktuelle Geschehnisse bis zu direktivem Vorgehen. Planung der einzelnen Aktivitäten
Zielformulierung	eher altersunabhängig am aktuellen Problem und dessen „normalem" Heilungsverlauf orientiert	an den altersentsprechenden „normalen" Entwicklungsschritten orientiert
Grenzfälle aus Sicht von Behandler und / oder Klient → Hauptproblem herausarbeiten und an geeigneten Behandler verweisen!	• Psychosomatische Erkrankung • körperlich erkrankte Kinder und Jugendliche mit begleitender Störung der Entwicklung und des Soziallebens • Gravierende Erkrankung mit gleichzeitiger und schwerwiegender Beeinträchtigung von Körper und Seele • Suchterkrankungen • „reiterliche" Grenzfälle (Vorbereitung zum Reiten-Lernen; z. B.: körperliches / seelisches Handicap, Heranführen an „Beschütztes Reiten" bei Personen ohne den Ehrgeiz, am sportlich orientierten „Reiten für Behinderte" teilnehmen zu wollen oder zu können	
Grenzen	• Ausbildung des Therapeuten / Pädagogen • Umfeld (Infrastruktur, Hilfsmittel, Hilfspersonen) • Finanzierbarkeit der Maßnahmen • Können und Wollen, eigene Ressourcen des Therapeuten / Pädagogen • Können, Wollen und Ressourcen des Pferdes / der Pferde • Motivation, Können, Wollen und Ressourcen des Klienten	

verliehenen Zusatzqualifikationen werden als Maßnahme der pädagogischen und / oder psychosozialen Rehabilitation und Entwicklungsförderung mit dem Pferd übereinstimmend definiert.

Neben ausbildungsrelevanten Absprachen sind die Verständigung über die berufliche Ethik und eine gemeinsame Außendarstellung wichtige Ziele des FATP.

Anerkennungsvereinbarung der Mitglieder des FATP

Im Zeichen einer Internationalisierung von Abschlüssen in einem vereinten Europa und der wachsenden Mobilität von Personen mit Qualifikationen im Therapeutischen Reiten haben sich die Mitglieder des FATP zu einer übergreifenden Kooperation entschlossen. Sie erkennen Abschlüsse anderer Ausbildungsträger im Therapeutischen Reiten für das eigene Land unter Kenntlichmachung der individuellen Ausbildungsbedingungen an. Außerdem bietet das FATP eine eigene Kennzeichnung auf der Grundlage der jeweiligen verbandstypischen Abschlüsse an.

Das FATP versteht sich als Gremium, das international in Austausch mit anderen Ausbildungsträgern im Therapeutischen Reiten treten will. Eine Öffnung des Forums ist möglich. Über die Aufnahme anderer Verbände in das Forum entscheiden die Mitglieder.

Die Kontaktadresse lautet: www.forum-atp.eu

 Literatur

Wildbolz, M. (1994): Das Blaue Pferd. DVD. (Film zum Thema HPR / V mit verschiedenen Anwendungsbereichen in der Praxis) Ludianofilm Sagl, Ludiano, Schweiz

A Grundlagen des Heilpädagogischen Reitens

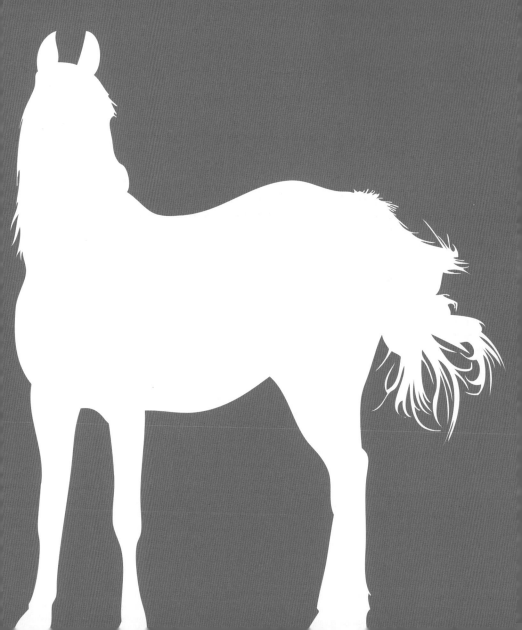

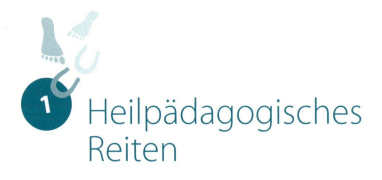

1 Heilpädagogisches Reiten

Von Marianne Gäng

1.1 Kontakt mit dem Tier – ein menschliches Bedürfnis

Kinder haben aus einem grundlegenden menschlichen Bedürfnis heraus eine natürliche Zuneigung zu Tieren. Sie suchen den Kontakt mit dem Tier, wollen es lieben und geliebt werden. Tiere – insbesondere Haustiere – schaffen ein ungezwungenes und lebensfrohes Klima, von dem sich selbst „schwierige" Kinder ansprechen lassen. Sie finden zu ihnen oft leichter Zugang als zum Menschen. Durch Tierhaltung und den Umgang mit Tieren kann die Persönlichkeitsbildung gefördert und die Kontaktnahme zu den Mitmenschen und zur Umgebung erleichtert werden.

Pferde eignen sich besonders dazu, weil sie vielfältige Möglichkeiten anbieten: Sie lassen sich beobachten, pflegen, füttern, misten, reiten; sie sind anspruchsvolle Spielgefährten, immer bereit; das alles macht sie besonders begehrt und liebenswert.

1.2 Die Idee des Heilpädagogischen Reitens

Der Gedanke, den spielerischen Umgang von Kindern mit einem Pferd pädagogisch zu nutzen, entsprang Beobachtungen und Erfahrungen mit meinen eigenen Kindern. Der Umgang mit den eigenen Pferden ermöglichte unseren Kindern auf fast selbstverständliche Art und Weise, sich selbst zu überwinden, sich abzuhärten aus Liebe zum Tier, weil das Pferd ohne Ausnahme bei jedem Wetter und zu ganz bestimmten Zeiten gefüttert und gepflegt sein wollte. Außerdem lernten unsere Kinder, gegenseitige rücksichtsvolle Kontaktnahme und Auseinandersetzung zu spüren, positive und negative Erfahrungen zu machen und erfüllte Freizeit ohne Langeweile zu erleben, in der wenig Verlangen nach den üblichen Freizeitgenüssen der meisten Schulkameraden aufkam. Daneben waren sie auch (als angenehme Nebenerscheinung) zu intensiveren Schulleistungen bereit und fanden schnell Kontakt zu gleichdenkenden und gleichfühlenden Kameraden, was zu Freundschaften führte, die bis ins Erwachsenenalter anhalten. Sie hatten die Möglichkeit, Kinderträume und Abenteuerlust in die Wirklichkeit umzusetzen, ohne Anstoß bei der Umwelt zu erregen, weil sie erst nach gründlicher Überlegung und Planung in der Verantwortung dem Tier gegenüber durchgeführt wurden, dann aber volle, genussreiche Erfüllung ermöglichten.

Die Erlebnisse meiner Kinder und mein eigenes aktives, begeistertes Mittun trugen sicher dazu bei, dass wir heute alle miteinander die Pferde lieben wie eh und je. Der Umgang mit ihnen stellt heute für uns eine echte Alternative zum Stress des Berufslebens dar.

1.3 Leitgedanken zum Heilpädagogischen Reiten

Im Umgang mit dem Pferd und beim Reiten wird der Mensch ganzheitlich angesprochen: körperlich, emotional, geistig und sozial.

Zum Heilpädagogischen Reiten gehört daher wesentlich der Aufbau einer Beziehung, das Berühren, Führen und Pflegen des Pferdes, Aufsitzen und Sich-tragen-Lassen, Reiten am Langzügel, Ausreiten auf dem Handpferd. Nicht reiterliche Ausbildung, sondern individuelle Betreuung und Förderung in engem Bezug zum Pferd stehen im Vordergrund; eine positive Beeinflussung des Befindens, des Sozialverhaltens und der Persönlichkeitsentwicklung wird mittels dieser ganzheitlichen Therapieform angestrebt.

Im Bewusstsein einer ethisch begründeten und verinnerlichten heilpädagogischen Haltung begeben sich Reitpädagogen und Klienten gemeinsam auf den Weg. Wir gestalten ein von Freude, Respekt und Wertschätzung geprägtes Umfeld, auch gegenüber dem Therapiepferd.

> **DEFINITION**
>
> Unter dem Begriff **Heilpädagogisches Reiten (HPR)** werden pädagogische, heilpädagogische und sozio-integrative sowie psychologische, therapeutische und rehabilitative Einflussnahmen mit Hilfe des Pferdes zugunsten von Menschen mit Beeinträchtigungen verstanden.

1.4 Philosophie der Ausbildung

Seit alters her wurde das Verhältnis des Menschen zu Tieren als bedeutsam erkannt; insbesondere sei in einer engen Beziehung zu Pferden eine positive Wirkung auf die menschliche Psyche zu erkennen.

Mit der Frage, ob nicht auch für Menschen mit Beeinträchtigungen verschiedener Art und Ursache in der Wechselwirkung von Mensch-Tier heilsame Kräfte liegen können, beschäftigten sich verschiedene Studien. Die Aspekte der Wechselwirkung in der Beziehung Mensch und Pferd und in der emotionalen Beziehungsanbahnung sind Schwerpunkte dieses Buchs.

Heilpädagogisches Reiten ist keiner bestimmten Lehre oder Methode verpflichtet. Wegweisend sind für uns Albert Schweitzers „Ehrfurcht vor dem Leben" und Martin Bubers „Wesensbeziehung" als „Dialogisches Prinzip". Dazu führt Buber aus:

> „Zu allen Zeiten ist wohl geahnt worden, dass die gegenseitige Wesensbeziehung zwischen zwei Wesen die Ursache des Seins bedeutet […] Und dies ist auch immer wieder geahnt worden, dass der Mensch eben damit, dass er in die Wesensbeziehung eingeht, als Mensch offenbar wird, ja dass er damit und dadurch zu der ihm vorbehaltenen gültigen Teilnahme des Seins gelangt." (Buber 2012, o. S.)

Schweitzers „Ehrfurcht vor dem Leben" macht uns die Verantwortung dem Therapiepferd gegenüber bewusst:

> „Dem Menschen, der zur Ehrfurcht vor dem Leben gelangt ist, ist jedes Leben als solches heilig. Er hat eine Scheu davor, ein Insekt zu töten, eine Blume abzureißen. Die Ethik der Ehrfurcht vor dem Leben begreift alles in sich, was als Liebe, Hingabe, Mitleiden, Mitfreude und Mitstreben bezeichnet werden kann." (Schweitzer 1986, 3)

1.5 Praktischer Bezugsrahmen

Methodik und Arbeitsweise im Heilpädagogischen Reiten sind wesentlich von Felicitas Affolters „Vermittlungsart" bei der Wahrnehmungsproblematik beeinflusst. Wahrnehmung ist das subjektive Empfinden, das die Umweltreize dem Menschen eingeben. Ein gesunder Mensch besitzt die Fähigkeit, über alle Sinne wahrzunehmen. Einem beeinträchtigten Menschen sind solche Wahrnehmungen und deren Verarbeitung nicht oder nur teilweise möglich. Als Hilfe zur besseren Verarbeitung hat Affolter eine *spezielle Vorgehensweise entwickelt: vielfältiges Berühren und Loslassen* (Affolter 2006).

Das Pferd ist von seinem Wesen, von seinem Körper und von seinen Bewegungen her für solche Erfahrungen besonders geeignet.

Inspiriert durch Mimi Scheiblauers ‚Heilpädagogische Rhythmikübungen' entstanden die spielerischen Elemente am, mit und auf dem Pferd. Scheiblauers ‚Übungsprinzip' fließt ebenfalls in die Methodik ein. Aus Affolters Art der Vermittlung und Scheiblauers Übungsprinzip ergibt sich das Konzept für das Heilpädagogische Reiten. *Es beruht auf der Wechselwirkung zwischen Wahrnehmung, Bewegung und Gefühlsleben.*

Ein Ziel im Heilpädagogischen Reiten besteht darin, die Bewegungs-, Wahrnehmungs-, Kontakt- und Handlungsfähigkeit zu fördern. Heilpädagogisches Reiten orientiert sich am Menschen mit seinen Möglichkeiten und nicht an seinen Defiziten.

Wichtige Impulse für die Arbeit mit geistig- und mehrfach behinderten Menschen vermittelt Jörg Grond: „Der Mensch mit einer geistigen Behinderung ist nicht der ‚ganz andere', den ich nicht verstehen kann. Es ist mir möglich, ihn zu verstehen, weil wir etwas Gemeinsames haben: Wir sind Menschen. Ihn zu verstehen kann allerdings schwierig sein" (Grond 1995, o. S.).

Emil Kobi legt dar, „dass es nicht immer eines menschlichen Antlitzes bedarf, um sich in seinem Wesen, seinen Grenzen und Möglichkeiten zu erfahren. Manchmal hat uns die stumme Kreatur mehr zu sagen als der geschwätzige Artgenosse" (Kobi 1983, Vorwort).

Diese Erkenntnisse und Erfahrungen prägen die Art und Weise der Begegnung und Beziehung von behinderten und benachteiligten Kindern, Jugendlichen und Erwachsenen und dem Pferd in seinem Einsatz im Heilpädagogischen Reiten.

Literatur

Affolter, F. (2006): Wahrnehmung, Wirklichkeit und Sprache. 10. Aufl. Neckar-Verlag, Villingen-Schwenningen

Buber. M. (2012): Das Dialogische Prinzip. 12. Aufl. Gütersloher Verlagshaus, Gütersloh

Grond, J. (1995): Verletzungen. Ein heilpädagogisches Lesebuch. Z-Verlag, Zizers

Kobi, E. (1983): Vorwort. In: Gäng, M.: Heilpädagogisches Reiten. 1. Aufl. Ernst Reinhardt, München/Basel

Schweitzer, A. (1986): Ehrfurcht vor dem Leben. Paul Haupt Verlag, Bern

2 Aspekte Heilpädagogischen Denkens und Handelns

Von Hans-Peter Gäng

Liebe Leserin, lieber Leser!

Die folgenden Darlegungen mögen Reitpädagoginnen anregen, ihr Handeln „heilpädagogisch" zu reflektieren und den persönlichen Transfer in ihr eigenes Tun zu versuchen.

Ich stütze mich in meinen Ausführungen einerseits auf eigene Erfahrungen, auf Erfolge und Misserfolge und daraus gewonnene Einsichten, andererseits auf Erkenntnisse, wie sie in Fachbüchern zum Thema Heilpädagogik niedergeschrieben sind, insbesondere in Publikationen von Emil E. Kobi.

Wenn ich neuere Schriften zum Thema „Heilpädagogik" durchsehe, stelle ich fest, dass sich die Darstellung und Behandlung in ähnlichen Dimensionen bewegen wie früher. Geändert haben sich spezielle Betrachtungsweisen, Methoden und praktische Herangehensweisen.

Zur heilpädagogischen Tätigkeit gehört mehr als „Aufopferungsbereitschaft", „Idealismus" und „Herz"; Ausbildung und zugehöriger Wissenserwerb sind unabdingbar! Der Heilpädagoge braucht reflektiertes Orientierungswissen, um den tieferen Sinn dieses Wissens einzusehen und zu erkennen und auch, um begründen zu können, wozu er es einsetzen soll, gerade dann, wenn sich nicht gleich Lösungen finden und sich nicht gleich Erfolge einstellen. Ohne dieses Wissen sind Aufgaben und Möglichkeiten der Heilpädagogik nicht zu überblicken. Es sind Kenntnisse über die vielfältigen Ursachen von Behinderungen, Umwelteinflüsse, über Wege und Grenzen möglicher Hilfe und Förderung ebenso wie Kenntnisse über die Arbeitsweisen unserer fachlichen Nachbarn im Rahmen interdisziplinärer Zusammenarbeit nötig. Einen praktikablen Weg dazu bietet auch schon eine einfache Vernetzung zwischen involvierten Betreuern, um mögliche Veränderungen im Leben eines Klienten in die Arbeit mit dem Pferd mit einbeziehen zu können, aber auch, um Fortschritte oder auch Rückschritte im Verlauf einer Maßnahme an die entsprechenden Betreuer zurückzumelden.

==Ich plädiere dafür, immer wieder von verschiedenen Seiten und Sichtweisen her an Themen und Probleme heranzugehen. Das soll vor einseitiger Betrachtung schützen. Der Preis, den wir dafür bezahlen, ist eine gewisse persönliche Verunsicherung, die in der Natur der Sache liegt und nicht aufzuheben ist. Damit haben wir zu leben!==

Es ist nötig, von Zeit zu Zeit zurückzublicken und sich zu fragen: Was mache ich hier eigentlich? Was ist mir wichtig? Wonach möchte ich mich richten? Woran soll ich mich halten? Worauf gründet mein Tun? Hält es meinen eigenen und fremden Ansprüchen stand? Die eigene Lebensphilosophie verändert sich im Laufe des Lebens ebenso wie die Wertvorstellungen – und damit auch das eigene Wiedererkennen in fremden Schriften, Gedanken, Erkenntnissen und Erlebnissen. Sammeln Sie Zitate, gleichen Sie sie mit Ihren eigenen Ansichten ab, studieren und knorzen Sie daran herum, akzeptieren oder verwerfen Sie sie – lebenslang, lebenslänglich! Treten Sie in Beziehung zu anderen Menschen, zu anderen Lebensformen, halten Sie Augen und Ohren offen, schauen Sie über den Gartenzaun, erkunden Sie neugierig anderes Land – und bleiben Sie nicht stur auf Ihrem Kurs!

Hierzu ein Funkgespräch aus dem Jahr 1995, das zwischen einem US-Marinefahrzeug und kanadischen Behörden vor der Küste Neufundlands stattgefunden haben soll, und am 10. Oktober 1995 vom kanadischen Chief of Naval Operations veröffentlicht wurde:

Amerikaner: Bitte ändern Sie Ihren Kurs 15° nach Norden, um eine Kollision zu vermeiden!
Kanadier: Ich empfehle, Sie ändern Ihren Kurs um 15° nach Süden, um eine Kollision zu vermeiden!
Amerikaner: Hier spricht der Kapitän eines Schiffs der US-Marine. Ich wiederhole: Ändern Sie Ihren Kurs!
Kanadier: Nein! Ich sage noch einmal: Sie ändern Ihren Kurs!
Amerikaner: Dies ist der Flugzeugträger US Lincoln, das zweitgrößte Schiff der Vereinigten Staaten. Wir werden von drei Zerstörern, drei Kreuzern und mehreren Hilfsschiffen begleitet. Ich verlange, dass Sie Ihren Kurs 15° nach

Norden, dies ist eins-fünf Grad nach Norden, ändern, oder es werden Gegenmaßnahmen ergriffen, um die Sicherheit dieser Schiffe zu gewährleisten.
Kanadier: Und wir sind ein Leuchtturm – Sie sind dran!

„Se non è vero, è ben trovato" (Giordano Bruno)

2.1 Was ist Heilpädagogik?

Ursprünglich bezog sich Heilpädagogik auf Heilung durch Erziehung und Therapie. Dieser Heilungsgedanke ist in der neueren wissenschaftlichen Diskussion jedoch nicht mehr vertreten. Aus dem modernen heilpädagogischen Blickwinkel ist der ganze Mensch mit seinen Fähigkeiten, Problemen und Ressourcen sowie seinem Umfeld bei der Bearbeitung und Lösung von Problemstellungen zu betrachten und mit einzubeziehen. Aus diesem Grundgedanken leitet sich auch die Bezeichnung Heilpädagogik ab. „Heil" bzw. „Heilung" bezieht sich in diesem Zusammenhang nicht auf Heilen im medizinischen Sinne, also der Wiederherstellung eines gesunden, beeinträchtigungsfreien Zustandes, sondern auf Heilung im Sinne der Ganzwerdung und Integration.

Der Grundgedanke der Heilpädagogik ist die Ganzheitlichkeit. Heilpädagogik ist eine wissenschaftliche Disziplin der Pädagogik und der Leitbegriff des Fachs. Akzente der heutigen Heilpädagogik werden in folgenden Statements (nach Kobi 2010) sichtbar:

- Die Voraussetzungslosigkeit der Heilpädagogik besteht darin, dass sie nichts voraussetzt als die Existenz des Menschen. Es geht im Wesentlichen um die Frage, wie ein Mensch trotz eines unheilbaren Defekts zu seinem Heil, seinem Lebensglück, seiner Lebenserfüllung gelangen kann.
- Heilpädagogik wendet sich dem Abweichenden, dem Schwachen zu – und zwar nicht erst, wenn es sich als therapierbar, als förderbar, als erziehbar erweist, sondern schon dann und darum, weil es da ist.
- Behinderung und Abweichung mitleidig zu übersehen oder Unterschiede aufzuheben, klein zu reden und Schuldgefühle nicht aufkommen zu lassen, ist keine heilpädagogische Haltung.
- Heilpädagogik stellt nicht eine spezielle Art von Heilungstechnik dar, sondern hat sich als „Pädagogik der Sonderfälle" grundsätzlich mit denselben Problemen zu beschäftigen wie die sogenannte „Normalpädago-

gik". Die Probleme stellen sich dem Heilpädagogen allerdings in verschärfter Form und verlangen ein differenzierteres Vorgehen.
- Heilpädagogik hat sich als Handlungswissenschaft zu begreifen, ihr Bewährungsfall ist die Praxis.

Jedes einzelne dieser Statements kann engagierte Diskussionen entsprechend der eigenen Philosophie und darin begründeter persönlicher Haltung auslösen. Es wird deutlich, wie viele unterschiedliche Aspekte und Herangehensweisen es auf dem offenen Feld der Heilpädagogik gibt. Es gibt hier kein „richtig" oder „falsch". Entscheidend ist die Wahrhaftigkeit der eigenen Gesinnung.

Heilpädagogik als Teil der Pädagogik ist eine Handlungswissenschaft, eine anwendungsbezogene Wissenschaft mit dem Auftrag, Konzepte für die heilpädagogische Praxis zu entwickeln. Als wissenschaftliches Fachgebiet hat die Heilpädagogik letztlich nur Sinn, wenn es ihr gelingt, Konzepte für die Praxis zur entwickeln, die alltägliches heilpädagogisches Handeln aufklären und pragmatisch anleiten. Dabei genügt der Anspruch auf Eigenständigkeit nicht. Das Eigene muss nachgewiesen werden! Denn: Wer braucht schon einen Heilpädagogen, wenn andere dasselbe ebenso gut machen?

Wissenschaftstheorien in der Heilpädagogik sollen so beschaffen sein, dass sich aus ihnen heilpädagogisches Handeln ableiten lässt. Diese Anforderung erfüllen sie dann, wenn sie die wissenschaftlichen Erkenntnisse in einen Bezugsrahmen übersetzen, innerhalb dessen sich der Heilpädagoge orientieren kann. Heilpädagogik als Berufswissenschaft findet ihr Ziel und ihre Erfüllung nicht in der Theorie, sondern in ihrer Praxis.

In meinen folgenden Ausführungen lege ich den Schwerpunkt auf bodennahes Alltagshandeln, so es sich aus pädagogischer Sicht und Haltung legitimiert. Die alltägliche Bewältigung des Alltags, der übliche Umgang mit dem Üblichen, der banale Umgang mit dem Banalen stellt harte Anforderungen und lässt Behinderung oder sozial bedingte Differenzen schmerzhaft fühlen.

2.2 Die heilpädagogische Fragestellung

Die Fragen, welche sich der Heilpädagoge angesichts einer erzieherischen Notlage zu stellen hat, sind die folgenden (nach Kobi 1973):

- **Phänomenologisch:** Was liegt vor? Eine objektive und genaue Tatbestandaufnahme, die bei „abgestelltem Affekt" durchgeführt wird, steht am Anfang der Aktion.
- **Situativ:** Wo zeigt sich das Problem? Abklärung der familiären, schulischen, kulturellen und ökonomischen Verhältnisse, in denen das Kind aufwächst.
- **Chronologisch:** Wann, in welchem lebensgeschichtlichen Zeitpunkt, traten die Störungen auf?
- **Ätiologisch:** Warum kam es zu den Schwierigkeiten, welches sind die ursächlich bestimmenden Faktoren? Eventuell auch: Wozu dient dem Kind sein Verhalten (Finalursache)?
- **Teleologisch:** Wohin soll der Weg führen? Welche Fern- und Nahziele können angestrebt werden?
- **Methodisch:** Wie kann dieses Ziel erreicht werden, welche (Erziehungs-) Mittel sollen eingesetzt werden?
- **Dialogisch:** Was ist uns beiden, diesem konkreten Kind und mir (als Lehrer, Vater, Fürsorger) möglich? Wo liegen unsere gemeinsamen Chancen?

Dieses Fragenbündel zielt auf eine Diagnose, von der aus schließlich ein Erziehungs-, Behandlungs- und Schulungsversuch unternommen werden kann.

Nun gilt es jedoch als alte Weisheit, dass nur derjenige, welcher richtig zu fragen und zu „schauen" versteht, eine weiterführende Antwort erhoffen kann. Das Erkennen und geistige Durchdringen einer erzieherischen Problemlage ist notwendige Voraussetzung sinnvollen erzieherischen Handelns.

Dem Heilpädagogen stellen sich die drei Grundfragen von Kant: Was kann ich wissen? Was soll ich tun? Was darf ich hoffen?

Auf der Basis einer heilpädagogischen Haltung und von heilpädagogischem Wissen gründen die konkreten Handlungen und Behandlungen der heilpädagogisch ausgerichteten Praxis.

2.3 Theorie und Praxis – die Zwischenposition des Pädagogen

Eines der vielen Probleme der heutigen Pädagogik, das sich in der Heilpädagogik besonders deutlich zeigt, liegt in den zum Teil starken Divergenzen zwischen Lehre und Erfahrung. Theorie und Praxis laufen über weite Strecken beziehungslos nebeneinander her. Theoretiker und Praktiker – schon diese Trennung ist symptomatisch – haben einander aus den Augen verloren, sprechen verschiedene Sprachen, wenden sich missverstanden voneinander ab.

Vorurteile und Missverständnisse finden sich beiderseits: Der „Praktiker" begehe ausgetretene Pfade, nehme dabei den „gesunden Menschenverstand" für sich in Anspruch und vermöge aus seiner froschperspektivischen Praxissicht der wissenschaftlichen Entwicklung nicht mehr zu folgen.

Der „Theoretiker" sehe oft die konkrete Notlage nicht mehr, scheue die reale Begegnung mit dem Kind, erzeuge unfruchtbare Gedankenwirbel oder fliehe in die geschichtliche Vergangenheit zurück.

Tatsache ist, dass es Ausbildungsstätten gibt, wo nach einem Pädagogikstudium ein Titel zu erlangen ist, ohne dass der Student sich je einmal mit einem Kind beschäftigt hat und ohne je gesehen zu haben, wie der Pädagogikdozent einem Kind begegnet.

In dieser „Pädagogik ohne Kind" liegt ein wesentlicher Teil des Unbehagens begründet, das der Praktiker gegenüber der pädagogischen Theorie empfindet.

> Die Theorie-Praxis-Vermittlung, die Verknüpfung von Theorie und Praxis im Alltag ist das Kernproblem aller Handlungswissenschaften: Theorie ohne Praxis ist leer, Praxis ohne Theorie ist blind!

Theorie soll bewusster machen, was wann warum geschieht und welches Ergebnis es hat, wenn in der Praxis erzieherisch und therapeutisch gehandelt wird. Der Vermittlungsschritt zwischen Wissenschaft/Theorie und Beruf/Praxis ist an die Möglichkeiten und Voraussetzungen der handelnden Personen gebunden (Personenbezug). Das Praxishandeln muss außerdem die konkrete Lebenssituation der Beteiligten erfassen (Lebensbezug). Heilpädagogisches Tun und Handeln geschieht vor allen Versuchen seiner Theoretisierung! In der heilpädagogischen Alltagspraxis muss tagaus, tagein von den dort Tätigen gehandelt werden, unabhängig davon, ob es für dieses konkret ablaufende Handeln ein theoretisches Konzept gibt, nach dem sie sich richten könnten.

Für den Heilpädagogen in der Praxis ist der konkrete Alltag das Bewährungsfeld. Aber: Heilpädagogisches Handeln muss verantwortet werden, und zwar in erster Linie ethisch; erst dann stellt sich die Frage nach seiner theoretisch-wissenschaftlichen Fundierung. Es gilt auch unmissverständlich, dass heilpädagogische Professionalität auf fachlich-wissenschaftlicher Grundierung beruht. Das Praxishandeln des Heilpädagogen kann sich nicht einfach auf angesammeltes Erfahrungswissen und auf konventionelle Alltagsroutinen berufen, sondern muss sich grundsätzlich auch als professionelles Handeln ausweisen.

Handelnd bringt sich der Pädagoge mit seiner eigenen Person als „Arbeitsinstrument" ein. Einesteils muss er dabei authentisch, glaubwürdig und echt an der Situation teilhaben, andererseits hat er aber auch bewusst in seiner Funktion als professioneller Erzieher zu handeln; dieser Verantwortung kann er sich nicht entziehen.

Er ist der wissenschaftlich ausgebildete Praktiker, in seiner Person vereint er das regulative Prinzip von Theorie und Praxis, er ist die Funktionseinheit von Person, Konzept und Methode.

Daraus ergibt sich die Verpflichtung zu ständiger fachlich-wissenschaftlicher Weiterbildung; berufsbezogene Selbsterfahrung und Supervision sind unverzichtbar!

Mit stichhaltigen und objektiven Daten und Argumenten muss der Diagnostiker / der Heilpädagoge gegenüber externen Instanzen (Eltern, Lehrern, Behörden, Ärzten) begründen können, weshalb eine Person besondere heilpädagogische Fördermaßnahmen benötigt.

„Edel sei der Mensch, hilfreich und gut", forderte schon Goethe – damit kann nur ein Heilpädagoge gemeint sein – und fährt fort: „denn das allein unterscheidet ihn von allen Wesen, die wir kennen!" Er kannte nun einmal die modernen Raubritter noch nicht. Und damit ist auch klar, weshalb die sozial Tätigen folgerichtig keine hohen Saläre bekommen können: weil sie sonst nicht mehr edel und gut wären – und als solche werden sie doch gebraucht!

2.4 Heilpädagogisches Handeln

Methoden und Ressourcen

Wenn die übliche Erziehung zu versagen droht oder bereits versagt hat, wird heilpädagogisches Handeln nötig. Es unterscheidet sich vom normal-pädagogischen Handeln nicht in der Zielsetzung, wohl aber in den Methoden. Methoden und Trainingsprogramme sind Elemente des beruflichen Alltagshandelns. Sie können hilfreich sein in Ausrichtung auf eine bestimmte Indikation – und unterliegen damit eben auch dieser indikativen Beschränktheit. Sie sind eingrenzbare, wiederholbare spezifische Handlungsmuster, in denen Wissen (worauf beruht die Wirkung?), Können (wie wende ich sie erfolgreich an?) und Sollen (was sollen sie bewirken?) eingeschlossen sind. Sie bauen auf pädagogischen, psychologischen, soziologischen und medizinischen Erkenntnissen auf.

Je nach Personenkreis lassen sich die Methoden und Trainingsprogramme in drei Gruppen einteilen: In solche, die sich sowohl an Verhaltensgestörte als auch an geistig Behinderte wenden (z. B. die heilpädagogische Rhythmik); in solche, die sich hauptsächlich an Verhaltensgestörte wenden (z. B. die heilpädagogische Spieltherapie) und in solche, die sich an geistig Behinderte wenden (z. B. die heilpädagogische Übungsbehandlung).

Heilpädagogik ohne spezielle Methoden der Förderung, der Erziehung, der Therapie ist undenkbar; deren Anwendung – besonders therapeutischer Art – ohne zugrunde liegendes heilpädagogisches Denken und Wissen ist sehr bedenklich. Dennoch: Heilpädagogik lässt sich nicht auf die Anwendung spezieller Methoden reduzieren. Es existieren vielfältige Therapieschulen; sie haben eigene Methoden und Trainingsprogramme entwickelt, aber sie gehen in der Regel „nur" Teilprobleme an.

Mit einzubeziehen in jegliche heilpädagogische Bemühungen und Handlungen um den ganzen Menschen sind seine Ressourcen, seine Potenziale und sein soziales Umfeld. Ressourcen sind die effektiv zur Verfügung stehenden Bedingungen sächlicher und personeller Art, welche Einflussnahmen und Entwicklungen ermöglichen oder auch eingrenzen können. Ressource Nr. 1 im Heilpädagogischen Reiten ist das Pferd!

Förderlich sind vorhandene Potenziale, die in der Person, in der Familie, im Umkreis liegen. Eingrenzend sind negative Potenziale wie z. B. eine zu große Schulklasse, ein ungünstiges Herkunftsmilieu, einseitige Ablehnung oder Unverständnis.

Ressourcen einzubeziehen, auszuschalten, umzupolen oder sie zu akzeptieren: das ist die große Kunst des Heilpädagogen! Auf seine Person kommt es an! Oft wird in Publikationen zum Therapeutischen Reiten das Pferd als „heilsames" Element in den Vordergrund gerückt und die Bedeutung der Reitpädagogin in den Hintergrund. Dies wird der Realität nicht gerecht, ist es doch in jedem Fall der Reitpädagoge, der die Hauptrolle spielt! Dies zu verinnerlichen, stärkt das Selbstwertgefühl des Pädagogen – und tut wohl!

Und wenn die Therapierten therapiemüde, der Therapien überdrüssig sind? Als Rettung in letzter Minute Heilpädagogisches Reiten?

Ich will an dieser Stelle nicht näher darauf eingehen – dies geschieht ausführlich in den nachfolgenden Beiträgen in diesem Buch.

Hier nur so viel: Heilpädagogisches Reiten ist keine Methode, sondern ein viel-, aber kein alles versprechender Versuch einer Einflussnahme auf der Basis menschlicher Beziehungsfähigkeit mit Hilfe des Lebewesens Pferd.

Man sollte sich stets vor Augen halten, dass Therapie und Förderung zwar ein Problem lösen oder mildern können, möglicherweise übersieht man dabei aber, dass Lösungen gelegentlich nur die Kehrseite von Problemen sind, sodass man sich vorzusehen hat, „gute Probleme" (die ja auch stets „Lösungen" für den Betroffenen sind) nicht in „schlechte Lösungen" (für alle!) zu verwandeln!

Die nachfolgenden Beiträge zum „Heilpädagogischen Handeln" basieren auf Eindrücken und Erfahrungen, welche Teilnehmerinnen in Lehrgängen zur Reitpädagogin SG-TR resp. zur Reittherapeutin SG-TR in ihren Praktika bei einer erfahrenen Praxisanleiterin (PAL) gesammelt haben. Es sind Ausschnitte aus Protokollen. Darin zeigt sich eine Vielfalt von individuellen Interpretation zum heilpädagogischen Handeln, denen aber gemeinsam ist, dass sie sich im Wesentlichen auf gleicher Flughöhe bewegen und zeigen, was mit heilpädagogischen Interventionen in der Praxis des Alltags gemeint sein könnte.

Ich bedanke mich an dieser Stelle bei den Lehrgangsabsolventinnen dafür, dass sie sich offen zu ihren Meinungen und Taten, zu Erfolgen und Misserfolgen bekennen und damit auch anderen die Möglichkeit der Teilhabe gewähren.

Beispiele aus der Praxis des Heilpädagogischen Reitens

„‚Hilf mir, es selbst zu tun' war der Weg, der Klienten Unterstützung anbot, wo sie sie brauchten, sie aber konsequent ermutigte, eigene Lösungen zu finden (z. B. eine bestimmte Gleichgewichtsübung auf dem Pferd auf eigene, von einer ‚Vorschrift' abweichende Weise auszuführen).

Sehr wichtig war für mich auch zu sehen, wie Wertschätzung, aber gleichzeitig auch kritische Distanz bei der Beobachtung von Verhaltensweisen zu heilpädagogischem Handeln führte, das sich für den Klienten als hilfreich und persönlichkeitsstärkend auswirken konnte. Ein Beispiel wäre eine MS-Patientin, für die das geführte Reiten Trainingsmotivation, Lebensmut und -freude genauso wie eine im Alltag kaum zu findende Entspannung und Lösung ihrer Spastik bedeutete."

„Es fing schon mit der Beschreibung an, die das Pflegeteam mir von meinem Klienten gab. Anstatt sich auf die Ressourcen und Fähigkeiten zu fokussieren, wurden mir hauptsächlich Defizite vorgeführt. Es war mir aber von Anfang an wichtig, ein ganzheitliches Bild von meinem Klienten zu erhalten. Und Sylvien überraschte mich jede Stunde mit neuem Verhalten und unerwarteten Fähigkeiten. Ich beobachtete, dass die Menschen in Sylviens Umfeld häufig alles für ihn machten (z. B. Schuhe / Jacke anziehen, etwas zu trinken einschenken). Ich fragte mich, ob Sylvien diese alltäglichen Aktivitäten überhaupt gelernt hatte. Schnell merkte ich, dass er absolut die Fähigkeiten hätte, sich selbstständig zurechtzufinden, doch man ließ ihm nicht die nötige Zeit. Er hatte sich sehr daran gewöhnt, bemuttert zu werden.

Meine Anleiterin machte mich darauf aufmerksam, dass Sylvien z. B. nie beigebracht wurde, wie er den Reithelm befestigt oder abnimmt (obwohl er seit drei Jahren Reitunterricht nahm). Ich versuchte also, seine Eigeninitiative und Selbstständigkeit zu fördern, indem ich ihn grundsätzlich in ein gemeinsames Tun mit einbezog.

Die Heilpädagogische Haltung erprobte ich in meinem eigenen Verhalten. Anstatt ihm ständig vorzuschreiben und anzugeben, was er tun und lassen soll, blieb ich passiv. So gab ich Sylvien die Möglichkeit, sein Verhalten frei und ungehemmt auszudrücken. Ich ließ Dinge geschehen. Wichtig schien mir aber auch, ihm die entsprechenden Impulse zu geben, damit er sich entfalten und hingeben konnte. Dank meines Stillhaltens konnte mein Klient selber tätig werden. Anstatt verbal ‚Anweisungen' zu geben, kommunizierte ich über mein Pferd. Zum Beispiel lief mein Klient während des Führens am Anfang recht schnell, er war fast einen Meter vor dem Pferd. Anstatt ihm ständig zu sagen, dass er langsamer gehen sollte, redete ich mit dem Pferd: ‚Ernest, hast du es heute eilig.' Zusätzlich regulierte ich das Tempo des Pferdes, schnell, langsam, und so konnte mein Klient nach und nach seine Geschwindigkeit dem Pferd anpassen."

„Stefan war zwölf, konnte keinen Körperteil bewusst bewegen, konnte nicht sprechen, konnte nicht mal lachen oder weinen. Wenn er zufrieden war, hat er ‚geschnurrt' wie eine Katze. War er traurig oder wütend, hat er gehustet.

Von außen gesehen kein lebenswertes Leben ... Und doch hat er es genossen, war ein Sonnenschein, alle haben ihn und seine sanfte Art geliebt. Wir konnten spüren, wann es ihm gut ging und wann er einen schlechten Tag hatte. Bei Stefan konnte man Fortschritte nicht wissenschaftlich belegen oder beweisen. Man konnte nur versuchen zu erklären, was man gespürt und empfunden hatte.

Das höchste der Gefühle war, wenn es Schoggimousse zum Z'vieri gab. Nie werde ich vergessen, wie er vor Freude und Genuss fast in einen hineingeschlüpft ist. Sein lautes Schnurren war unüberhörbar."

„Den Eltern war es wichtig, dass das Kind eine optimale Förderung bekommt. Am besten war es, wenn sie ein positives Resultat oder etwas Handfestes zu sehen bekamen. Aber manchmal braucht das Kind andere Dinge als die Eltern erwarten. Daraus ergibt sich meine Aufgabe, den Eltern den Sinn des heilpädagogischen Ansatzes zu verdeutlichen."

„Bei meiner PAL sah ich die Wärme und Ernsthaftigkeit, mit der sie die Klienten ansprach. Mitleid war nicht gefragt, wohl aber Mitgefühl, verbunden mit Klarheit und Respekt. Es wurde auch mal eine Klientin nach Hause geschickt, als sie sehr auffallend, laut und unkooperativ wurde. Das hätte ich als Praktikantin nicht gewagt, aber mir wurde dadurch bewusst, dass es unerlässlich ist, die Pferde und sich selbst zu schützen, wenn eine Situation nicht mehr tragbar ist – aus Respekt gegenüber dem Pferd, der Arbeit und auch dem Klienten."

„Zu Beginn der Stunde sollte Dario das Pferd Assa aus der Distanz beobachten. Er ging jedoch zum nahe gelegenen Weiher und behauptete, darin einen Frosch gesehen zu haben. Er wolle schauen, ob es noch mehr gäbe. Ich forderte ihn auf, wieder zu mir zu kommen. Er jedoch beobachtete den eingeschneiten Weiher. Je mehr ich versuchte, ihn zu mir zu locken, desto mehr versteifte er sich. Mir wurde klar, dass der wahre Grund, weshalb ich ihn von diesem Weiher wegbringen wollte, der war, dass ich keine ‚Extra'-Zeit für Frosch-Beobachten in meinem Programm eingeplant hatte. Alle fünf Minuten waren verplant, ich sollte das Programm doch durchbringen! Ich beschloss, loszulassen und zu schauen, was zeitlich noch in die Stunde passen würde. Ich näherte mich also ebenfalls dem Weiher und begann, gemeinsam mit Dario zu beobachten. Ich sprach mit ihm, ob dies und das wohl eher ein

Blatt sei oder doch ein Frosch? Es vergingen lediglich wenige Minuten, bis es dann Dario war, der sagte, dass es in diesem Teich wohl momentan keine Frösche zu sehen gebe. Ich erwiderte darauf nichts mehr. Ohne große Worte gingen wir dann gemeinsam zu Assa."

„Während des Praktikums habe ich gelernt, Zeit und Raum zu geben sowie auch Sachen geschehen zu lassen und nicht immer sofort einzugreifen."

„Meine Praxisanleiterin pflegt zu allen Klienten einen herzlichen, offenen Kontakt. Ihre Wertschätzung ist unabhängig vom Schweregrad der Behinderung jederzeit fühlbar. Schon bei der Begrüßung spürt man diese Wertschätzung an ihrem Blick und ihrem Lächeln. Oft spiegelt sich diese in den Kindern. Pia gibt den Klienten viel Raum, den Kontakt zum Pferd zu genießen. Sie nimmt sich dabei zurück und drängt nicht auf den nächsten Programmpunkt. Durch diese wohlwollende Haltung lernen die Klienten, Eigeninitiative zu entwickeln. Das diesem Verhalten zugrunde liegende annehmende Menschenbild erachte ich als wichtig."

„Zu Beginn des Praktikums war ich sehr darauf bedacht, Ella zu einer inneren Ruhe zu bringen und habe mich auch stark auf sie als zu therapierenden Menschen konzentriert, dabei habe ich die Umweltfaktoren Pferd, Stall und Umgebung zu wenig berücksichtigt. Ich habe mich sehr auf die Beobachtungskriterien (wie z.B.: Bleibt Ella konzentriert bei der Arbeit?) festgelegt. Meine Handlungen waren darauf bedacht, während einer Übung den Moment zu erahnen, in dem Ellas Konzentration nachließ und gleich darauf eine neue Übung einzuleiten. Dies führte mich zwar zum Erfolg (Ellas Konzentration blieb stets aufrecht), ich fühlte mich dabei aber fast etwas verkrampft. Das ließ aber im Verlauf des Praktikums durch eintretende Routine zu meiner Erleichterung vollkommen nach, sodass mein Handeln und Denken sich nicht mehr bewusst, sondern unbewusst in Form von Intuition und Gespür manifestierten. Ich empfand keinen Drang mehr, Ella von ihrer Konzentrationsschwäche zu ‚heilen', sondern spürte den tiefen Wunsch, Ella die Freude und Beziehung rund ums Pferd erleben zu lassen."

„Leider habe ich nicht viel direkten Kontakt zu Betreuern gehabt. Insgesamt war der Austausch aber positiv, mit viel Verständnis, Förderung und Forderung. Es gab aber Situationen, bei denen ich den Kopf schüttelte: wenn über einen Patienten hinweg gesprochen wurde, der dabeistand oder wenn über ihn geschimpft wurde und er keine (körperliche) Möglichkeit hatte, sich zu äußern. Ich habe meinerseits versucht, auch diesen Klienten in ein Gespräch mit einzubeziehen, indem ich ihn ansprach, auch wenn ich mit keiner Reaktion rechnen konnte. Ebenso hatte ein Patient ‚unerklärliche' Gefühlsausbrüche, die von Betreuern abgetan wurden – der Patient funktioniere halt nicht mehr richtig. Ich denke, zunächst muss ich sein Gefühl ernst nehmen, denn es ist für ihn real. Jemandem, der weint, kann ich nicht erklären, dass das Weinen aufgrund fehlerhafter Verschaltung im Gehirn entsteht."

„Die meiste Zeit waren die Eltern nicht anwesend, die Begegnungen waren, abgesehen von den beiden längeren Elterngesprächen, recht kurz und beschränkten sich auf einige Worte am Anfang und am Ende der Lektion. Folgende Punkte sind mir dabei aufgefallen:

- Sie bemühten sich immer, sehr pünktlich zu sein, lebten also ihrem Kind die Tugend der Pünktlichkeit, sowohl zum Beginn der Stunde als auch zum Abholen, vor.
- Sie hielten A. immer zum Begrüßen und Verabschieden an.
- Generell sehe ich es auch schon als pädagogisches Handeln an, dass sie ihrem Kind überhaupt diese Therapie ermöglichen, sie erfüllen ihm damit einen Herzenswunsch, nämlich mit Tieren zusammen zu sein und sich um sie zu kümmern."

„Mit ihrem Klienten, welcher eine starke geistige Behinderung hatte, ging die Praxisanleiterin möglichst normal um, indem sie ihn in den Ablauf mit einbezog. Sie wollte, dass er die Arbeit möglichst selbstständig absolvierte. Sie beobachtete sein Verhalten sehr genau und ging nur dann einen Schritt weiter, wenn sie merkte, dass er die gewünschten Aufgaben lösen konnte."

„Ich komme um drei Uhr am Nachmittag eines kühlen Herbsttages in den Stall. Mein Klient Stefan begrüßt mich mit einem Händedruck; er trägt dicke, wattierte Skihandschuhe. Stefans Mutter erzählte mir, sie habe ihren Sohn immer verhätschelt. Sie habe von klein auf dafür gesorgt, dass er sich nur ja nicht erkälte.
 Selbst beim Vorbereiten der Futterschüssel, beim Schneiden von Karotten und Äpfeln und beim Abstreichen des Pferdes will Stefan unbedingt seine Handschuhe anbehalten. Meiner Aufforderung, die Handschuhe auszuziehen, kommt er nur äußerst ungern nach. Er erzählt mir, er habe Angst davor, dass seine Finger erfrieren würden. Selbst bei frühlingshaften Temperaturen im März zeigt er die gleichen Verhaltensweisen. Immer wieder sage ich Stefan, dass er die Wärme des Pferdes mit den bloßen Händen erspüren soll und mache es ihm vor. Durch Nachahmung soll er zur Erkenntnis kommen, dass

seine Finger beim Putzen des Pferdes angenehm warm werden. Am Ende der zwanzig Lektionen, die ich mit Stefan zusammen arbeiten durfte, war sein auffälliges Verhalten verschwunden."

„Jeder wurde so angenommen, wie er kam. Felix, ein achtjähriger Junge mit fragilem x-Syndrom kam seit drei Jahren regelmäßig zur Therapiestunde. Wie seine Mutter erzählte, sei er anfangs auf Händen und Knien durch das Tor gekrabbelt, ließ sich nicht wirklich ansprechen, kommunizierte nur mit seiner Mutter und hatte riesige Angst vor den Pferden, vor allem aber vor den Hunden. Viele Eltern hätten die Therapie hier schon abgebrochen. Nicht so Felix' Mutter. Sie hatte zwar keine konkreten Ziele im Kopf, die Felix erreichen musste, wollte aber, dass er die Möglichkeit bekam, sich weiterzuentwickeln. Sie glaubte fest an den Nutzen der Reittherapie. Wir stellten keine Ansprüche an Felix, sondern machten ihm Angebote zum Spielen, Erleben und zum Beziehungsaufbau. Felix wurde die Zeit gelassen, die er brauchte, um aus sich selbst herauszukommen. Bei allem anderen blockierte er komplett. Als ich ihn kennenlernte, schaute er mich nicht an, versteckte sich hinter seiner Mutter und war ganz still. Als Pädagoge würde man im Normalfall versuchen, durch Auf-ihn-Zugehen mental und emotional an ihn heranzukommen. In Felix' Fall hätte dies nicht funktioniert. So blieb ich jeweils so weit von ihm entfernt, wie er sich noch – für ihn – normal benahm. Nach einigen Stunden hatte er sich so weit an mich gewöhnt, dass ich auch schon mal nebendran z. B. ein anderes Pferd putzen konnte und er mir zuschaute. Dann begann ich langsam, mich mit jemandem in seiner Nähe zu unterhalten oder half z. B. beim Anlegen des Voltigiergurtes, den er zum Reiten ja brauchte. Stück für Stück ließ er mich näher an sich heran, was bei ihm – wie mir erzählt wurde – nicht üblich ist.

Zum Ende meines Praktikums war er mir gegenüber so offen, dass er gar nicht mehr aufhörte zu erzählen, von Monstern im Wald und Wölfen, die uns fressen könnten (das waren gerade seine Themen, die ihn beschäftigten).

Felix' Mutter vermittelte nie das Gefühl, ihr Sohn sei behindert. Anders ja, aber für sie war er so, wie er war, richtig und eine Bereicherung für die ganze Familie. Selbst seine Oma ging mit ihm völlig normal um."

2.5 Der Vertrag – die Abmachung

Erziehung ist ein gegenseitiges Aushandeln von Gestaltungsmöglichkeiten und kein einseitiges Durchsetzen von Machtansprüchen zwischen einem wissenden, erfahrenen Erzieher und einem unwissenden, unerfahrenen Kind. Kind und Erzieher bilden eine Schicksalsgemeinschaft, innerhalb derer ein Machtmissbrauch sich stets auf alle Beteiligten auswirkt.

Es ist vielmehr nach differenzierten Verhandlungsmöglichkeiten zwischen Erzieher und dem zu Erziehenden zu suchen. Gefordert ist ein Dialog zwischen Erzieher und Kind.

Das Suchen nach Verhandlungsmöglichkeiten setzt voraus, dass zwischen demjenigen, der erzogen werden soll und demjenigen, der erzieht, eine Art Auslegeordnung zu erstellen ist, anhand derer erkennbar werden könnte, wie das Problem vom Kind bisher „gelöst" worden ist und was der Erzieher zwecks Lösung ebendieses Problems seinerseits vorsieht.

Nun ist es bekanntlich gar nicht so einfach, mit einem Problemkind oder mit einem behinderten Kind eine „Vereinbarung zu treffen", besonders dann nicht, wenn es sich um ein Kind handelt, das sich nicht ansprechen lassen will oder das wir mit unseren gewohnten Mitteln überhaupt nicht erreichen können. In Rechnung zu stellen: Erziehungsprozesse sind zwar planbar, aber wenig berechenbar.

Wie paradox eine Handlungsplanung ohne „Vertrag" zwischen den Betroffenen, ohne Einbezug und ohne Einverständnis des Klienten und über seinen Kopf hinweg ist, soll hier auszugsweise gezeigt werden am Beispiel eines zwölfseitigen „Klientendossiers", wie es ein Student an einer pädagogischen Lehranstalt über einen entwicklungsverzögerten, förderbedürftigen achtjährigen Schüler verfasst hat.

Aufgrund von lehrerseits benannten Mängeln und Defiziten beim förderbedürftigen Schüler kam folgendes Prozedere in Gang, es ergaben sich daraus drei formulierte Hilfeersuche:

1. Ich verbessere meine Aussprache!
2. Ich konzentriere mich besser!
3. Ich möchte meine motorischen Fähigkeiten beim Essen stärken!

Es ist anzumerken, dass diese guten Vorsätze nicht etwa vom Schüler formuliert, sondern ihm vom Förderlehrer in den Mund gelegt wurden!

Um die vorgesehenen Verbesserungen zu erreichen, wurden Ziele und Vorgehensweisen formuliert – und wiederum dem Schüler in den Mund gelegt, z. B.: „Ich mache bis zum 1. Juni meine Hausaufgaben unter Anwesenheit eines Betreuers, montags bis donnerstags zwischen 13.00 und 13.30 Uhr, während ich meine Beine still halte und mit meinem Po auf der Sitzfläche des Stuhls bleibe." Es geht in diesem Stil über viele Seiten weiter; dem Schüler wird erklärt, was von ihm erwartet wird. Er hört zu, wiederholt das Gesagte und tut, was ihm vorgezeigt wurde.

Hat der Pädagoge erkennen können, ob der Schüler mit dem Vorgesehenen einverstanden ist? Ohne Einverständnis, sei es nun schriftlich festgehalten oder auch nur geahnt, bringen Maßnahmen wenig bis gar nichts. Wenn der Schüler sich innerlich oder sichtbar wehrt, laufen unsere edlen Absichten ins Leere.

Maßnahmen, die nicht auf minimalem gegenseitigem Vertrauen aufbauen, bringen wenig. Eine wirkliche Vertrauensbasis allerdings entsteht nicht dadurch, dass der Pädagoge den Klienten ausschließlich bestätigt („Oh, wie wunderbar hast du das wieder gemacht!"). Es braucht ebenso irritierende Momente, in denen ein gemeinsames Ringen um Lösungen erprobt wird. Schwierige Situationen oder Themen, die zu einer Irritation führen, dürfen nicht einfach verschwinden oder ausgeblendet werden. Es könnte dann leicht der Eindruck entstehen, als ob der Pädagoge sich und dem Klienten nicht zutraute, Lösungen zu finden. Bei jeder Abmachung ist eine klare, sachlich begründete und nicht verhandelbare Grenze festzulegen, ein überprüfbares Ziel zu benennen und zu vereinbaren, welches der erste Schritt auf dem Weg zum Ziel ist.

Eine „Vereinbarung" oder „Abmachung" zwischen Erzieher und Klient hängt ab von den gegenseitigen Erwartungen in Bezug auf Ziele und Absichten, wird beeinflusst von Verfassung und Zustand des Klienten, von dessen Stimmung und Befinden. Je nach individueller Situation und gesellschaftlichen Umständen wird Verbindliches beschlossen, angeregt oder angedeutet und dann auch gemeinsam umgesetzt; das kann „eins zu eins", schrittweise oder auch nur teilweise geschehen.

Bis eine Abmachung zustande kommt, braucht es unter Umständen zähe „Verhandlungen" zwischen den Vertragspartnern. Das beschriebene Prozedere verlangt vonseiten des Erziehers erhebliche Erfahrung in der Anwendung! ==Erziehungsprozesse sind zwar planbar, aber wenig berechenbar!==

Tröstlich: „Es gibt auch welche, die sich ohne Schaden beharrlich unseren Vorstellungen von Veränderung widersetzen. Entgegen unserer Negativprognose finden sie auf anderen Wegen zurück in ein selbstbestimmtes Leben. Für manche machen unsere Angebote einfach keinen Sinn. Das müssen wir akzeptieren" (von Manteuffel).

2.6 Entwicklung und Sinnhaftigkeit von Problemverhalten

Entwicklung ist ein lebenslanger Prozess der Persönlichkeitsänderung durch Handeln, Erfahrungsverarbeitung und Lernen. Zentrum und Auslöser dieses Prozesses sind wir selbst. Entwicklung kann allerdings nicht als ständiges Werden, sondern ist häufig auch als hinzunehmende und zu ertragende Verwandlung, als Anderswerden zu begreifen. Jeder entwickelt sich nach seinem eigenen Muster, hat seine eigene Biografie. Es ist normal, verschieden zu sein und sich verschieden zu entwickeln.

Jedes Verhalten ist für den Einzelnen in der jeweiligen Situation „sinnvoll", auch wenn es dem Pädagogen nicht sinnvoll erscheint. Die Herausforderung besteht darin, die „Sinnhaftigkeit" einer Handlung, einer Problemlösung zu erkennen und zu verstehen, nicht in erster Linie das beobachtete Verhalten zu unterbinden.

Ein Beispiel: Das Problem eines Knaben bestand darin, dass er sich von seinen Klassenkameraden nicht akzeptiert fühlte. Zur Lösung des Problems stahl er aus einer Baubaracke volle Bierflaschen, leerte sie aus und holte sich am Kiosk das Flaschenpfand. Er hoffte, mit einer Geldspende das Wohlwollen seiner „Freunde" zu gewinnen. Der Lehrer versuchte im Gespräch, die Situation zu entwirren – mit mäßigem Erfolg.

Verstehen heißt nicht per se einverstanden sein, und nicht verstehen zwingt nicht gleich zur Ablehnung. Es ist nach dem Kern des Syndroms zu fragen, ein Verstehen zu entwickeln, daraus pädagogische Maßnahmen abzuleiten und nicht vorschnell auf einen sozialen Ausschluss zu setzen. Der Erzieher hat zu spüren und aufgrund seines fachlichen Wissens zu erkennen, was Not tut. Er stellt dabei gleichermaßen die möglichen Zwänge und die notwendigen „Problemlösungen" und denkbaren Abwehrhaltungen des Kindes in Rechnung.

Gründe und Ursachen für problematisches Verhalten stehen möglicherweise in Verbindung mit Anteilen des Pädagogen, der seinerseits dem Kind zum Problem werden kann, mit gegenwärtigen Lebensbedingungen und -umständen, mit zwischenmenschlichen Bereichen, mit dem Umgang mit Dingen und Sachen, mit gesellschaftlichen Anteilen, mit der Begrenztheit des Verständnisses für Gründe von Problemverhalten.

Gerade Kinder verhalten sich am Pferd oft anders, als es geschilderte Schwierigkeiten erwarten lassen würden, ihr Problemverhalten ist kaum sichtbar, kaum nachvollziehbar, sie machen im Gegenteil „brav" mit. Von

Eltern z. B. wird jedoch zurückgemeldet, dass die Schwierigkeiten im Alltag anhalten. Zu berücksichtigen ist, dass am Pferd ein anderer Bezugsrahmen ein anderes Verhalten zulässt. Wie ein Transfer in den Alltag zu bewirken ist, gehört zu den eher schwierigen Aufgaben, denen sich der Reitpädagoge gegenübersieht.

Auffällige Verhaltensweisen von Kindern und Jugendlichen in den verschiedensten Erscheinungsformen bis hin zu physischen oder psychosomatischen Erkrankungen können Reaktionen auf eine für sie problembeladene Lebenswelt sein. Die aktiven und passiven Handlungsformen und Anpassungsversuche ermöglichen es den Betroffenen, Konfliktsituationen zu überstehen. Damit sind Verhaltensauffälligkeiten Notsignale an uns!

2.7 Akzeptanz des Unverständlichen

Heilpädagogik hat oft mit Menschen und Situationen zu tun, die kaum veränderbar sind, wo nichts mehr zu machen ist und wo das Unverständliche zu akzeptieren ist.

Die Akzeptanz des Unverständlichen verlangt, dass etwas auch in einem Zwischenbereich von Mehrdeutigkeit belassen wird; es geht um ein Aushalten der Differenz anstelle von Aufhebung der Fremdheit. Und es bedeutet, etwas zu akzeptieren, das uns nicht verständlich, nicht verstehbar ist. Wir sollten nicht versuchen, es uns zurechtzubiegen und uns damit verständlich machen zu wollen!

Das bietet nicht zuletzt eine Chance, sich auf Daseinsformen einzulassen, die nicht auf Anhieb und nicht ohne Weiteres verstehbar sind und sich manchmal auch bleibend befremdlich präsentieren. Voreilige Akzeptanz eines Ist-Zustandes kann aber auch mit einem leichtfertigen Aufgeben, das sich zu früh zufrieden gibt, gefährlich eng verknüpft sein und als Ausrede für ein Nichtstun missbraucht werden. Führt eine solche Einstellung in der Konsequenz mittelbar zu Bequemlichkeit bis hin zu Inaktivität, käme sie einer verpassten Chance nahe. In welchem Maße die Grenzen unseres Wissens zugunsten oder zulasten einer Akzeptanz des Unverständlichen eng oder weit gesteckt werden, ist wohl sorgfältig zu überdenken! Weite Gefilde der Heilpädagogik liegen außerhalb unseres Machens und Begreifens. Dennoch ist Resignation fehl am Platz. Fremdheit darf nicht in Richtung Feindschaft drehen.

Enttäuschter Idealismus gehört zum Schlimmsten, was über die Pädagogik und über den Pädagogen hereinbrechen kann!

2.7 AKZEPTANZ DES UNVERSTÄNDLICHEN

Die nachfolgenden Beiträge zur „Akzeptanz des Unverständlichen" basieren auf Eindrücken und Erfahrungen, welche Auszubildende in ihren Praktika bei einer erfahrenen Praxisanleiterin (PAL) gesammelt haben; es sind Ausschnitte aus Protokollen. Darin zeigt sich die Vielfalt dessen, was individuell unter dem Begriff der „Akzeptanz des Unverständlichen" verstanden werden kann – ob zu Recht oder doch etwas gebogen: dies zu beurteilen, überlasse ich dem Leser, der Leserin. Wir bewegen uns hier durchaus auf dem ungesicherten Boden der persönlichen Ansichten und Deutungen, das passt zum Begriff des Unerklärlichen, des Unverständlichen.

Beispiele aus der Praxis des Heilpädagogischen Reitens

„Bei Eltern von behinderten Klienten habe ich schon erlebt, dass sich diese oft schwer tun mit der Akzeptanz des Unverständlichen. Hierbei geht es meist um die Frage „Warum musste uns das passieren, warum muss mein Kind so leiden?" Diese Frage wird ihnen wahrscheinlich niemand beantworten können. Sie selber müssen lernen, die Situation zu akzeptieren und an ihr zu wachsen, was natürlich leichter gesagt als getan ist.

Abschließend möchte ich noch sagen, dass die Akzeptanz des Unverständlichen für mich eine große Möglichkeit ist, sich weiterzuentwickeln und toleranter zu werden. Erst wenn man das Unverständliche akzeptiert, ist man offen, sein Gegenüber anzunehmen wie es ist und ihm Wertschätzung entgegen zu bringen."

„Willi ist 40 Jahre alt und Bewohner des ‚Gärtnerhüsli' in einem Heim. Als er das erste Mal mit der Gruppe zum HPR kam, lernte ich Willi kennen, ohne zu wissen, was er in seinem Leben bisher erlebt hatte. Er nahm kaum Blickkontakt mit Mitmenschen auf, suchte keine Berührungen und sprach auch nicht. Auf dem Pferd verkrampfte er sich zunächst, wurde dann aber lockerer, aus seinem Mund trat Schaum aus; er wirkte aber zufrieden. Nach dem Reiten, als er wieder im Rollstuhl saß, schaute er seinen Betreuer an und sprang plötzlich aus dem Rollstuhl direkt in dessen Arme! Merkwürdig! Später habe ich erfahren, dass Willi in einer Schachtel aufgewachsen ist. Er kam mit einer Behinderung auf die Welt und wurde in einer Schachtel im Estrich versteckt. Für mich ist dieser Gedanke grauenhaft und absolut unverständlich. Im Gespräch habe ich jedoch gemerkt, dass weder PAL, noch die Betreuer über das Verhalten der Eltern urteilen und diese auch nicht verurteilen. Sie geben ihr Bestes, Willi schöne Erfahrungen machen zu lassen und gerade über das Pferd soziale Kontakte herzustellen und zu pflegen. Akzeptanz des Unverständlichen?"

„Ich verstehe nicht, warum eine Mutter so viel Alkohol trinkt, dass sie nicht mehr nach ihren Kindern schauen kann. Ich verstehe nicht, wie eine Mutter den Genuss von Alkohol über die Bedürfnisse ihrer Kinder stellen kann. Ich kann (und will) nicht verstehen, dass man auch dann nicht mit dem Saufen aufhören kann, wenn es darum geht, seine Kinder zu behalten oder zu verlieren. Ich kann nicht verstehen, wie eine Mutter ihre Kinder verlassen kann, um ungehindert weitersaufen zu können.

Aber ich versuche zu verstehen, dass Tamara (12) ihre Mutter trotzdem über alles liebt. Ich akzeptiere ihren Wunsch, mit ihrer Mutter eine HPR-Lektion zu erleben. Ich konnte meine Abneigung und Wut beiseitelegen und den beiden eine sehr berührende HPR-Lektion ermöglichen."

„Ich war öfter mit Situationen konfrontiert, in denen ich das Verhalten meines Klienten nicht wirklich verstand. Wie kam es, dass er sich in manchen Lektionen intensiv dem Pferd hingeben konnte, in anderen Momenten total abwesend war und das Weite suchte? Auch wenn das Füttern ein Ritual geworden war und es meinem Klienten Freude bereitete, kam es vor, dass er eifrig die Futterschüssel füllte, ohne sie dem Pferd bringen zu wollen. Mit meinem PAL versuchten wir, sein Verhalten zu interpretieren und stellten Hypothesen auf, aber im Endeffekt war es unmöglich, in meinen Klienten hineinzusehen. So lernte ich das Unverständliche zu akzeptieren. Schließlich wollte ich lernen, meinen Klienten so anzunehmen, wie er ist."

„Gian war jedes Mal bei der Begrüßung sehr scheu, traute sich kaum, aus dem Auto auszusteigen, um dann ein paar Minuten später alle Passanten anzusprechen und zu fragen ‚Wie geht's?'. Er konnte sich offen, selbstbewusst und ohne Begründung weigern, etwas zu tun – beispielsweise den Platz zu fegen nach dem Hufeauskratzen – und wagte umgekehrt dann nicht, die gepflückten Blumen einer jungen Reiterin zu überreichen.

Das ist die Persönlichkeit von Gian! Er agiert nicht nur in der Reittherapie so, sondern auch daheim. Als ich heute um 14 Uhr anrief, war Gian noch im Pyjama, es war den Eltern nicht gelungen, ihn dazu zu bringen, sich anzuziehen.

Dieses widersprüchliche Verhalten zu akzeptieren, ist tagtäglich die Aufgabe seiner Eltern. Mit viel Kreativität, Witz und Motivation können sie Gian aus seiner Weigerung oder Unsicherheit locken. Ich nenne das die aktive Akzeptanz. Sie gehen auf sein Spiel ein und machen mit. Die andere Seite ist jene der passiven Akzeptanz. Sie kommt dann zum Zug, wenn die Energie für das Mitspielen nicht reicht oder ein Erfolg aus verschiedenen Gründen aussichtslos ist, wie heute Nachmittag, dann bleibt Gian halt im Pyjama und der Ausflug in den Schnee wird verschoben.

Es gab in jeder Lektion einige Situationen, wo ich mich buchstäblich zum Narren gemacht habe, um ihn aus seiner Reserve zu locken, manchmal mit Erfolg, manchmal ohne. Nahm das aber zu viel Raum und Zeit ein, brachen wir ab, akzeptierten das Unverständliche und ließen ihn gewähren."

„Für mich ist unverständlich, dass sich die Mutter meines (HPR-)Klienten nicht von ihrem gewalttätigen Ehemann und Kindsvater trennt. Ich bin nicht damit einverstanden, dass die familiäre Situation, in der sich mein Klient befindet, nicht zu ändern ist. Ich habe in dieser Beziehung viel unternommen, aber nicht erreicht, was ich mir erhofft hatte.

Ich habe mich schwergetan mit der Akzeptanz der Situation, die Ohnmacht der handlungsunfähigen Mutter mit anzusehen, es war wie eine Niederlage oder Kapitulation.

Wenn ich Dinge akzeptiere, die ich nicht ändern kann, erspare ich mir negative Gefühle wie Wut, Hilflosigkeit und Verzweiflung. Ich verspüre Kraft und kann die Aufmerksamkeit auf Alternativen lenken."

„Die Akzeptanz des Unverständlichen schien mir zunächst ein abstrakter Begriff zu sein, die Thematik realitätsfern und nicht lebensnah. Ziemlich schnell wandelte sich aber mein Unverständnis, ich bekam eine Ahnung davon, was gemeint sein könnte.

Regelmäßig erlebe ich Situationen, die unverständlich oder für uns ‚Normale' nicht erklärbar erscheinen. Doch was ist normal? Ich muss auch die Realität psychisch kranker oder behinderter Menschen als real akzeptieren, selbst wenn manche ihrer Verhaltensweisen nicht nachvollziehbar erscheinen.

So konnte es sein, dass ein erwachsener Epilepsiepatient ‚plötzlich, unerklärlich' zu lachen anfing oder aber wütend und vollkommen unkooperativ wurde. Diese Verfassung mussten wir ernst nehmen und hinnehmen. Ein ‚Beweis', dass es richtig war, ihn in dieser Verfassung nicht als fehlfunktionierend anzusehen, war seine große Trauer, als ‚sein' Therapiepferd einmal nicht einsetzbar war. Sehr wohl hatte sein Zustand eine Ursache, auch wenn wir sie nicht verstanden."

„Auch die Eltern zeigen, dass sie das Unverständliche akzeptiert haben, dass sie ihr Kind nehmen, wie es eben ist. Sie haben aufgehört zu fragen ‚Warum ist das so?' und ‚Wieso wurde es so geboren?'. Stattdessen schauen sie darauf, dass es ihm gut geht, es adäquate Förderung bekommt. Aber sie haben akzeptiert, dass ihr Kind immer anders als andere sein wird und ihnen doch so viel Freude bringt."

„Ich war über Ellas stetig anhaltende Konzentration fast etwas verblüfft. Da ich mit ihr im Förderunterricht arbeite, war ich über die Diskrepanz ihrer Konzentrationsfähigkeit in den zwei Situationen Schule/Lernumgebung und Pferd/Natur sehr erstaunt und konnte das nicht verstehen. Ich habe mich oft gefragt, was die Ursache dafür ist. Ist es der Stall? Der Ort? Das Pferd? Der Stress in der Schule? Das Unentdeckte? Die Tierliebe? Mit der Zeit wichen die Gedanken, denn mir kamen die Worte meines Supervisions-Leiters in den Sinn. Er pflegte zu fragen: ‚Ist das denn wirklich wichtig?' Nein, es ist nicht wichtig, alles erklären zu können, wichtig ist zu erkennen, dass es Fragen gibt, die man nicht beantworten kann oder muss. In diesem Denken sind mir Ellas Eltern und die PAL weit überlegen, denn für sie ist diese Akzeptanz ein Großteil ihres Alltags."

„Es ist mir in der Arbeit immer wieder passiert, dass ich mich im Blick auf die häufig sehr schwierigen Verhältnisse in den Herkunftsfamilien mit der Vorstellung schwertat, dass das Ziel meiner Arbeit oftmals die Rückkehr der Kinder in diese problematischen Familien ist."

2.8 Therapie – Diagnostik – Förderkonzepte

Der Ruf nach Therapie wird laut, wenn im individuellen oder im zwischenmenschlichen Bereich etwas nicht so funktioniert, wie es die von Normen geprägte Umwelt sich wünscht oder erwartet. Therapien haben sich demzufolge mit Störungen und Abweichungen von Normen zu befassen. Es drängen sich folgende Fragen zum Therapiebedürfnis auf:

- Wie entstehen Abweichungen und Störungen? Welche Rolle spielen Umwelt und Personen, die auf eine Behinderung reagieren?
- Was kann man tun, um Störungen psychischer Art und deren Auswirkungen vorzubeugen?
- Welche Möglichkeiten haben wir, Störungen und Abweichungen im psychischen Erleben und Verhalten zu erkennen?
- Wie ist auf Störungen zu reagieren? Sind sie zu beseitigen, abzubauen oder mittels einer Therapie zu behandeln?
- Wie sicher erweisen sich Diagnosen von Ärzten, Psychologen und Sonderschullehrern, welche sich mit dem Nicht-Normengerechten befassen?

Eine fundierte Diagnose muss die Normen-Gebundenheit transparent machen, sie darf nicht allein das Individuum und seine Eigenperspektive beachten, sondern muss immer auch das Umfeld des Klienten einbeziehen.

Was wissen wir wirklich genau über die organischen und sonstigen Bedingungen, die z. B. für eine geistige Behinderung, eine Lernbehinderung, eine Teilleistungsstörung oder für abweichendes Verhalten als verantwortlich gelten? Sind Diagnosen nicht häufig geradezu fixiert auf eine Behinderung oder eine Abweichung mit dem Ziel, immer noch exakter und raffinierter den vorliegenden „Fall" zu definieren – oft ohne Berücksichtigung des ganzen Kindes und seiner Familie in einer problematischen Situation?

Der Satiriker Karl Kraus (1912) meint zu Befunden und Beurteilungen: „Eine der verbreitetsten Krankheiten ist die Diagnose!"

Defektorientiertheit sonderpädagogischer Ansätze kann dazu führen, sich mehr mit der Diagnose und der Therapie als mit der Erziehung des behinderten Kindes zu befassen.

Heilpädagogische Diagnostik hat immer eine biografische, d. h. eine lebenslaufbezogene Diagnostik zu sein. Sinn und Zweck liegen nicht in einer objektivierenden Messung isolierter Persönlichkeitsmerkmale, sondern in der Sichtung konkreter Entwicklungsbedingungen, die für heilpädagogische Fördermaßnahmen relevant sein können. Eine solche Diagnostik beinhaltet sowohl erklärende als auch verstehende Anteile. Sie ist darauf ausgerichtet, den momentanen Entwicklungsstand eines Kindes in Bezug auf bestimmte Fähigkeiten zu erfassen und als Grundlage für eine geplante Förderung zu nutzen.

Dabei werden Beobachtungsergebnisse als Ist-Zustand angesehen, der im Verlauf der Entwicklung veränderbar, veränderlich ist. Qualitative Methoden (Beobachtung, Verhaltensbeschreibung und Situationsanalysen) haben Vorrang vor quantitativen Methoden (z. B. normwertorientierte Messungen).

Der Diagnostiker muss durch seine Diagnose Wege öffnen, auf denen er zur subjektiven Erlebniswelt der zu fördernden Person Zugang finden kann. Ressourcen, aber auch limitierende Faktoren sind ausfindig zu machen. Die Bereitstellung von Bildungsangeboten, die Planung von Unterricht und von sonderpädagogischen Maßnahmen basieren auf der Grundlage einer prozessorientierten Diagnostik in engem Zusammenhang mit der Therapie in der Praxis.

Es stellt sich hierbei die Frage nach dem Sinn, nach dem Nutzen einer Therapie für den Therapierten: Will er den therapeutischen Prozess über sich ergehen lassen, trägt er letztlich diesen Prozess mit oder wird er manipuliert?

Problematisch ist es, umfassende Behinderungszustände in zahllose Einzelaspekte aufzulösen und sie dann einer Vielzahl von Spezialisten zur Behandlung zu übergeben. Deren Therapien mögen im Detail sachgerecht sein, es besteht aber bei der angewendeten Menge von Therapien die Gefahr, dass es dem Kind nicht gelingt, die unterschiedlichen Veranstaltungen integrativ zu verkoppeln und sie zu einer erlebnismäßigen Einheit werden zu lassen. Dennoch sind Therapien, Basisfunktionsschulung, korrektiver Unterricht und anderweitige Bemühungen behinderten Kindern nicht zu ersparen!

Die Zusammenarbeit mit Therapeuten im Rahmen von Diagnose und Behandlung ist leichter, wenn der Heilpädagoge oder der Lehrer über die Therapieform orientiert ist und mit den entsprechenden Begriffen umgehen kann. Hingegen birgt eine zu intensive Zusammenarbeit mit einem Spezialisten die Gefahr, dass der Pädagoge zugunsten der Therapie zu rasch aufgibt.

Lehrer – und auch Eltern – haben jeweils das zu tun, was sie mit ihren pädagogischen Maßnahmen in Schule oder Familie tun können. Das ist oft mehr, als sie sich eingestehen wollen. Sie haben die Verantwortung, ihren Teil zu leisten, zugleich jedoch die Grenzen ihrer Arbeit zu sehen.

Zusammenfassend lässt sich sagen, dass einerseits Nutzen und Vorteile, andererseits Gefahren und Probleme bezüglich der Kenntnis und Anwendung therapeutischer Ansätze oft nahe beieinanderliegen. Bedächtiges Vorgehen und eine gewisse Zurückhaltung sind geboten!

2.9 Behinderung und Rehabilitation in der heutigen Gesellschaft

Ein behinderter Mensch verhält sich anders, als es den allgemeinen Erwartungsnormen entspricht, er gilt daher als abnorm. Er erfährt diese Welt – auch uns! – anders, als dies unserer Voraussicht entspricht. Verneinen oder übersehen wir diese Tatsache, so entkräften wir mit unserem Verhalten permanent die Erfahrung des Behinderten. Umgekehrt kann ein Behinderter – aufgrund seiner Behinderung – mit unserer Erfahrung und dem daraus resultierenden Verhalten oft nichts oder nur wenig anfangen. Dadurch macht er aber auch notgedrungen unsere Erfahrungen „ungültig".

Einem Behinderten sind eine Reihe von Erfahrungen, die wir als Nicht-Behinderte machen können, nicht oder nur mangelhaft zugänglich. Ein blind geborener Mensch ist nicht einfach ein Normalmensch minus Sehvermögen, sondern eine Person, die sich eine eigene Erlebnis- und Erfahrungswelt aufbaut, die ohne Bezüge zur für sie unsichtbaren Realität bleibt, zu einer Realität, die Sehende für Sehende eingerichtet haben. Der Blinde begegnet Sehenden aus seiner Realität heraus. Er schränkt dadurch in der Kommunikation und in der Begegnung mit ihnen auch deren Verständnismöglichkeiten ein. Entsprechendes gilt für Menschen, die wir als körperlich, sprach- oder geistig behindert, als autistisch oder als verhaltensgestört bezeichnen.

Für den Heilpädagogen ist eine (heilpädagogische) Bedürftigkeit nicht dasselbe wie ein pathologischer Zustand für den Arzt oder den klinischen Psychologen!

Wo z. B. die Medizin eine geistige Behinderung diagnostiziert, hat es der Heilpädagoge nicht unmittelbar mit ihr zu tun, sondern mit den durch die Behinderung tagtäglich gegebenen Problemen bei der Bewältigung von Aufgaben und Situationen.

Mehrfachbehinderungen bilden den Regelfall. Von einem Primärdefekt her ist oft keine eindeutige Klassifizierung mehr möglich, da diffuse Leistungs- und Verhaltensauffälligkeiten vorliegen.

Weshalb und wozu sich ein Heilpädagoge mit Erziehung und Bildung, mit der Rehabilitation behinderter Kinder und Jugendlicher befassen soll, stellt ihn unweigerlich auch vor die Frage nach den Motiven und dem Sinn, auch nach der „Erfolgsquote" seines sonderpädagogischen Engagements.

Ein unserer Zeit entsprechendes Rehabilitationsmodell bezeichnet solchen Einsatz vor allem dann als sinnvoll und vertretbar, wenn dem zu Rehabilitierenden „noch" Sinn vermittelt werden kann; wenn seine Kommunikationsfähigkeit „noch" erhalten ist; wenn sein Behinderungszustand, sein Defekt „noch" in einem technisch-funktionellen Veränderungsbereich liegt: Wenn man also „noch" etwas machen kann und wenn es sich „bezahlt" macht, sich „lohnt".

Demgegenüber haben derartige Rehabilitationsvorstellungen jedoch eine diskriminierende Kehrseite für jene behinderte Menschen, die in ihrem zentralen Persönlichkeitskern beeinträchtigt sind; mit denen wir uns nicht in gewohnter Form verständigen können; deren Behinderung sich als irreparabel, als nicht kompensierbar erweist; bei denen sämtliche Erziehungs- und Bildungsbemühungen nicht zu einem definierbaren Erfolg führen, kurz: bei denen das Rehabilitationsmodell versagt.

Sieht sich der Heilpädagoge angesichts obiger Befunde nun eher als unfreiwilliger Zu-Diener einer modernen Erfolgsgesellschaft oder eher als Fahnenträger seiner heilpädagogischen Ideale? Die Antwort muss er selbst finden, es gibt hier kein „richtig" oder „falsch". Den harten Realitäten kann er sich allerdings nicht entziehen!

2.10 Atmosphäre

Der Ort, wo heilpädagogisches Handeln in positiver Stimmung geschieht, wo es Luft gibt zum Atmen: da ist Atmosphäre, im übertragenen Sinn jenes Fluidum, dem Wesenhaftes und Wesentliches inne ist und aus dem wiederum Wesenhaftes und Wesentliches ausströmt. Atmosphäre macht aus einer Behausung erst eine Wohnung, lässt eine Heimat entstehen, einen Ort der Entspannung, der Sicherheit, vielleicht sogar des Wohlbefindens. Atmosphäre wird spürbar in der Gestaltung des Raums, in lebensgemeinschaftlichen Umgangsweisen und Stilformen, spürbar auch in jenem „Ton, der die Musik macht", mehr in der Suppe im Teller als in frommen Wandsprüchen.

Über das Gestalten eines Lebensraums in der Familie, im Kindergarten, im Schulzimmer, im Wohnzimmer des Internats, in der Werkstatt, ja auch auf dem Reitplatz, im Reiterstübchen oder in der Sattelkammer lassen sich Lebensqualitäten erzielen, die über den Wirkungsgrad von Methoden weit hinausreichen.

Praktische Heilpädagogik ist nicht nur ein Tun, ein Handeln, sondern oft auch ein Lassen – eine Haltung, die im Tätigsein sichtbar werden kann, aber auch im Nichttun, im Schweigen und in der Stille zum Ausdruck kommen kann.

Ein gestaltetes Zusammensein, ein gemeinsames Erleben ist entscheidend für das Gelingen der erzieherischen Aufgaben: Auf dieser Grundlage können gegenseitige Beziehungen erwachsen. Simples Beispiel: Nach der Therapie futtert die Reitpädagogin jeweils ein Z'vieri gemeinsam mit ihrem Klienten!

Seit Pestalozzi wissen wir, dass das Vorbild des Erziehenden am nachhaltigsten wirkt – positiv und negativ! Damit sind sowohl die Beziehung gestaltenden Personen gemeint als auch die real gestaltete Umwelt, in der sich die pädagogischen Beziehungen verwirklichen. Jedes Kind soll sich in bestimmten Alltagssituationen wahrgenommen wissen. Beispiel: Der Erzieher lässt den Kinderschwarm beim Arbeitsbeginn nicht einfach so an sich vorbei ins Zimmer rauschen. Er begrüßt viele einzeln und schaut sie an.

Eine fördernde Beziehungsgestaltung bedeutet, dass jedes Kind – und zwar gerade das in seiner Entwicklung gestörte – die Beziehung zu einem akzeptierenden und ermutigenden Menschen sucht, auch wenn dieses Suchen in neurotischen Abwehrhaltungen oft kaum erkennbar ist oder sich sogar in sein Gegenteil verkehrt, wie z. B. in aggressiv-verletzende oder feindselig-demütigende Provokationen.

2.10 ATMOSPHÄRE

Atmosphäre wird auch spürbar in der Schilderung von Johannes Vossberg (1985), als er am Entstehungsort des Heilpädagogischen Reitens in der Schweiz die Bekanntschaft von Marianne Gäng machte:

„Im kleinen Hof des altehrwürdigen Sonderschulheims Hochsteig im Toggenburg empfängt uns eine klassische Elegie: Linde mit Sitzbank, daneben der ständig sprudelnde Brunnen, an dem sich Menschen und Tiere – ob Pferd oder Vogel – gleichermaßen erfrischen. Rechts die Stallungen, links das Heimgebäude, ein dreistöckiges Haupthaus mit gewaltigem Giebeldach, das trotzdem durch die engen Fensterreihen mit Läden und Geranienbänken und wuchernden Weinspalieren nichts erdrückt.

Später am Abend stehen wir plaudernd im Hof. Das Symbol der Hochsteig – ein Kind auf einem Pony, ein anderes hält das Tier am Halfter, immer den Partner auf dem Pferderücken im Auge – hebt sich über dem Brunnen als schmiedeeiserne Silhouette gegen den wolkenlosen Abendhimmel ab. Stärker als manch anderes Signum drückt dies die Grundzüge des Heilpädagogischen Reitens aus: Einfachheit und Begrenzung, Konzentration und Miteinander. Aus dem Stall klingt ab und zu Rumpeln und hohles Poltern herüber, die sieben Ponys halten ihre Nachtruhe."

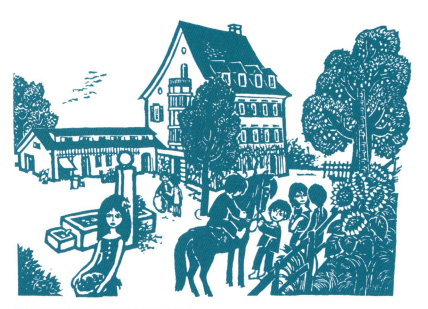

Abb. 2.1: Holzschnitt von der Hochsteig

2.11 Wirkung und Konstanz (heil-)pädagogischer Maßnahmen

Es stellt sich die Frage nach der Wirksamkeit pädagogischer Fördermaßnahmen, nach deren Nachweisbarkeit und deren „Haltbarkeit".

Ein direkter Beweis der Wirksamkeit des Heilpädagogischen Reitens ist schwer zu erbringen. Wie in der Pädagogik und in der Psychologie lassen sich „Erfolge" nicht eindeutig auf bestimmte Einflussnahmen oder Maßnahmen zurückführen und „beweisen". Maßgeblich beteiligt am Erfolg oder Misserfolg sind immer viele und vielfältige Faktoren: die Lebensumstände, die Umwelt, die Familie, die Person des Therapeuten, dessen Methoden und Haltungen. Prozentuale Anteile lassen sich nicht messbar feststellen. Pädagogik und Heilpädagogik sind in diesem Sinne keine exakten Wissenschaften, ihre Daseinsberechtigung muss sich als Handlungswissenschaft für die Praxis erweisen und beweisen.

Wir können unseren Beitrag leisten, indem wir persönliche Qualität in die pädagogische Praxis einbringen und uns immer wieder zur Überprüfung unserer Maßnahmen verpflichten.

Der Transfer in den Alltag und die Nachhaltigkeit gelungener Therapien kann im günstigen Fall direkt beobachtet werden, aber auch unmerklich wirken, möglicherweise erst nach längerer Zeit geschehen oder auch überhaupt ausbleiben; vielleicht verharrend in späteren Jahren als erratisch-glücklicher Moment in der Erinnerung an eine Begegnung mit einem Pferd – kostbar, Halt gebend in schwierigen Lebensumständen.

„Es bedarf nicht immer eines menschlichen Antlitzes, um sich in seinem Wesen, seinen Grenzen und Möglichkeiten zu erfahren. Manchmal hat uns die stumme Kreatur mehr zu sagen als der geschwätzige Artgenosse." (Kobi 1983, Vorwort)

 Literatur

Klenner, W. (1979): Heilpädagogik als Handlungswissenschaft. Dargestellt am Beispiel der Heilpädagogischen Übungsbehandlung. In: Schneeberger, F. (Hrsg.): Erziehungserschwernisse – Antworten aus dem Werk Paul Moors. Verlag der Schweizerischen Zentralstelle für Heilpädagogik, Luzern, 79–94

Kobi, E. E. (2010): Grenzgänge. Heilpädagogik als Politik, Wissenschaft und Kunst. Schriftenreihe „Lernen ermöglichen – Entwicklung fördern.

Basler Beiträge zur speziellen Pädagogik und Psychologie (Bd. 5), Haupt, Bern / Stuttgart / Wien

Kobi, E. E. (2007): Dialogstörungen. mitSprache 3, 4–61

Kobi, E. E. (2004): Grundfragen der Heilpädagogik. Eine Einführung in heilpädagogisches Denken. 6. bearbeitete und ergänzte Aufl. Berufsverband der Heilpädagogen, Berlin

Kobi, E. E. (1983): Vorwort. In: Gäng, M.: Heilpädagogisches Reiten. 1. Aufl. Ernst Reinhardt, München / Basel

Kobi, E. E. (1979): Heilpädagogik als Herausforderung. Verlag der Schweizerischen Zentralstelle für Heilpädagogik, Luzern

Kobi, E. E. (1973): Heilpädagogik im Abriss. schule 73, 5

Kraus, K. (1912): „Pro domo et mundo". Verlag der Schriften von Karl Kraus (Kurt Wolff), Leipzig

Vossberg, J. (1985): Therapeutisches Reiten. Hrsg. vom Deutschen Kuratorium für Therapeutisches Reiten e. V., 1 / 1985

3 Anwendung des Heilpädagogischen Reitens

Von Marianne Gäng

3.1 Sinn – Zweck – Ziel

Pferde und Ponys sind als Erziehungshilfen in Sozialisationsprozessen und bei verhaltensauffälligen Kindern besonders geeignet. Zum Ausgangspunkt nehme ich das angeborene Bedürfnis, die Veranlagung jedes Menschen, mit Lebendigem – Menschen, Tieren – umgehen zu wollen.

Pferde sind in ihrem Verhalten weitgehend konstant, also verlässlich und in Erziehungsprozesse einplanbar. Pferde ändern ihr Verhalten auch kaum, wenn sie inmitten einer lebhaften Kinderschar sind. Pferde sind „einfühlsam", „rücksichtsvoll", bleiben z. B. stehen, wenn sie spüren, dass ein Kind von ihrem Rücken herunterzufallen droht. Pferde haben ein feines Gespür für Stimme und Stimmungen. Sie zeigen Angst, Ungeduld, Unruhe oder reagieren auf falsche Behandlung. Dadurch fordern sie das Kind zum Handeln, zum Reagieren auf. Pferde zeigen gegenüber dem Menschen Zurückhaltung. Diese Eigenschaft ist gegenüber sozial beeinträchtigten Kindern besonders wichtig. Pferde biedern sich nicht an, sondern sie lassen sich umwerben. Umso stärker ist dann das Erlebnis ihrer Zuneigung. Das Kind wird zu aktivem Beobachten und Sich-Einfühlen genötigt. Pferde reagieren artgerecht. Sie können sich nicht verstellen. Pferde reagieren nicht menschlich: Sie rächen sich nicht, sie strafen auch nicht. Sie sind gutmütig (können aber auf schlechte Erfahrungen negativ reagieren). Diese Erfahrung ist für verhaltensbeeinträchtigte Kinder besonders wichtig: So erfahren sie, dass ihr abweichendes Verhalten nicht unbedingt und nicht überall aggressive Reaktionen hervorruft.

Die Motivation für ein Kind, sich auf ein Pferd einzulassen, ist natürlich die Möglichkeit des Reitens selbst: sich fortbewegen, sich tragen lassen, sich bewähren, sich durchsetzen müssen. Das Kind kann sich über seinen Körper mitteilen (die oft abgelehnte menschliche Sprache fällt weg!) und empfängt vom Pferd und von dessen Körper Signale und Mitteilungen. Körperliches und seelisches Fühlen und Empfinden wird wach. Die eingangs erwähnten Eigenschaften des Pferdes sind auch geeignet, Urvertrauen zu bilden, was bei verhaltensauffälligen Kindern besonders wichtig ist. Außerordentlich wichtig ist auch die Motivation durch den Umgang mit dem Pferd. Die Pflege des Tiers, des Sattelzeugs, des Stalls sind für die Kinder nicht Arbeiten wie Schreiben oder Zähneputzen, sondern eindeutig einsichtig und als notwendig anerkannt. Die Motivation durch den Umgang mit etwas ästhetisch Schönem – und ein Pferd ist etwas Schönes – mag mit dazu beitragen, sich selbst schöner zu erleben und als von den eigenen Mängeln weniger belastet.

Lassen Sie mich zum Schluss darauf hinweisen, dass das Kind dem Pferd gegenüber Respekt, Angst, Bewunderung und Liebe empfindet. Diese Dinge sind pädagogisch bekannt als die Voraussetzungen für Erziehungs- und Lernprozesse. Das Pferd vermag durch seine Gestalt und durch sein Wesen bei verhaltensauffälligen Kindern Reaktionen zu bewirken, die diese Kinder im Normalfall nicht zeigen. Reiten und der Umgang mit Pferden können in idealer Weise dazu beitragen, positive Sozialisationsprozesse in Gang zu setzen und Störungen zu beheben, weil sie

- erstens das Bedürfnis nach positiver Zuwendung befriedigen (und damit die Störungsursachen erreichen) und
- zweitens soziale Fertigkeiten trainieren, indem sie dem Kind Möglichkeiten des Kontakts und der sozialen Betätigung verschaffen, die anders gar nicht mehr vom Kind akzeptiert würden.

Das Pferd als ein lebendes Wesen wird zum echten Partner. Sein Körperrhythmus überträgt sich auf den Reiter. Die Bewegung und die Wärme des Pferdeleibs sprechen wohltuend und auf direktem Weg den Gefühlsbereich an. Das Gleichgewichtsempfinden wird gefördert, und Verkrampfungen seelischer wie auch körperlicher Art können sich lösen. Dadurch, dass das Pferd nicht nur seinen Körper anbietet, sondern zusätzlich mit all seinen Ausdrucksformen wie Körperhaltung, Mimik und Stimmäußerung beteiligt ist, fordert es direkt zu emotionaler und verbaler Kontaktaufnahme und Auseinandersetzung heraus, dadurch kann sich das Körperbewusstsein als eine Grundform des Selbstbewusstseins entwickeln.

3.2 Materielle und andere Voraussetzungen

Die Auswahl des geeigneten Reittiers

Pferde, Esel und Ponys sind geeignet. Der gutmütige Charakter des ausgewählten Tiers und ebenso die Sympathie des Reitpädagogen zu seinem Tier sind entscheidender als die Pferderasse. Meine Erfahrungen beziehen sich allerdings fast ausschließlich auf den Umgang mit Islandpferden. Sie bestätigen, dass sich diese Rasse sehr gut für das Heilpädagogische Reiten eignet, allerdings sollten die Tiere immer die gleiche Bezugsperson haben, die sie betreut und auch reitet. Gut ist, wenn der Reitpädagoge zugleich auch der Besitzer der Tiere ist. In Heimen, Kliniken oder Reitbetrieben haben sich Haflinger und Freiberger bestens bewährt. Sie sind ruhige, gutmütige Gewichtsträger; zudem kann man sie auch fahren.

Vom Charakter her sollte es weder ein zu temperamentvolles, stürmisches Tier noch ein phlegmatisches sein, das immer angetrieben werden muss. Dass das Pony nicht verdorben sein, d. h. keine gravierenden Unarten wie Schlagen, Beißen oder Bocken haben darf, versteht sich von selbst. Ein waches, leichtrittiges, vorwärtsgehendes, gutmütiges Tier entspricht der Idealvorstellung. Das Tier darf durchaus etwas sensibel oder ängstlich sein, es soll sich nicht alles gefallen lassen; es soll seinen Unmut kundtun können. Wenn mehrere Tiere zur Verfügung stehen, die verschiedene Charaktere mitbringen, erhöhen sich naturgemäß die Einsatzmöglichkeiten bei den einzelnen Kindern.

Der Einsatz von Pferd und Pony

Ängstlichen Kindern gebe ich ein anhängliches, ruhiges Tier, dem gegenüber sie sich überlegen fühlen. Ein solches Tier gibt ihnen auch die notwendige Sicherheit, die sich günstig auf ihr weiteres Verhalten dem Tier gegenüber auswirkt.

Draufgängerische Kinder finden bei einem eigenwilligen Tier, das sich nicht alles gefallen lässt, die für ihre Mäßigung notwendigen Grenzen.

In jedem Fall ist es wichtig, den Kindern die Achtung vor dem Tier beizubringen, indem man ihnen, in Bezug auf sie selber, erklärt, was sie sich erlauben können und was nicht. Ich mache die Kinder darauf aufmerksam, dass das Tier Angst oder Schmerz, Lärm oder Ruhe ebenso empfindet wie sie selbst.

Es gilt als ein ungeschriebenes Gesetz, dass Tiere nie unbeaufsichtigt und schutzlos den Kindern „zum Gebrauch" überlassen werden. Die Kinder dürfen ihre Aggressionen nie an den Tieren auslassen. Der Schaden, den diese erleiden könnten, wird rasch irreparabel. Tiere vergessen zugefügten Schmerz sehr lange nicht und würden sich unter Umständen nie mehr zum Einsatz bei den Kindern eignen.

Tiere lassen sich im Allgemeinen von Kindern erstaunlich viel gefallen. Sie erdulden Dinge, die sie von Erwachsenen nie akzeptieren würden. Sind sie des Umgangs mit dem Kind jedoch müde, verstehen sie dies zu zeigen: vielleicht durch Weglaufen, wenn ihnen die Liebkosungen zu stürmisch werden, oder durch langsames, schlampiges Gehen, wenn sie spüren, dass das Kind nicht mehr bei der Sache ist. Das Kind akzeptiert diese Verhaltensweisen in der Regel und zieht auch oft die richtigen Schlüsse. Es begehrt ob dieser Zurechtweisung nicht auf, wie es dies vielleicht gegenüber seinem Erzieher täte.

Über eine kürzere Zeitspanne soll dem Kind immer das gleiche Tier zugeteilt werden. Erst wenn Tier und Kind einander nicht mehr gerecht werden, soll gewechselt werden.

Das Tier wird zu Beginn immer geführt, anfänglich von einem Erwachsenen, später von den Kindern selber (Abb. 3.1). Ein korrekt ausgebildetes Tier

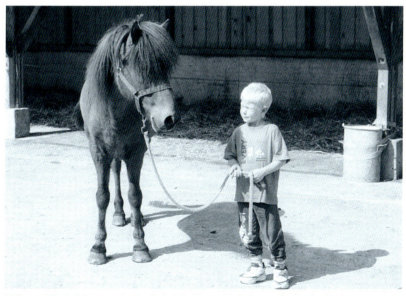

Abb. 3.1: Die Erfahrung, als Kind ein Pferd zum Anhalten oder Loslaufen bewegen zu können, heißt, sich selber wahrnehmen, das eigene Ich stärken.

kann problemlos mit Stallhalfter und Strick geführt werden. Im Führen des Tiers liegen viele pädagogische Werte, wie sich einfühlen lernen, sich im rechten Moment durchsetzen, sich anpassen, Befehle erteilen, Gespräche führen mit ihm und vieles mehr. Führt der Erwachsene, liegt für das Tier der Vorteil darin, dass eine Vertrauensperson unmittelbar neben ihm geht und es beruhigen kann (da ja das Kind auf seinem Rücken sich so ganz anders verhält als es das vom „normalen Reiter" her gewöhnt ist).

Der Einsatz des Esels

Den liebenswürdigen Langohren möchte ich einen besonderen Platz einräumen. In der Reihe der vierbeinigen therapeutischen Helfer werden ihre wertvollen Eigenschaften oftmals unterschätzt, ihr charaktertypisches Eselverhalten wird belächelt oder als stur abgetan. Wer sich Zeit nimmt, sich mit Eseln zu befassen, erlebt ganz andere, besondere Seiten. Allein ihr Anblick löst Emotionen aus, welche das Bedürfnis nach unmittelbarer Berührung hervorrufen. Der mollige, haarige Eselskopf mit den lustigen langen Ohren fordert zum Streicheln auf. Das begehrte Objekt bleibt seelenruhig stehen, lässt die Streicheleinheiten fast selbstverständlich über sich ergehen.

Ich hatte oft ganz besondere Begegnungen mit Eseln. In einem Heim für geistig und mehrfachbehinderte Kinder und Jugendliche wurden uns von privater Seite zwei Großesel angeboten: ein grauer Wallach und eine kastanienbraune Stute. Die beiden sollten ursprünglich unsere Islandpferde beim Heilpädagogischen Reiten unterstützen. Dann aber gingen meine Gedanken in eine andere Richtung! Vom Sommerfest her wusste ich, welchen Spaß das Wagenfahren unseren Kindern im Rollstuhl gemacht hatte. Wir beschlossen also, die beiden Esel „einfahren" zu lassen.

Während ihrer Ausbildungszeit lernte ich ihr Verhalten näher kennen. Ihre Reaktionen waren im Vergleich mit denen unserer Islandpferde deutlich anders. Während die Pferde bereit waren, bei allem Neuen mitzumachen – oft übereilig oder leicht verschreckt –, verhielten sich die beiden Esel zunächst abwartend und zurückhaltend, als ob sie es sich erst überlegen wollten, bevor sie dann mitmachten. Sie reagierten kaum schreckhaft, auch nicht bei unvorhergesehenem Geschehen. Neues zu erlernen dauerte bei ihnen einfach etwas länger, das einmal Eingeübte konnte dann aber gut abgerufen werden. Auf meine freundlichen, ruhigen Anweisungen reagierten sie augenblicklich, sie wurden zuverlässige, flotte Fahrtiere.

Das gleiche Verhalten habe ich später auch bei ihrem Einsatz im Heilpädagogischen Reiten erlebt. Für unsere geistig und körperlich behinderten

Kinder, die von ihrer Behinderung her etwas langsamer waren, hätte man sich keine geeigneteren Therapietiere wünschen können. Mit der Zeit begannen die Esel von sich aus, den Kindern gegenüber zu agieren: Sie begaben sich zum Zaun, wenn sie die Kinder kommen sahen, begannen ihr „I-Ah" zu rufen, was von den Kindern entsprechend erwidert wurde. Bald wurden die beiden Esel die absoluten Favoriten bei Groß und Klein. Selbst schwierige, kaum zu motivierende Kinder und Jugendliche lassen sich von Eseln ansprechen.

FALLBEISPIEL

Ein Beispiel: Ein therapiemüder Junge sollte als Ausgleich HPR-Stunden erhalten. Sorgfältig suchten wir ein geeignetes Islandpferd aus. Doch schon die ersten Stunden liefen für alle Beteiligten unbefriedigend: Der Junge arbeitete zwar mit, aber sein Gesicht und seine Körperhaltung drückten große Verschlossenheit aus. Seine Handlungen waren lustlos, auch das Pferd ließ die Berührungen ohne Reaktion über sich ergehen. Die Reitpädagogin entschloss sich, es mit ihrem eigenen Pferd zu versuchen. Dieses musste allerdings erst zum Therapieort geholt werden. Als Weggefährtin nahm sie die Eselstute Esther mit, weil die Tiere sich gut kannten und sich zu zweit problemlos verladen ließen. Am Zielort standen nun das farblich sehr ansprechende Islandpferd und die braune Eselstute bereit. Der Junge kam, erblickte die beiden Tiere, blieb abrupt stehen, schaute wieder die Tiere und dann ganz verwundert die Reitpädagogin an, strahlte über das ganze Gesicht und rief aufgeregt: „Da steht ja ein Esel!" Ohne auf eine Antwort zu warten, rannte er auf die Eselin zu und umarmte sie stürmisch. Die Eselstute drückte ihren Kopf an den Körper des Jungen und blieb ganz still stehen.
So wurde eine Freundschaft begründet. Eselin Esther wurde Therapie-„Pferd"! Im Verlauf der weiteren Begegnungen wurde viel geschmust, der Junge lehnte sich oft mit geschlossenen Augen an das Tier, beide genossen minutenlang dieses Beisammensein (Abb. 3.2).
Der Junge bewältigte die ihm gestellten Aufgaben und zeigte dem Tier gegenüber ein liebevolles, einfühlsames Verhalten. Wenn Esther zum Beispiel beim Führen plötzlich stehen blieb und nicht mehr weiter wollte, wurde sie mit Streicheleinheiten und beruhigenden, aufmunternden Worten zum Weitergehen eingeladen. Wenn sie entsprechend reagierte, zeigte das glückliche Gesicht des Jungen, wie stolz er darauf war. So wurden die beiden immer vertrauter.

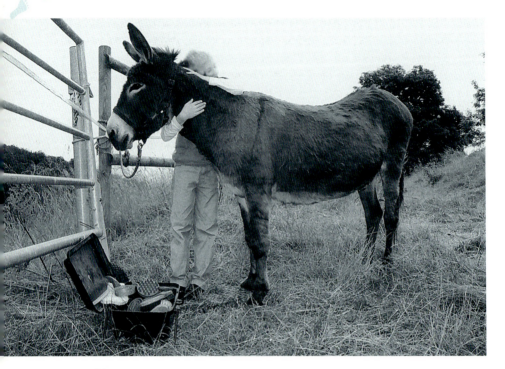

Abb. 3.2

Vergleich Pferd – Esel

Wenn man ein Pferd mit einem Esel vergleicht, fällt als Erstes der Unterschied in der Form des Körpers auf. Das Pferd ist runder gebaut und wirkt muskulöser. Der Rücken ist nicht gerade wie beim Esel, sondern leicht konkav gebogen, und der Widerrist ist erhöht. Außerdem haben Pferde proportional zum Körper kleinere Köpfe als Esel. Die Abweichungen im Erscheinungsbild sind durch die Unterschiede im Skelett und in der Muskulatur bedingt. Der große Kopf des Esels verkörpert das Kindchenschema. Dies erleichtert Kindern den Zugang zum Tier erheblich. Der Rücken ist beim Esel eher schmal und v-förmig. Daher ist es wichtig, dass man ein sehr gut gepolstertes Pad verwendet, um den Eselsrücken und den Po des Reiters zu schonen. Für den Klienten hat diese Rückenform beim Sitzen aber keinen Nachteil. Es kann allerdings sein, dass es auf dem schmalen Rücken schwieriger ist, das Gleichgewicht zu halten. Noch einen gewichtigen Unterschied zum Pferd gibt es: Das Fell des Esels ist nicht wasserdicht, da es kein Fett enthält. Wenn es regnet, wird der Esel bis auf die Haut nass und kann sich erkälten. Für das Heilpädagogische

Reiten bedeutet dies, dass bei Regenwetter eine Stunde im Freien ausfallen muss – vielleicht ein Nachteil, da die Kinder so nicht das ganze Wetterspektrum erleben.

Ich wähle das geeignete Tier für meine Klienten nach Größe, Charakter und Temperament aus. Esel, die beim Heilpädagogischen Reiten eingesetzt werden, müssen absolut verkehrssicher sein. Sie dürfen sich weder von einem Mähdrescher noch von Straßenlärm oder flatternden Gegenständen beeindrucken oder erschrecken lassen. Stehen bleiben und alles genau betrachten gehört allerdings zum Esel-Repertoire. Wenn sie sich sattgesehen haben, verfolgen sie problemlos weiter ihren Weg. Meiner Erfahrung nach sind Esel sehr menschenbezogene Lebewesen und tun für „ihre" Menschen beinahe alles. Im Wesen und Verhalten des Esels sehe ich im Vergleich zu einem Pferd keine Nachteile in Bezug auf das Heilpädagogische Reiten. Eine kleine Einschränkung gibt es für das Longieren. Die meisten Langohren sehen keinen Sinn darin, im Kreis herumzugehen und bleiben mit erstauntem Ausdruck im Gesicht stehen. Diese Art der Arbeit ist selten etwas für Esel.

Die Eselhaltung

Esel gehören zur Gattung der Pferde (equidae). Die Hausesel stammen von den afrikanischen Wildeseln ab (equus asinus). Da die Esel ursprünglich aus der Halbwüste stammen, sind sie sehr genügsam. Ein gesunder Esel kommt bei Heu- und Grasfütterung völlig ohne Kraftnahrung aus. Es sollte aber immer ausreichend gutes Stroh zur Verfügung stehen. Ein Zufüttern von Mineralien und Vitaminen hat sich bewährt, regelmäßige Entwurmung ist nötig. Der Esel sollte nicht auf nahrhafte, eiweißhaltige Weiden gestellt werden, da er sonst fettleibig wird. Esel verfügen über eine Fettgewebsschicht unter dem Fell, welche sich über den ganzen Rücken erstreckt und den Esel vor extremer Witterung schützt (Abb. 3.3). Viele Esel, die in unseren Breitengraden gehalten werden, sind zu dick. Der Mähnenkamm wird zur Fettrolle und hängt seitlich herunter.

Die Hufe sind härter als die des Pferdes und brauchen bei normaler Abnutzung nicht beschlagen zu werden. Das Aus-

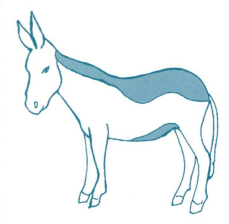

Abb. 3.3: Die Fettschicht des Esels

schneiden der Hufe sollte von einem Hufschmied ausgeführt werden. Esel werden bei uns vorwiegend als „Beistelltiere" zu Pferden gehalten. Im Wallis laufen Versuche, in welchen man sie zur Bewachung von Schafherden einsetzt. In England gibt es schon seit einiger Zeit auf einer der vielen Eselfarmen, die die *Donkey Breed Society* unterhält (eine Vereinigung zum Schutz von alten und ausgesetzten Eseln) ein besonderes Projekt für Senioren. Die älteren Leute verbringen ihre Ferien in einer Pension nahe dem Hof und bekommen für diese Zeit einen „Pflege-Esel" zugeteilt. Sie besuchen und pflegen ihn täglich, d. h. sie nehmen ihr (von der Organisation zur Verfügung gestelltes) Putzzeug und machen sich auf den Weg. Sie begrüßen ihren Esel, halftern ihn auf und führen ihn an den Putzplatz, wo er von Kopf bis Fuß gepflegt werden darf. Je nach körperlicher Verfassung der älteren Leute gehen sie täglich mit ihrem neuen „Kollegen" spazieren, oder er wird eingespannt und ausgefahren. Vielleicht wird er auch nur jeden Tag besucht, gestreichelt und bewundert. Bei diesem Tagesablauf ergibt sich viel Gesprächsstoff für die Teilnehmer, neue Kontakte werden geknüpft, eventuell sogar neue Freundschaften geschlossen. Die Besucher bleiben für jeweils ein bis zwei Wochen und verbringen sinnvoll und gesund ihre Ferien.

Erfahrungen und Ratschläge zum Pferd

Der Reitpädagoge sollte Folgendes bedenken:

„Das Verhalten der Pferde wird, wie das des Menschen, von den beiden großen Komponenten Umwelt und Vererbung bestimmt. Auch unsere Pferde sind das viel zitierte Produkt ihrer Umwelt mit allen unter Umständen gemachten möglichen Aufzucht- und Erziehungsfehlern, allen modernerweise Frustrationen genannten unerfreulichen Erfahrungen, die ihnen im Laufe ihres Lebens zuteil werden. Man glaube nicht, nur weil Pferde im ‚menschenartlichen' Sinne dümmer sind als wir, würden sie weniger häufig und intensiv frustriert; ihre unliebsamen Erfahrungen und Lebensumstände liegen eben lediglich auf einer anderen, ihnen artspezifischen Ebene. So ist die ganze Haustierhaltung, je wörtlicher man sie praktiziert, eine stufenweise graduierte Einschränkung sämtlicher Lebensbereiche und ruft manchmal wohl dieselben Qualen und Psychosen hervor, wie eine Gefangenschaft des Menschen, die auch von der Zelle bis zum Leben in Großstadtstraßenschluchten abgestuft sein kann. Ich glaube, dass einer der Kardinalfehler unserer ganzen Einstellung gegenüber dem Pferd darin liegt, dass wir uns im Allgemeinen viel zu wenig klarmachen, dass Tiere an sich nicht dazu erschaffen sind, zum Beispiel einen Reiter zu tragen, auch wenn sie von uns speziell dazu gezüchtet wurden. Ein Pferd reagiert unter Zwang so, dass es uns sinnvoll und nützlich erscheint; für das Pferd selber aber ist das Tragen des Reiters, das Aufhebenlassen seines Hufes und fast alle von ihm verlangten Dinge ebenso völlig sinnlos und an sich unverständlich, wie etwa die Rationierung der Rauhfuttermenge, damit es schön schlank bleibt" (Schäfer 1986, o. S.).

Es ist gut, solches zu wissen, es sich immer wieder zu vergegenwärtigen und es in sein Handeln einzubeziehen. Die Folgerung daraus wäre, dass wir dem Partner Pferd während und nach Absolvierung seines täglichen Pflichtprogramms aus Mitgefühl und Gerechtigkeit, wie auch als Dank seine Erholungspause gönnen. Artgerecht erholen kann es sich dann, wenn genügend Auslauf zum Austoben vorhanden ist; wenn es sich auf einem Sandplatz oder auf einer Wiese wälzen kann, und wenn es anschließend trinken und sich seinen Bauch mit Gras oder Heu füllen darf. So wie der Übungsleiter ein Anrecht auf erholsame Freizeit hat, wollen wir sie auch dem Pferd zugestehen.

Pflege der Tiere

Es geht hier in erster Linie um den erzieherischen Wert einer regelmäßigen Beschäftigung mit dem Tier. Einem großen Teil unserer Kinder fehlen die Beziehung zur Natur und damit auch der Einblick in den Lebenszyklus lebendiger Organismen. Damit fehlt ihnen auch die Möglichkeit, Fütterung und Pflege eines abhängigen Lebewesens als natürliche, selbstverständliche Vorgänge zu erleben und zu erlernen und die Verantwortung gegenüber einer abhängigen Kreatur zu tragen. Für uns gilt der Grundsatz: zuerst die Bedürfnisse des Tiers und dann erst die eigenen befriedigen. Die Kinder zu solcher Haltung dem Tier gegenüber zu erziehen, dazu verhilft die regelmäßige Beschäftigung in Form von Pflege und Fütterung des Tiers. Dass dadurch auch echte Bindungen zwischen Mensch und Tier entstehen, ist logisch und beabsichtigt.

Dies geschieht allerdings nicht von selbst, sondern braucht vorausschauende Planung und entsprechende Vorbereitung. Gerade in der Forderung der immer wiederkehrenden Pflichten und Zeiten liegt der pädagogische Wert. Da das Kind jedoch zur Erfüllung dieser Pflichten erst erzogen werden muss, braucht es den erfahrenen Erwachsenen. Er steht dem Kind mit Geduld und Sachkenntnis zur Seite und spendet Lob nach richtig getaner Arbeit. Dass sich bei der Mit Hilfe und während des Anleitens die Möglichkeit zum Zwiegespräch geradezu anbietet, ist ein weiteres Plus. Während des Pflegens werden Gefühle und Regungen frei, wie es kaum anders auf so spontane Art möglich wäre. Der hautnahe Kontakt zum Tier hilft Ängste abbauen, schenkt Selbstbestätigung und tief empfundene Freude am Umgang mit dem Tier. Die Lust nach weiterer Auseinandersetzung mit ihm wird geweckt.

Den Stall misten

Wichtig und wertvoll bei dieser Betätigung ist die Regelmäßigkeit während einer gewissen Zeitspanne (z. B. während einer Woche). Diese Zeitspanne dehne ich anfänglich nicht zu weit aus, nach einer Weile erst beginne ich zu steigern. Eine gründliche Einführung durch einen Erwachsenen ist Voraussetzung zum Gelingen, ebenso die anfängliche Mit Hilfe, bis die einzelnen Handgriffe im Gedächtnis der Kinder eingeprägt sind und mühelos in die Praxis umgesetzt werden können. Zu einem späteren Zeitpunkt genügt eine gelegentliche Überwachung und Kontrolle, um festzustellen, wie sich das Kind verhält. Hat es aus irgendeinem Grund Mühe, oder lässt sein Einsatz nach, bespreche ich die Lage mit ihm. Unter Umständen besteht die Lösung in der Mit Hilfe eines zweiten Kindes. Dieses zweite Kind kann nach Bedarf wieder „abgesetzt" werden. Die Erfahrung zeigt, dass es Kinder gibt, die über sehr lange Zeit nur zusammen mit einem zweiten fachgerecht misten können. Wenn sie dann aber von sich aus das Verlangen zeigen, von nun ab alleine arbeiten zu wollen, so lassen sie hinsichtlich Arbeitseinsatz und Gründlichkeit meist kaum etwas zu wünschen übrig. Gerade diese Kinder sind später oft gute Anleiter.

In jedem Fall wird eine außergewöhnliche Maßnahme zuerst mit dem Kind besprochen, ehe sie ergriffen wird.

Die Ausrüstung für das Pferd

Das Pferd trägt ein gut sitzendes, jedoch bequemes Stallhalfter, dazu eine Führleine. Wenn Pferd und Reitpädagoge mit der Handhabung der Tellington-Führkette vertraut sind, kann diese benutzt werden. Bei Bedarf kann ein Voltigiergurt gute Dienste leisten.

Die Kleidung für das Kind

Das Kind braucht keine spezielle Reitkleidung. Eine Trainingshose und Pullover für die Übergangszeit, im Sommer ein T-Shirt und bei kühlerem Wetter eine Windjacke genügen vollauf. An den Füßen haben sich Turnschuhe / Sneaker am besten bewährt. Das Kind soll sich in der Kleidung wohlfühlen.

Heilpädagogisches Reiten im Jahresrhythmus

Wir benutzen die Bahn im Freien vom Frühling bis in den Spätherbst. Ich gönne meinen Tieren eine Winterpause, und auch den Kindern tut sie gut. Die Winterpause dauert von Dezember bis Ende Februar. Danach freuen sich alle wieder auf den Frühling.

Während der heißen Sommerzeit im Juli und August ist Heilpädagogisches Reiten bis 10 Uhr morgens und ab 16 Uhr nachmittags möglich. In den übrigen Jahreszeiten kann den ganzen Tag geritten werden. Bei starkem Regen oder Wind beschäftigen wir uns im Stall. (Diese Angaben beziehen sich auf Heilpädagogisches Reiten im Heimbereich und haben sich dort bewährt.)

Im ambulanten Bereich muss das Reitviereck mit den Stallbesitzern geteilt werden, dort gelten andere Reglungen. Man achte darauf, dass nicht noch weitere Reiter im Viereck sind oder eine Reitstunde abgehalten wird, wenn das Heilpädagogische Reiten stattfindet. Klare Abmachungen sind unerlässlich.

Der geeignete Übungsplatz

Wir benutzen einen fest eingezäunten, ovalen Grasplatz (Abb. 3.4), dessen Längsdurchmesser ca. 20 Meter und dessen Querdurchmesser ca. zwölf Meter beträgt; an der Außenseite des Ovals zieht sich eine zwei Meter breite Bahn mit Hart- oder Sandbelag entlang. Diese Bahn gibt uns die Möglichkeit, bei (fast) jedem Wetter zu reiten. Die Balken vor der Eingangsöffnung sind anderthalb Meter lang. Die Grasfläche im Innern der Bahn ermöglicht den Tieren, in einer kurzen Pause zu grasen oder sich zu wälzen, Stallhalfter und Strick werden dazu immer entfernt.

Die Pause, im rechten Moment eingesetzt, kann für alle Beteiligten wertvoll sein, z. B. als Ruhephase: Wenn es im Gruppenverband hektisch zugeht

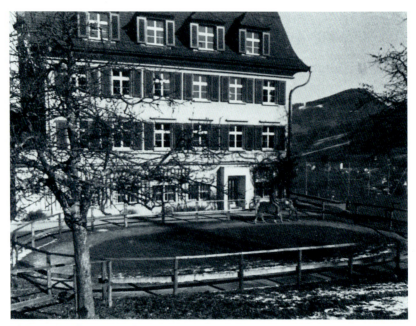

Abb. 3.4: Der Übungsreitplatz

und die Pferde eher als „Mittel zum Zweck" benutzt werden, ist es sinnvoll, eine kurze Pause einzuschalten. Wir setzen uns dazu auf den Lattenzaun und beobachten, wie sich die frei laufenden Pferde verhalten, ohne dabei zu sprechen. Ist Ruhe eingekehrt, darf ein Kind nach dem anderen sein Pferd wieder aufhalftern und sich mit ihm auf der Ovalbahn aufstellen; die Stunde kann weitergehen. Ist Austoben angesagt, können sich die Kinder auf dem Spielplatz neben der Reitbahn zuerst kurz austoben und sich erst dann hinsetzen und wieder den Pferden zuwenden. Für Vorschulkinder kann die Pause auch ein Freiraum zum Spielen bedeuten, z. B. selber ein Pferd zu sein.

Offenstall-, Auslauf- und Gruppenhaltung

Der Wunsch eines jeden Reitpädagogen ist ein ausgeglichenes und einsatzfreudiges Pferd. Um dies zu erreichen, ist die Haltung eines Pferdes von entscheidender Bedeutung. Das Pferd, als Herdentier geboren, braucht seine Artgenossen, und um seinen Bewegungsdrang auszuleben, genügend Auslauf. Die Offenstall-, Auslauf- und Gruppenhaltung kommt diesem Bedürfnis entgegen. Diese artgerechte Pferdehaltung wird heute vielerorts praktiziert.

Für mich ist diese Form der Pferdehaltung eine Selbstverständlichkeit. Meine Pferde sind dadurch gesund und zufrieden bis ins hohe Alter.

Der hier skizzierte Offenstall (Abb. 3.5) bietet Platz für zwei Pferde, kann aber jederzeit beliebig erweitert werden. Der Stall ist ein Ständerbau, geschraubt, zerlegbar, aus unbehandeltem, gut gelagertem Holz (Zimmermannsarbeit). Die Stallböden sind ebenfalls aus Holz, der Liegebereich wird mit Stroh eingestreut. Unter dem Dach ist zusätzlich Platz für Stroh und sonstiges Material.

Diese Art des Offenstalls bietet dem Reitpädagogen für sein Arbeitsfeld einige Entfaltungsmöglichkeiten. An den Stallaußenwänden wurden Halterungen für Trennstangen angebracht, damit die Pferde einzeln abgegrenzt werden können, ohne dass man sie anbinden muss. Solche Abgrenzungen und Nischen sind bevorzugte Arbeitsplätze für die emotionale Kontaktaufnahme, sie bieten gefahrlos die nötigen Freiräume für die Begegnung zwischen Mensch und Pferd. Der überdachte Mittelteil wird bei Regenwetter bevorzugt. Von dort hat man auch Einblick in die Futterraufe und kann so ungestört den Pferden beim Fressen zusehen. Ein großer Wassertrog dient den Pferden als Tränke und ist im Sommer ein beliebter Anziehungspunkt. Bäume und Sträucher schützen vor Sonne und Wind, liefern Äste zum Beknabbern. Hier kann die so oft zitierte „Atmosphäre des Sich-Wohlfühlens" entstehen.

Der Auslauf hat verschiedene Beläge. Der Boden unter dem überdeckten Platz und hinter den Fressständen ist mit Zementsteinen belegt. Der übrige Auslauf, abgesehen vom Sandplatz, ist aus Juramergel. Der Untergrund des ganzen Platzes besteht aus drei Schichten: Quadersteine, grober Mergel und Mergelsand. Die oberste Schicht wurde eingeschwemmt und gewalzt. Sie wird alle zwei Jahre ausgebessert.

Der Auslauf um den Stall ist mit einem Holzaun fest eingezäunt. Auf drei Seiten rund um den Stall beträgt der Abstand von der Stallwand bis zum Zaun drei Meter. Auf der vierten Seite ist der Sand- und Wälzplatz, der Abstand dort beträgt 15 Meter.

Auf relativ kleinem Raum haben die Pferde viel Bewegungsfreiheit; sie können um den Stall herum und durch ihn hindurchgehen, aber sie können sich nie gegenseitig den Weg versperren. Die Rundumsicht genießen sie, je nach Jahres- und Tageszeit halten sie sich an einer der vier Stallseiten auf. Sie nehmen regen Anteil am Geschehen, können sich aber auch jederzeit zurückziehen, je nach Bedürfnis. Pferde, die jedes Geräusch kennen, sind auch weniger ängstlich im Umgang und beim Reiten. Unmittelbar an den Auslauf grenzt ein Stück Hausweide, dort dürfen sie sich austoben und wälzen. Auf der gegenüberliegenden Seite ist die in vier Parzellen unterteilte Weide, sie dient zur teilweisen Nahrungsaufnahme von Frühling bis Spätherbst.

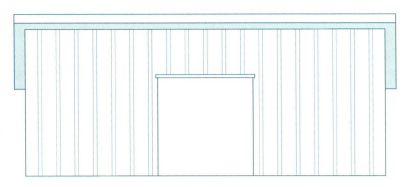
Vorderseite (Spazierweg)

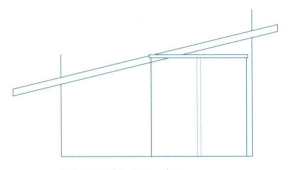
Seitenansicht mit Fressboxen

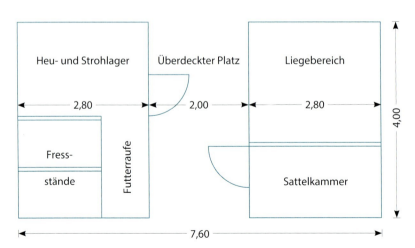
Grundriss und Einteilung: 2 Fressstände, Futterraufe, Heu- und Strohlager, überdeckter Platz, Liegebereich, Sattelkammer.

Abb. 3.5: Beispiel für einen Offenstall

Planung und schriftliche Vorbereitung der Stunde

Die Vorbereitung und Planung vor der Durchführung des Heilpädagogischen Reitens ist ein „Muss", nur so ist unsere Arbeit transparent und glaubwürdig. Denn allzu oft wirkt das, was wir tun, „spielerisch leicht", dank dem Einsatz unseres Pferdes; dass profunde Kenntnisse der Materie dahinterstehen, wird oft übersehen. Mit der Einsicht in unsere Akten und Präparationen können wir das Vertrauen in unsere Arbeit den Eltern unserer Kinder und den einweisenden Stellen gegenüber stärken – zudem haben sie ein Anrecht auf Einsicht.

Die Präparationsblätter, die auch in der Ausbildung zum Reitpädagogen SG-TR eingesetzt werden, ermöglichen ein differenziertes, übersichtliches Arbeiten. Hier eine Übersicht über die Präparationsblätter:

1. Personalblatt: Dies wird beim Eintritt oder bei der Übergabe eines Kindes ausgefüllt.
2. Langfristige Planung: Dieses Blatt wird ausgefüllt, wenn neue Grob- und Feinziele notwendig sind. Es dient der Übersicht über mehrere Lektionen.
3. Kurzfristige Planung: Diese Blätter werden für jede Lektion neu ausgefüllt.

1. Personalblatt

Name des(r) Schüler(s):   Alter:

Schulstufe: zuweisende Instanz:

1.1 Vorgeschichte

- Soziale Entwicklung
- Emotionale Entwicklung
- Kognitive Entwicklung
- Motorische Entwicklung
- Spezielles

1.2 Vorgeschichte bezüglich HPR

- Allgemeiner Umgang mit Tieren
- Erfahrungen im Umgang mit dem Pferd (führen, begrüßen etc.)
- Erfahrungen im Umfeld des Pferdes (misten etc.)
- Erfahrungen auf dem Pferd

1.3 Vorgegebene Fördermaßnahmen allgemein

- Ratschläge, Ideen der Eltern
- Zielformulierungen (einweisender Instanzen, des Lehrers, von Schulpsychologen etc.)
- Begründung, weshalb HPR

1.4 Das Pferd

- Eignung
- Charakter
- Begründung zur Wahl des Pferdes

1.5 Infrastruktur

- Haltungsform
- Umgebung
- Ruhezonen
- Weiden

Abb. 3.6: Personalblatt

2. Langfristige Planung

Name:

2.1 Zielformulierungen

2.1.1 Grobziele

Datum	Ziele

2.1.2 Feinziele

Datum	Ziele

Abb. 3.7: Langfristige Planung

3. Kurzfristige Planung
3.1 Lektionsbogen

Name des(r) Schüler(s) _____ Reitpädagoge _____ Datum _____ Lektionsziele
Nr. _____
_____
_____
Ausgangssituation _____
_____ Lektion Nr. _____

Zeit	Stichwort	Lektions-ziel Nr.	Verlaufsplanung				Ziele	Beobachtungskriterien
			Pferd	Schüler 1	Schüler 2	Reitpädagoge	Material		

Abb. 3.8: Kurzfristige Planung

3.2 Auswertung der Lektion Nr.

Stichwort aus der Lektion	Beobachtung	Interpretation	Hinweis auf Fortsetzungslektion

3.3 Die emotionale Kontaktaufnahme zum Pferd

Diese Art der Kommunikation mit dem Pferd eignet sich auf ideale Weise, das Grundbedürfnis nach Körperkontakt, Zuwendung und Liebe zu befriedigen. Das individuelle Bedürfnis, sich emotional mit dem Pferd auseinanderzusetzen, ist trotzdem unterschiedlich und kann nicht einfach vorausgesetzt werden. Oft muss man es sogar erst wecken; es darf aber keinesfalls erzwungen werden. Einfühlsam und flexibel soll der Pädagoge vorgehen.

Das Pferd soll als Lebewesen über alle Sinne wahrgenommen und von seinem Wesen, seinem Körper und seinen Bewegungen her erfahren werden. Dadurch erhält das Kind, der Jugendliche, der Erwachsene eine genaue Vorstellung von ihm, kann differenziert reagieren und so eine tiefere Beziehung zu ihm aufbauen. Zwischen Mensch und Pferd entwickelt sich ein Vertrauensverhältnis; Arbeiten rund ums Pferd werden einsichtig und nachvollziehbar, werden auch als notwendig erkannt und gerne erbracht. Dadurch, dass fast alle Handlungen direkt über das Pferd erfolgen und der Reitpädagoge sich dabei bewusst zurückhält, ist auch der nötige Freiraum für Eigenaktivität des Klienten gewährleistet. Das Zusammensein mit dem Pferd ermöglicht immer wieder Erfahrungen, welche die Grundstimmung des Menschen positiv beeinflussen und unmittelbar auch sein Bedürfnis nach Zuwendung und Angenommensein befriedigen. Diese Art der Kontaktaufnahme und des Umgangs mit dem Pferd kann modellhaft im Sinne späterer Übertragung auf den Mitmenschen sein.

Diese für das Kind, den Jugendlichen und Erwachsenen wichtige Angewöhnungsphase benötigt eine entsprechend sorgfältige und klar strukturierte Einführung, wenn sie später die gewünschten Auswirkungen haben soll. Bei den Eltern herrscht oft die Vorstellung, den Umgang mit Pferden und das Reiten müsse man nicht lernen, das könne man einfach. Dazu kommt noch die Erwartung, dass das Pferd Wunder vollbringe, das Kind müsse nur reiten, und schon seien alle Schwierigkeiten behoben. Um solch falschen Vorstellungen vorzubeugen und alle Beteiligten vor Enttäuschungen zu bewahren, lädt man Eltern und Kinder zu einer Besichtigungsstunde ein. Diese sollte Teile der Angewöhnungsphase und nicht „das Reiten" enthalten. Klar hervorgehen sollte, was artgerechter Umgang mit dem Pferd beim Kind zu bewirken vermag und wie das Kind von sich aus bereitwillig eine Leistung erbringt aus Zuneigung zum Pferd. Die entspannte Atmosphäre, die glücklichen Kinder inmitten der heißgeliebten Pferde werden für sich sprechen. Im Anschluss an die Stunde wird mit den Eltern das weitere Vorgehen besprochen.

Die emotionale Kontaktaufnahme zum Pferd sollte zu Beginn der Stunde in Einzelsituationen erfolgen, d. h. ein Kind und ein Pferd halten sich in einem abgegrenzten Teil des Auslaufes zusammen auf, das Pferd ist nicht angebunden. Es sollen sich beide frei bewegen können und so ungehindert zueinander finden. Der Reitpädagoge gibt keine Anweisungen, er beobachtet und greift nur ein, wenn es gefährlich werden sollte. (Zu einem späteren Zeitpunkt können sich auch zwei Kinder, z. B. ein ängstlicheres und ein mutigeres, ein Pferd teilen.)

Während der Phase der emotionalen Kontaktaufnahme zum Pferd ist die Haltung des Reitpädagogen besonders wichtig. Es ist seine Aufgabe, durch geschickten Einsatz in erster Linie das Pferd und sein Umfeld zur Wirkung kommen zu lassen. Er soll sich selber zurückhalten und so wenig wie möglich, jedoch so viel wie nötig eingreifen.

Wie geht das vor sich? Beispielsweise durch nonverbale Vorbildwirkung, über punktuelles Eingreifen (wo erforderlich in Form von Mitgehen oder Festhalten), durch Abwarten, teilweise bewusstes Gewährenlassen und Zusehen! In jeder Phase aber erscheint es mir wichtig, dass genügend Freiräume für Eigenaktivität bleiben. Dadurch lerne ich Motivationen des Kindes kennen und erhalte wichtige Anhaltspunkte für das weitere Vorgehen.

Diese Art der freien Bewegung bietet dem Reitpädagogen ein breites Spektrum von Beobachtungsmöglichkeiten: Wie reagieren Mensch und Pferd aufeinander? Wird das Pferd vom Kind überhaupt berührt? Lässt sich das Pferd berühren? Wie erfolgt die Berührung usw.? Aus der Art und Weise, wie sich das Kind dem Pferd gegenüber verhält, ohne die Anweisungen des Reitpädagogen, wird zudem ersichtlich, wie weit die Beziehung Kind / Pferd sich schon entwickelt hat.

Für Menschen mit Beeinträchtigungen im taktilen Bereich braucht der Reitpädagoge Feingefühl und eine besonders differenzierte Arbeitsweise. Ein ängstliches, zaghaftes Hingehen zum Pferd hat bei diesen Klienten oft tiefere Ursachen. Verunsicherungen, Ängste und daraus folgende Abwehrmechanismen sind für taktil wahrnehmungsbeeinträchtigte Menschen charakteristisch. Doch die emotionale Kontaktaufnahme mit dem Pferd vermittelt diesen Menschen die so wichtigen Spürerfahrungen! Generell sollten bei den einzelnen Phasen der emotionalen Kontaktaufnahme die nachfolgenden Punkte beachtet werden.

3.4 Detailübersicht: Phasen der emotionalen Kontaktaufnahme

Phase 1: Vom Boden aus

a. Das Pferd beobachten, begrüßen: Schon der Gang zum Pferdestall, zur Weide kann entscheidend sein: erfolgt er allein / selbstständig / in Begleitung, verbal / nonverbal, kurz / lang, hektisch / ruhig etc. (Abb. 3.9).

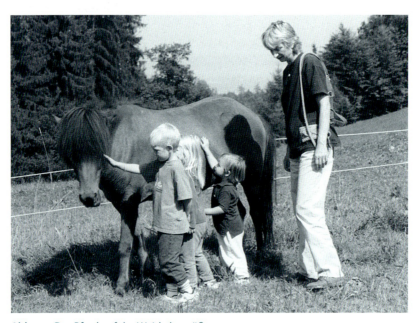

Abb. 3.9: Das Pferd auf der Weide begrüßen

Die Ankunft beim Stall / der Weide: Zur Beobachtung der Pferde und ihres Verhaltens untereinander sollte viel Zeit gelassen werden; ebenso zur Begrüßung des Pferdes – dabei ist die Vorbildfunktion des Reitpädagogen besonders wichtig.

b. Den Pferdekörper erfassen: Dazu bildet der Reitpädagoge mit dem Kind eine sogenannte „Nische". Er steht hinter dem Kind, beide Füße fest auf dem Boden; der Körper des Kindes ist unmittelbar am Pferdekörper. Der Reitpädagoge legt seine Hand über die Hand des Kindes, nur so kann er

beim Führen den Handdruck regulieren – von leichtem über mittleren bis starkem Druck. Das Kind erhält dadurch unterschiedliche Spürerfahrungen (Abb. 3.10).
c. Das Pferd aufhalftern: Wie begegne ich dem Pferd dabei: forsch / flüchtig / einfühlsam mit Durchsetzungsvermögen? Ich muss mich räumlich orientieren (Wo sind Halfter / Strick?) und die Technik des Aufhalfterns erlernen (Erkennen und Erlernen von Handlungsabläufen).
d. Das Pferd führen: Dabei geht es darum, das Pferd als Wesen mit eigenem Willen zu erleben. Sich anpassen, einfühlen; erfahren, dass das Pferd geht, ich gehe mit, wir gehen gemeinsam.
e. Reitpädagoge und Kind bilden eine Nische und halten zusammen das Becken.

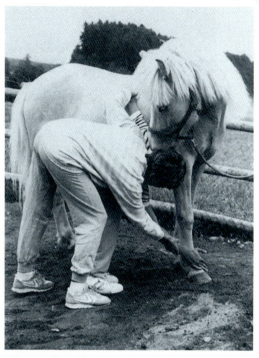

Abb. 3.10: Den Pferdekörper erfassen über Erspüren, Ertasten mit den Händen und mit dem eigenen Körper vergleichen

Phase 2: Das Aufsteigen

Dem „Wie" messe ich eine große Bedeutung zu.

a. Aufsteigen mit der Treppe: Der Ängstliche oder leicht Körperbehinderte kann beim Aufsteigen über die Treppe den Zeitpunkt und das Tempo selber bestimmen. Die Treppe ist stabil und gibt Sicherheit, so kann er Schritt für Schritt sein Ziel, das Pferd, erreichen und sich dabei mit ihm verständigen. Nur über die Treppe bleibt die Bodenverbundenheit erhalten (Abb. 3.11).
b. Aufsteigen mit Steighilfe durch den Partner: Dabei geht es um die Absprache mit dem Partner (Abb. 3.12).

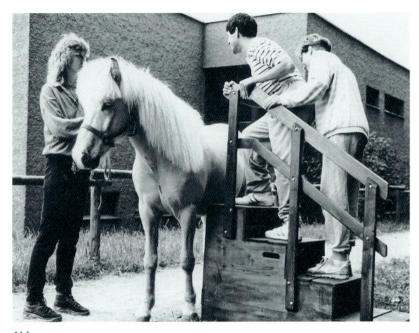

Abb. 3.11

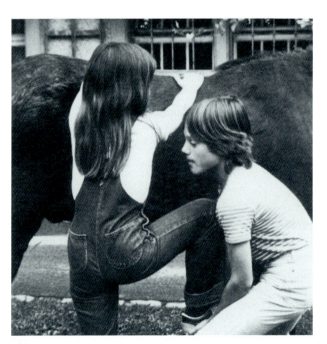

Abb. 3.12

Phase 3: Auf dem Pferd im Stand

Das Kind lernt das Pferd aus einer anderen Perspektive kennen; es sitzt fest auf seinem Rücken und kann nicht einfach weglaufen (Abb. 3.13). Bei allen Übungen ist ein langsames und schrittweises Vorgehen wichtig.

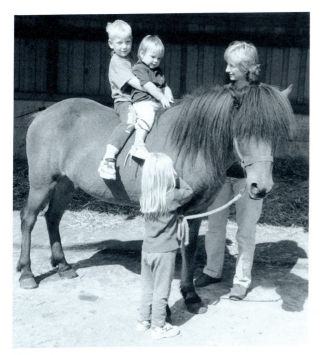

Abb. 3.13

a. Das Sitzen auf dem Pferderücken genießen. Das Gesäß spüren lassen.
b. Beobachten: Den Kopf des Pferdes von oben / hinten beobachten, dem Ohrenspiel zusehen (Abb. 3.14), mit den Augen an den Pferdebeinen entlang den Boden suchen usw.
c. Begrüßen und liebkosen: Sich auf den Hals des Pferdes legen und ihn mit den Armen umfassen, das Gesicht in die Mähne drücken usw. (Abb. 3.15).
d. Erspüren: Über das Gesäß die Wirbelsäule und die Rundung des Pferdeleibes wahrnehmen, mit den Händen Körperteile vorn / hinten / seitlich / unten erkunden, die vom Boden aus nicht so leicht erreichbar waren (Abb. 3.16).

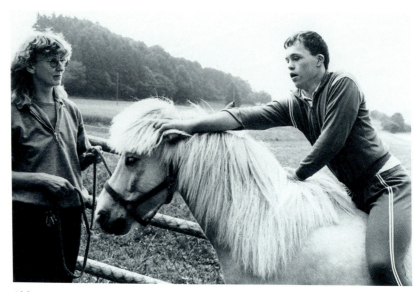

Abb. 3.14: Die Ohren berühren

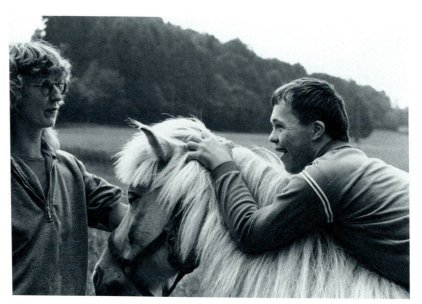

Abb. 3.15: Die Mähne kraulen

3.4 DETAILÜBERSICHT: PHASEN DER EMOTIONALEN KONTAKTAUFNAHME

e. Die Intensität der Wahrnehmung ist nicht nur abhängig vom Bewegungsimpuls des Pferdes, sondern auch von Position und Lage, in der sich das Kind befindet. In der Bauchlage werden Sinneswahrnehmungen und Bewegungsreaktionen ausgelöst, die im Sitzen und Stehen nicht erreichbar sind (Abb. 3.17).

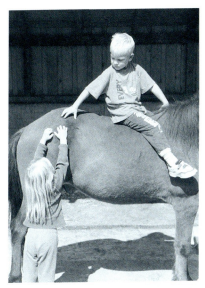

Abb. 3.16: Erspüren: Mit den Händen die Körperteile erkunden

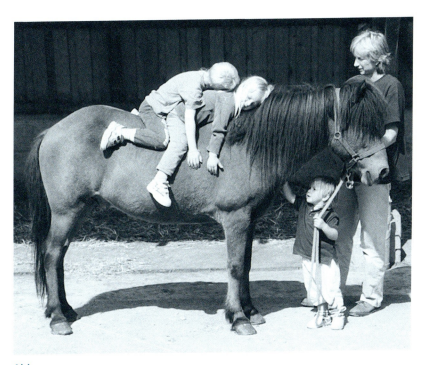

Abb. 3.17

Phase 4: Auf dem Pferd im Schritt

Der geführte Spazierritt: Zum ersten Mal kommt nun die Fortbewegung auf dem Pferd hinzu und dadurch das Gefühl des „Getragenwerdens ohne eigenes Dazutun".

Das Pferd wird geführt; der Reiter soll sich unbeschwert den neuen Empfindungen, die er durch die Bewegungen des Pferdes erhält, hingeben können. Es ist wichtig, dass er genügend Zeit und Muße dazu hat. Über längere Zeit folgen geführte Spazierritte durch Feld und Wald. Das Erlebnis des „Getragenwerdens" soll sich tief einprägen und durch nichts gestört werden. Gesprochen wird nur ausnahmsweise, wenn angezeigt oder vom Reiter signalisiert wird. Solche Ausritte machen es möglich, Signale von seinem eigenen Körper zu empfangen und unterschiedliche Bewegungen zu erleben. Ein neues Wahrnehmungsfeld wird erschlossen, besonders, wenn die Ausritte zu verschiedenen Jahreszeiten durchgeführt werden.

FALLBEISPIEL

Aprilwetter – ein Erlebnisbericht:
Im Regen sattelten wir die Pferde, und bei Sonnenschein ritten wir los. Zuerst ging es am Kanal entlang, wo das Land so flach und weit ist, dass uns der Gegenwind aus dem Sattel zu heben drohte. Dann begann es wieder in Strömen zu regnen. Die Tropfen schlugen uns ins Gesicht und ließen unsere kalten Hände an den Zügeln rutschen. Die Jugendlichen jammerten und schimpften. Schweigend ritten wir weiter durch den Frühjahrssturm. An der Kanalbrücke angekommen, ließ der Regen etwas nach. Wir überquerten die Brücke, die letzten Tropfen fielen, und die Wolkendecke brach langsam auf. Als wir den Wald erreichten, ließ der Wind im Schutz des Berges nach. Die Sonne schien. Es war, als tauchten wir ein in eine andere Welt. Zwischen den Bäumen lag friedlich der Dunst. Es tropfte von den Ästen auf den Waldboden, und Sonnenstrahlen spiegelten sich in den Regentropfen. Ruhe. Nur ein paar Vogelstimmen, das Ploppen der Tropfen, das Knacken der Äste und ab und zu das zufriedene Schnauben eines Pferdes war zu hören. Dazu der würzige Duft, die Feuchtigkeit und die Wärme der Sonnenstrahlen, die zwischen dem Laub auf den Waldboden leuchteten. Eine Stimmung der gemeinsamen Geborgenheit, des Getragenwerdens breitete sich aus, ein Gefühl der Verbundenheit mit allem, was ist.

> Diese Momente, in denen sich Regen zu Sonne, Kälte zu innerer Wärme, Leid zu Glück, Kampf zu Frieden, Unruhe zu Sicherheit und Geborgenheit wandelt, sind elementare Lebenserfahrungen und Teil des therapeutischen Prozesses. Diese für manche sehr sentimental klingende Beschreibung eines Ausrittes ist ein wesentlicher Bestandteil des Heilpädagogischen Reitens. Sie zeigt die Wirkung auf Menschen, gleichgültig ob sie bewusst oder unbewusst wahrnehmen.
> Die Seele braucht Bilder wie die von dem beschriebenen Ausritt. Denn Bilder helfen dem Menschen, weiterzukommen, wenn die Sprache schon lange keine Worte mehr findet.

Phase 5: Im Erlebnispfad

Nachdem das „Lebewesen Pferd" erschlossen wurde (Wesen, Körper, Bewegungen, wie in der Angewöhnungsphase beschrieben), folgen nun die Spazierritte im Gelände. Der in der Wahrnehmung nicht zu stark behinderte, aufmerksame und sensible Reiter macht vielfältige Erfahrungen. Jedes Mal erschließt sich für ihn ein kleines Stück Pferdewelt. Behinderte haben oft nicht die Möglichkeit, die ganze Vielfalt wahrzunehmen, zu verstehen und zu verinnerlichen. Jeder nimmt auf seine ihm eigene, eingeschränkte Art wahr, daher müssen wir mit ihm gemeinsam Schritt für Schritt die Umwelt erschließen, „greifbar" machen. Um dies zu ermöglichen, haben wir für Behinderte einen Erlebnispfad geschaffen. Hier eine Übersicht über einzelne Elemente des Erlebnispfades:

- verschiedene Bodenbeschaffenheit: Steinplatten, Kieselsteine, Schotter, Häcksel, Sand, Gras, Wasser
- Unebenheiten: bergauf /-ab mit unterschiedlichem Gefälle (Abb. 3.18), Gräben, Hügel, Wall, verschiedenartige Hindernisse
- Biegungen: in der Ebene, am Hügel, mit unterschiedlichen Radien
- Verengungen: vom offenen Feld bis zum eng begrenzten Weg (Abb. 3.19), zwischen Hindernissen hindurch (Abb. 3.20), Labyrinth (Abb. 3.21)
- Treppen: aus Naturmaterial
- Nischen: aus Naturmaterial
- Hindernisse: Tonnen, Cavallettis, Reifen
- Tunnel / Unterführung: aus Naturmaterial

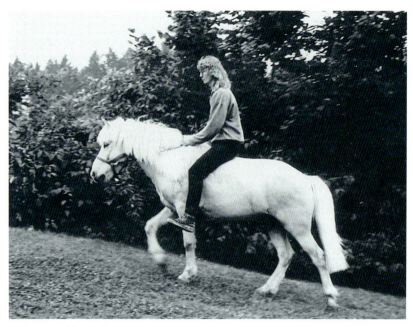

Abb. 3.18: Erlebnispfad: Bergauf

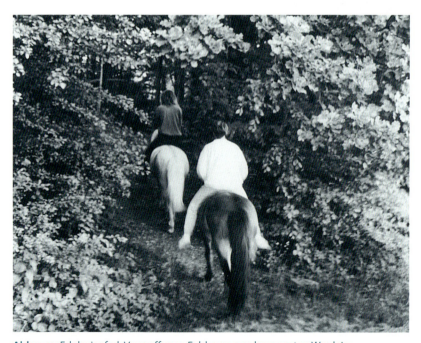

Abb. 3.19: Erlebnispfad: Vom offenen Feld zum eng begrenzten Weglein

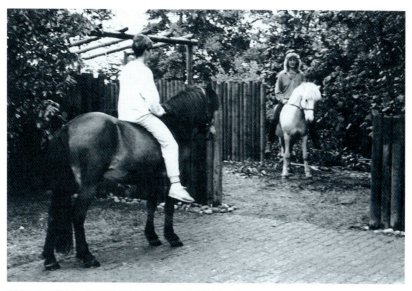

Abb. 3.20: Erlebnispfad: Zwischen Hindernissen durch

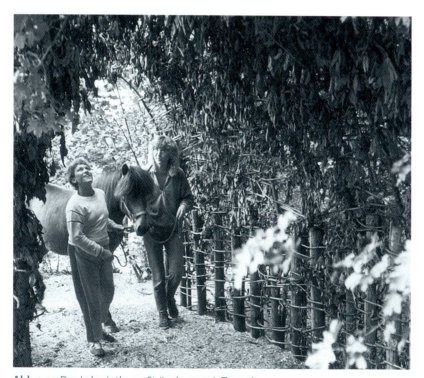

Abb. 3.21: Das Labyrinth aus Sträuchern, mit Tunnel

Zwei Beispiele seien zum besseren Verständnis näher erläutert:

> **FALLBEISPIEL**
>
> Ein Labyrinth aus Sträuchern, mit Tunnel: In dieser Art von Labyrinth gilt es, sich immer neu zu orientieren, andere Durchschlupfe zu suchen und Unerwartetes mit dem Pferd zusammen auszuprobieren. Es braucht echte Überwindung, den Laubentunnel zu betreten, vor allem, wenn das Pferd zögert und der Ausgang nicht sichtbar ist. Unter Büschen durchzureiten, gleichzeitig mit den Augen den Weg zu suchen und dem Pferdeführer die Wegrichtung anzugeben, fordert Orientierungsvermögen und Entscheidungsfreudigkeit. Kurz nach einem Regen, wenn alle Büsche nass sind und das Laub schwer ist und tropft, wird einiges an Überwindung gefordert.
>
> Die Pergola oder offene Gartenlaube aus Holz und Schlingpflanzen: Die Pergola ist ein Ort der Stille. Hier ist es möglich, ohne Ablenkung mit seinem Pferd zusammen zu sein. Eine Bank lädt zum Sitzen oder Liegen ein. Das Pferd darf grasen. Die Pergola ist besonders für leicht ablenkbare, unruhige Kinder geeignet, aber auch als Ausruhplatz auf dem Weg durch den eindrucksreichen Erlebnispfad.
>
> Wir beenden die Stunde nach dem Erlebnispfadritt mit einem kurzen (10–15 Minuten) geführten Ritt im Schritt in ebenem Gelände, dort kann der Klient sich ganz dem Pferd, dem Sich-tragen-Lassen hingeben.

Diese Kombination von Erlebnispfad und geführtem Ausritt im Schritt bietet beiden, dem Reiter und dem Nichtreiter / Pferdeführer, ein gemeinsames Erlebnis. Pferdeführer und Reiter überwinden zusammen die Hindernisse. Man muss aufeinander eingehen und Rücksicht nehmen; kann dabei auch zeigen, was man schon beherrscht und darf sich bewundern lassen.

Das Führen des Pferdes auf dem immer wieder veränderten Erlebnispfad bedeutet eine echte Herausforderung z. B. für einen Menschen mit schwerer Behinderung. Für das Pferd bringt der immer wieder neu zusammengestellte Pfad eine wohltuende Abwechslung, es bleibt aufmerksam und wach, wird weniger schnell therapiemüde. Das gemeinsame Lernen lässt den Klienten Erfahrungen neuer Art über das Wesen des Pferdes gewinnen. Da der Erlebnispfad auch das Pferd immer wieder vor neue Situationen stellt, zeigt es Neugierde, Unruhe, eventuell sogar Verweigerung. Das wiederum verlangt vom Klienten Anpassung und Geduld. Er muss aktiv werden, die Situation zu meistern versuchen, indem er das Pferd anleitet, auf dessen Gefühle und Reaktionen eingeht, mit ihm spricht, versucht, ihm seine Wünsche kundzutun. Das Pferd lernt, dem Klienten zu gehorchen.

Der Leser wird sich an dieser Stelle fragen, weshalb es einen speziellen Erlebnispfad benötigt und nicht einfach geeignetes, schon zur Verfügung stehendes Gelände genutzt wird? Dazu ist zu sagen: Der Erlebnispfad ist überschaubar und daher für den Klienten leichter zu erfassen. Die Begrenzung durch einen Zaun ist eine zusätzliche Orientierungshilfe und vermittelt einen gewissen Schutz.

Die Bodenbeschaffenheit und der Verlauf des Pfades können behinderungsspezifisch aufgebaut und nach Bedarf entsprechend verändert werden und ermöglichen so Flexibilität. Dadurch ergibt sich auf engem Raum eine große Vielfalt von Übungsmöglichkeiten. Ein solcher Pfad ist zudem für kurzfristige Einsätze schnell erreichbar.

Welche Auswirkungen auf den Klienten mit einer Behinderung erhofft man sich von der Benutzung des Erlebnispfades? Die nachfolgende Aufzählung zeigt mögliche Ziele:

- Durch die intensiven Bewegungen des Pferdekörpers erfolgen starke physische und psychische Impulse. Dazu kommt die Wahrnehmung von Geruch und Geräuschen des Pferdes.
- visuelles Erfassen des Reitweges und Abschätzen der Anforderungen an das Pferd
- intensive Konzentration auf das momentane Geschehen
- Motivation zum Entwickeln von Eigeninitiative
- Gefallen finden am Lösen neuer Aufgaben
- Einüben gemeinsamen Handelns aller Beteiligten
- Der Erlebnispfad soll den Behinderten in seiner Ganzheitlichkeit ansprechen.

Für Klienten mit einer leichten Behinderung kann jetzt mit den allgemeinen Übungen begonnen werden. Einzelne spezielle Übungen kommen dazu, wenn sie für den Klienten angezeigt sind. Pro Stunde sollten nicht mehr als drei Übungen eingebaut werden, zu beachten ist auch der unterschiedliche Schwierigkeitsgrad. Wichtig ist, die Stunden dem Bedürfnis des Kindes entsprechend zu planen und zu gestalten. Wenn sich ein Kind trotzdem langweilt, so kann es daran liegen, dass es bei seinen Handlungen unterbrochen wurde, weil der Reitpädagoge zu sehr sein gestecktes Ziel erreichen wollte. Heilpädagogisches Reiten braucht Zeit, Muße und Geduld. Abschließend ist noch darauf hinzuweisen, dass die emotionale Kontaktaufnahme zum Pferd nie abgeschlossen ist, sie wird immer einen Teil einer Stunde ausmachen. Im Laufe der Zeit sollte sie immer mehr differenziert und verfeinert werden.

3.5 Allgemeine Übungen zum Heilpädagogischen Reiten

Die allgemeinen und speziellen Übungen habe ich sowohl mit normalbegabten, verhaltensauffälligen (auch POS: Psychoorganisches Syndrom, heute ADHS) Kindern, mit Vorschulkindern und Jugendlichen als auch mit geistig behinderten Kindern erprobt und angewendet.

Zusammen mit Therapeutinnen haben auch Kinder und Jugendliche von der Behandlungsstelle für Patienten mit einer Cerebralen Parese den allgemeinen Übungsteil mit Erfolg durchgearbeitet (als Vorbereitung auf weitere Aktivitäten im Heilpädagogischen Reiten).

Dies soll jedoch nicht heißen, dass sie sich nur für diese Kinder eignen. Wer um die Zusammenhänge zwischen frühkindlichen Fehlentwicklungen und späterer Gesamtentwicklung weiß, wird verstehen, dass sich diese Übungen auch für viele andere Arten der Behinderung bei Kindern eignen und darüber hinaus auch für alle gesunden Kinder von Bedeutung sein können. Das Alter und den Entwicklungsstand jedes Kindes, das ich unterrichte, beziehe ich in meine Überlegungen ein und berücksichtige sie bei der Durchführung der Übungen. Auf Flexibilität des Übungsleiters kann nicht genug hingewiesen werden. Das Kind oder der Jugendliche darf nie überfordert werden, nur so bleiben Freude und Lust an den Übungen und die Neugier auf weitere Aktivitäten erhalten oder werden sogar gesteigert.

Je nach Art der Behinderung und der Zielsetzung ist es angezeigt, die ersten Stunden im Heilpädagogischen Reiten in Einzelbetreuung durchzuführen und das Kind erst später in eine Zweier- oder Dreiergruppe zu integrieren. Bei Bedarf kann ihm zusätzlich eine Viertelstunde Einzelbetreuung vor oder nach der Gruppenstunde gewährt werden.

Die Gruppengröße bei Kindern mit einer fortgeschrittenen oder leichten Behinderung hängt von deren Entwicklungs- und Leistungsstand ab. Die Gruppe kann sich aus zwei Kindern und einem Pferd bis zu maximal sechs Kindern und drei Pferden zusammensetzen.

Ich habe die einzelnen Übungen zu Übungsblöcken zusammengefasst und versucht, sie in eine pädagogisch sinnvolle Reihenfolge zu setzen, die auch vom fortschreitenden Schwierigkeitsgrad her gerechtfertigt ist.

3.5 ALLGEMEINE ÜBUNGEN ZUM HEILPÄDAGOGISCHEN REITEN

Die Reitdauer während eines Übungsblocks beträgt ca. 15 Minuten pro Kind, dann wird gewechselt. Das Kind, welches geführt hat, sitzt nun auf dem Pferd, das Kind, welches schon geritten ist, erhält die Führleine.

Vom zweiten Übungsblock an helfen sich die Kinder durch Steighilfen gegenseitig beim Aufsitzen.

Diese Übungsblöcke bilden jedoch nur einen Teil der Lektion und sollten nie isoliert stattfinden. Zu jeder Lektion gehören Teile aus der emotionalen Kontaktaufnahme, evtl. kombiniert mit Arbeit am Pferdekörper oder kürzeren Putzphasen mit den Fingern, an Körperstellen, an denen das Pferd auch wirklich Schmutz aufweist (kein Putzen mit der Bürste).

Bei den ersten drei Übungsblöcken des allgemeinen Übungsteils geht das Pony nur im Schritt. Bei ängstlichen Kindern empfiehlt es sich, alle Übungen erst im Stehen zu machen. Beim Übungsblock IV können als Steigerung einzelne Übungen im Tölt ausgeführt werden.

Zwischen den einzelnen Übungen sollten die Kinder sich immer wieder im entspannten Reitsitz in die Bewegung des Ponys einfühlen, um die Körperwärme des Pferdes und seinen Schrittrhythmus zu erleben.

Bei sehr verkrampften Kindern lasse ich die folgende Entspannungsübung auf dem stehenden Pferd ausführen:

Das Kind liegt vorwärts in Bauchlage längs auf dem Pony, Arme und Beine hängen rechts bzw. links am Pferdeleib herab. Der Kopf liegt am Hals, die Augen können geschlossen werden (freiwillig). Nun prüfe ich den Entspannungszustand der Muskulatur, indem ich z. B. seitlich neben dem Pferd stehe und meine Hand auf den Rücken des Kindes lege und dort einige Zeit verweile. Ich lasse erst anreiten, wenn das Kind ganz entspannt ist. Nach einigen Runden halten wir an, dann helfe ich dem Kind beim Aufsitzen, lasse es durchatmen, lenke seinen Blick auf den Pferdekopf, indem ich die Mähne kraule. Anschließend reiten wir noch einige Runden im Schritt weiter. Die ganze Übung sollte / könnte nonverbal erfolgen.

Die „Allgemeinen Übungen" dürfen / sollten alle Kinder absolvieren. Auf ihnen bauen die späteren „Speziellen Übungen" auf.

Innerhalb der „Allgemeinen Übungen" unterscheide ich zwischen Angewöhnungs- (A) und Eingewöhnungsübungen (E). Bei den A-Übungen ist das Kind vorwiegend passiv, es versucht, sich und das Pferd zu erfühlen, erlaubt erste Körperkontakte zum Pferd über das Gesäß, die Beine, die Hände etc. und hilft, seinen Partner kennenzulernen. Bei den E-Übungen kommen erste leichte Bewegungen der Arme und Beine dazu; das Kind lernt, die Balance zu halten und vom Pony abzusitzen (Abgänge).

Der zweite Übungsblock testet die Grobmotorik und die Geschicklichkeit; er vermittelt Wohlbehagen oder Unbehagen, je nach Gelingen der Übungen.

Der dritte Übungsblock schult das Gleichgewicht, fördert die Sicherheit und die Vertrautheit mit dem Pony, fordert zu ersten Mutübungen heraus.

Der vierte Übungsblock wiederholt alle Übungen, vertieft die Sicherheit, das Vertrauen, das Wohlbefinden und macht neugierig auf mehr.

Die Übungen der Blöcke I–IV

I

1. Steighilfe beim Aufsitzen geben (A)
2. Reitsitz (A)
3. Augen schließen, den Pferdeleib zu spüren versuchen
4. Arme hängen lassen, sich schwer machen (A)
5. Mit dem Pony lieb sein (A)
6. Abgang über den Ponyhals (A, E) oder dem Ponybauch entlang (A, E)
7. Abrutschen lassen

II

1. Mähne kraulen (A, E)
2. Kruppe beklopfen (A, E)
3. Arme waagerecht halten (E)
4. Mit den Armen kreisen (E)
5. Arme im Genick verschränken (E)

III

1. Erstes Ballspiel (E)
2. Verkehrter Reitsitz (E) und bäuchlings auf dem Ponyrücken liegen (A, E)
3. Unter dem Tuch das Pony genießen (A, E)
4. Abgänge: Kruppe, seitlich abrutschen, Flanke (E)

IV

1. „Mehlsack"
2. Wiederholen aller Übungen (A, E)

Übungsblock I

I-1

Sind die Ponys geputzt und tragen ein Stallhalfter, so werden sie von je einem Kind an der Führleine in den Paddock geführt und im Abstand von vier Metern aufgestellt. Die Kinder, die als Erste reiten dürfen, warten am Eingang. Ich rufe das jeweilige Kind beim Namen und helfe ihm beim Aufsteigen, indem ich ihm mit den Händen Steighilfe gebe. Wenn nötig, benutze ich auch noch die mobile Treppe.

I-2

Ich vergewissere mich, dass das Kind im tiefsten Punkt auf dem Pferderücken bequem sitzt und zeige ihm, wie es sich an der Mähne oder am Voltigiergurt, wenn es das lieber möchte, festhalten kann. Nun werden die Pferde vom Partnerkind auf dem Reitbahnoval geführt. Ich gehe von Kind zu Kind und beobachte, gebe Anweisungen und versuche herauszubekommen, wie sich jedes fühlt. Das Kind sollte gelöst auf dem Ponyrücken sitzen, die Wärme und die Bewegungen des Ponyleibes spüren. Es soll das Gefühl genießen, getragen und von den anderen ob seines Mutes bewundert zu werden.

I-3

Hat das Kind fünf bis sieben Runden auf dem Ponyrücken zurückgelegt, ermuntere ich es, die Augen zu schließen, wenn es bereit dazu ist. Damit ermögliche ich ihm, das Pferd noch bewusster zu spüren.

I-4

Die Arme hängen lassen, sich schwer machen.

I-5

Die Aufforderung, mit dem Pony lieb zu sein, beinhaltet alle Liebkosungen, die ein Kind vom Pferderücken aus seinem Tier zukommen lassen kann: tätscheln, kraulen, liebe Worte zuflüstern etc. Je mehr ein Kind mit seinem Tier vertraut ist, umso inniger und einfallsreicher werden die Liebkosungen.

I-6

Die letzte Übung von Block I ist der Abgang mit einem Bein über den Pferdhals. Das Pferd wird angehalten. Ich erkläre dem Kind den Vorgang genau. Das Kind legt sich leicht zurück und bewegt sachte sein Bein über den Pferdekopf, ohne diesen zu berühren, und lässt sich langsam seitlich abrutschen. Ich stehe bereit und helfe, wenn erwünscht, dass es mit beiden Füßen gleichzeitig sicher auf dem Boden landet. Es lohnt sich, diese Übung langsam Schritt für Schritt einzuführen und so im Gedächtnis des Kindes zu verankern; es erspart dem Reitpädagogen späteren Ärger und dem Pferd einigen Schmerz.

I-7

Für eher ängstliche Kinder, Spastiker oder leicht Körperbehinderte hat sich das Abrutschenlassen bewährt. Dazu legt sich der Reiter nach vorn auf den Pferdehals, beide Beine liegen auf dem Rücken und der Kruppe des Tieres. Der Reitpädagoge steht seitlich am Pferd, fasst nun beide Beine, dreht den Körper auf seine Seite und hält ihn dabei fest, sodass das Kind sanft den Pferdebauch entlang abrutschen kann. Der Pädagoge muss so lange halten und stützen, bis der Reiter mit beiden Beinen fest auf dem Boden steht. Es ist sinnvoll, wenn bei dieser Übung anfänglich oder bei Bedarf eine zweite Person auf der gegenüberliegenden Seite des Pferdes steht, mit Blickkontakt zum Reiter. Sie kann ihm zeigen, wie er sich während des Abrutschens mit den Armen festhalten kann.

Bei wahrnehmungsbeeinträchtigten Menschen ist sowohl das Aufsteigen als auch das Absitzen vom Pferd eine schwierige Aktion und sollte deshalb vom Reitpädagogen immer gut geplant und verantwortungsvoll gehandhabt werden.

Übungsblock II

Zu Beginn jeder Lektion sollten einzelne Elemente aus den vorangegangenen Lektionen wiederholt werden. Der Einstieg wird dadurch erleichtert und das Gelernte vertieft. Das kann so ablaufen, dass einmal das Kind aus bekannten Lektionen wählen darf, ein anderes Mal der Übungsleiter dem Kind Übungen zuteilt, z. B. solche, die es noch nicht gut kann; solche, die es besonders gerne macht oder solche, die für die reiterliche Weiterentwicklung notwendig sind.

Die Übungen aus dem zweiten Block bringen das Kind auf dem Pferderücken in Bewegung.

II-1

Den Oberkörper nach vorne beugen und das Pferd abwechselnd mit der rechten und mit der linken Hand unter der Mähne kraulen; eventuell steigern, bis das Kind mit beiden Händen zugleich und mit weit nach vorn gebeugtem Oberkörper auf dem Pferdehals liegt und das Tier (vorsichtig) zwischen den Ohren berühren kann.

II-2

Das Kind dreht den Oberkörper abwechselnd nach links hinten, rechts hinten; der ausgestreckte Arm beklopft die jeweilige Kruppenhälfte.

II-3

Nach weiteren Runden folgen die Aufforderungen: rechten Arm in die Waagrechte hochheben, linken Arm hochheben, beide Arme hochheben, in die Ausgangsstellung zurückgehen und das Tier mit der Hand, mit beiden Händen loben. Der Übungsleiter macht keine genauen Angaben, wie die Handlungen erfolgen sollen. Der Reiter muss sich entscheiden, der Reitpädagoge zieht seine Schlüsse. Geschieht nichts, dabei belassen.

II-4

Das Kind soll mit den Armen kreisen: mit dem rechten, mit dem linken, vorwärts und rückwärts.

II-5

Zwei Runden lang werden die Hände im Genick verschränkt, zusätzlich erschwerend können noch die Augen geschlossen werden. Keine leichte Übung für das Gleichgewicht! Selber vorher ausprobieren – gilt übrigens für alles, was wir von unseren Klienten verlangen!

Übungsblock III

III-1

Erstes Ballspiel: Die Kinder sitzen auf dem Pferd, ohne Gurt, das Partnerkind führt das Pferd. Der Reitpädagoge bewegt sich in der Mitte der Reitbahn. Das Kind wirft ihm im Vorbeireiten einen farbigen Plastikball zu, der Übungsleiter fängt ihn auf, wirft ihn zurück und geht dann zum nächsten Kind. Unterdessen übt das erste Kind allein weiter: Es rollt seinem Pferd den Ball um den Hals und beschäftigt sich dadurch wieder mit ihm. Im Übungsablauf sollte jede zweite Übung unmittelbar das Pferd mit einbeziehen, das Pferd darf nicht zum Übungsgerät werden.

III-2

Aufsitzen und eine halbe Drehung auf dem Ponyrücken ausführen; das Kind schaut nun nach hinten (verkehrter Reitsitz, Abb. 3.22). Es darf sich anfänglich auf der Kruppe abstützen, später versucht es freihändig zu reiten. In dieser Position lassen sich alle Armübungen aus Block I und II ausführen. Zwischendurch immer wieder im gelösten Reitsitz reiten lassen.

Das Kind liegt bäuchlings auf dem Ponyrücken, sein Kopf liegt seitlich auf der Kruppe, Arme und Beine hängen herunter (Abb. 3.23). Jetzt lasse ich das Pony langsam antreten. Zur Erinnerung: Jede neue Übung beginnt im Stand.

Ich gehe nebenher, und wenn das Kind es möchte oder ich es als nötig erachte, lege ich meine Hand auf seinen Rücken. Fühlt sich das Kind unwohl, halte ich an. Anfänglich sollte diese Übung nur während einer, später während zwei bis drei Runden durchgeführt werden. Die Übung ist auch sinnvoll, wenn sie nur im Stand ausgeführt wird.

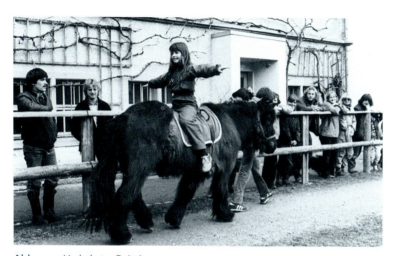

Abb. 3.22 : Verkehrter Reitsitz

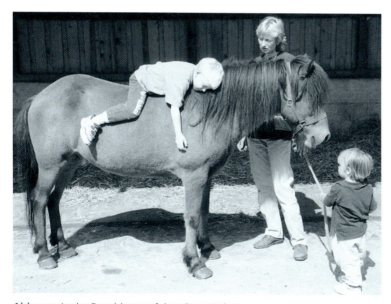

Abb. 3.23: In der Bauchlage auf dem Ponyrücken

III-3

Eine weitere Übung, die ebenfalls der Entspannung dient: Das Kind sitzt oder liegt auf dem Pferd. Nun nimmt der Reitpädagoge ein großes Tuch und bedeckt das ganze Kind. Für Ängstliche ein durchsichtiges Tuch benützen (Abb. 3.24, 3.25).

Das Kind darf so lange darunterbleiben, wie es will und die Zweisamkeit mit dem Pferd genießen. Die Übung wird zunächst im Stand ausgeführt, auf Wunsch kann aber auch im Schritt geritten werden.

III-4

Wir üben den Abgang über die Kruppe. Beide Hände des Kindes liegen auf der Kruppe (Abb. 3.26). Zum Absprung stößt es sich wie beim Bocksprung mit den Händen ab und landet auf dem Boden hinter dem Pferd. Eine

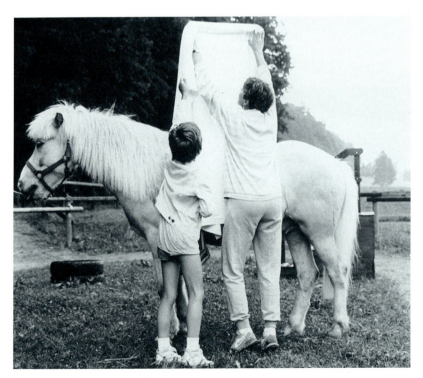

Abb. 3.24: Entspannung und Vertrauen

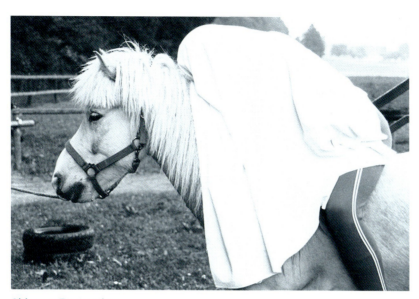

Abb. 3.25: Zweisamkeit

Abb. 3.26: Mit beiden Händen abstützen

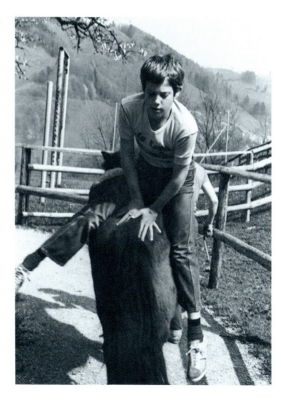

Variante für ganz Mutige: Der Abgang mit dem Purzelbaum über die Kruppe. Die Hilfe eines Erwachsenen ist anfänglich in beiden Fällen nötig. Eher Ängstliche dürfen sich über die Kruppe einfach abrutschen lassen und werden vom Reitpädagogen aufgefangen. Weitere Möglichkeiten für Abgänge: seitlich abrutschen (Abb. 3.27), Flanke (Abb. 3.28).

Den Kindern machen Abgänge Spaß, sie stärken das so viel gepriesene Selbstwertgefühl. Dass das Pferd entsprechend darauf vorbereitet und vor lauter Üben nicht überfordert wird, erachte ich als selbstverständlich.

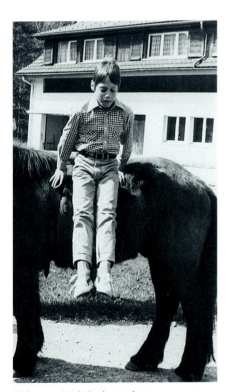

Abb. 3.27: Seitlich abrutschen

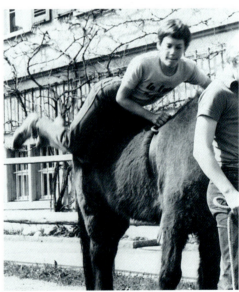

Abb. 3.28: Abgang mit Flanke

Übungsblock IV

IV-1

„Mehlsack": Das Kind liegt bäuchlings quer über dem Ponyrücken und hält die Balance (Abb. 3.29). Achtung: Anfänglich muss unbedingt ein Erwachsener mitgehen und eventuell das Kind halten. Zum Schluss lässt es sich auf der Beinseite abrutschen. Wagemutigere rappeln sich in den Reitsitz auf.

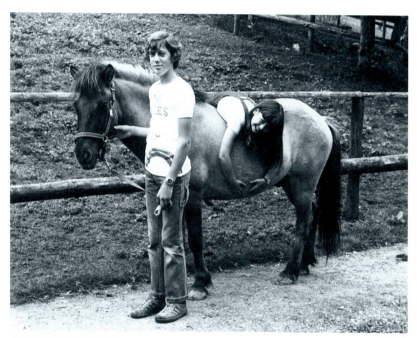

Abb. 3.29: „Mehlsack".

IV-2

Wiederholen aller Übungen (A, E).

3.6 Spezielle Übungen zum Heilpädagogischen Reiten

Mit den speziellen Übungen gehe ich bei den mir in meinem Beruf anvertrauten – oft verhaltens- und bewegungsauffälligen Kindern bewusst ein Fehlverhalten, eine Fehlhaltung, eine Fehlentwicklung an, in der Hoffnung, diese zusammen mit dem Pferd zu verändern. Jegliches Streben nach sportlichen Zielen ist zunächst selbstverständlich ausgeschaltet. Diese speziellen Übungen sollen sein:

- Beabsichtigtes und gezieltes Zusammenführen von Kind und Pferd zum Zweck der Auseinandersetzung, der Anpassung, des Einfühlens und des Rücksichtnehmens;
- Erziehung zur Regelmäßigkeit, Genauigkeit, Gewissenhaftigkeit und Ordnung sowie zur Selbstüberwindung und zur Abhärtung.

Wir können die Übungen unterscheiden nach

- Übungen, die den Gefühlsbereich ansprechen
- Übungen zur Schulung der Wahrnehmung
  - im auditiven Bereich
  - im visuellen Bereich
  - im taktilen Bereich
- Übungen zur Schulung der Motorik
- Übungen im sozial-integrativen Bereich
- Übungen im Kommunikationsbereich

Diese Übungen wurden zur Anregung für den Übungsleiter zusammengestellt, sie sollen ihn zu eigenen neuen Übungen ermuntern. Die besten und brauchbarsten sind oft diejenigen, welche zusammen mit dem Kind während des Übens entwickelt werden.

Übungen, die den Gefühlsbereich ansprechen

Diese Übungen zielen darauf ab, Körper und Seele harmonisch miteinander in Einklang zu bringen. Daraus soll sich ein zufriedenes Ich entwickeln, das wiederum Voraussetzung ist, um Behinderungen in anderen Bereichen gezielter anzugehen.

Der kindliche Bewegungsdrang als elementares Bedürfnis, gesteuert ausgelebt durch gezielte Übungen, wird sich so positiv entfalten. Als unmittelbare Folge verspürt das Kind im psychischen Bereich Wohlbehagen.

Kommt nun das Kind zu mir in die Stunde, beobachte ich als Erstes seine Körperhaltung, seine Bewegungen und ziehe daraus Schlüsse über seine momentane seelische Stimmung. Ich lasse es ohne weitere Anweisungen einige Runden reiten. Sitzt es mit hängendem Kopf, mit in sich zusammengefallenem Körper fast willenlos auf dem Pony, so erlaube ich mir die Deutung, dass offensichtlich sein seelisches Gleichgewicht gestört ist. Sitzt es jedoch aufrecht, guckt die Nasenspitze vorwitzig in die Luft und geht sein Körper gelöst und harmonisch im Rhythmus des Ponys mit, so weiß ich, dass ich mit diesem Kind sofort gezielt arbeiten kann, und dass es auch zu neuen oder schwierigeren Übungen bereit sein wird.

Das Wissen um das Zusammenwirken von psychischem Wohl- oder Unwohlsein und körperlichem Ausdruck kann mir meine Arbeit mit dem Kind wesentlich erleichtern. An Haltung und Bewegung erkenne ich, ob das Kind zu den Selbstbewussten / Erfolgreichen oder zu den Bedrückten / weniger Mutigen gehört. Wie kann ich nun vorgehen?

Meine Erfahrung zeigt, dass eine Voraussetzung zum guten Gelingen gegeben ist, wenn ich einem bedrückten Kind ein unkompliziertes, gut vorwärtsgehendes, eher kontaktfreudiges Pferd zuteile, ein Tier also, das durch sein Verhalten das Kind zum Kontakt mit ihm herausfordert und es von seinen Problemen ablenkt. Einem „aufgestellten" Kind gebe ich eher ein sensibles Tier, welches durch nahen, jedoch dosierten Körperkontakt volle Aufmerksamkeit vom Kind verlangt.

Optimal ist, das Kind selbst unter zwei oder drei zu ihm passenden Tieren (Rasse, Farbe, Größe) wählen zu lassen. Ist das Tier zugeteilt oder ausgewählt, halte ich das Kind an, den Körper des Tieres mit den Händen abzutasten, zu erforschen. Ich selbst halte mich in der Nähe auf, beschäftige mich aber vordergründig mit etwas anderem. Mein Ohr und zeitweise auch mein Auge sind jedoch beim Kind, so kann ich stets beobachten, wie seine derzeitige Stimmung ist.

Diese intensive Zuwendung des Kindes zum Pony bleibt nie ohne positive Wirkung. Das Tier genießt sie und gibt dem Kind das auch unmissverständlich zu erkennen, so steigt das Kind „mit gestärktem Rückgrat" auf sein Pony: Die erste Voraussetzung zum guten Gelingen der kommenden Übungen ist erfüllt.

Ohne Einschränkung gültig und sehr wichtig ist bei allem, was nun folgt, dass das Kind dieses „gestärkte Rückgrat" behält, damit das Wohlbehagen, welches es dabei empfindet, andauert. Der Wunsch und die Sehnsucht müssen wach bleiben, dass dieses Gefühl recht lange andauern möge oder aber sich recht bald und recht oft wiederhole (erste Schritte zur Übertragung in andere Bereiche und auch auf Personen). Nun lasse ich die beiden folgenden Übungen ausführen.

Das Kind sitzt stolz „mit gestärktem Rückgrat" auf dem Pony. Ich sage zu ihm: „Strecke dein Gesicht, deine Nasenspitze hoch in die Luft."

Das Kind darf so lange auf diese Art reiten, wie es möchte. Es fühlt sich dabei leicht und unbeschwert, sodass es oft vergisst, wo es ist. Es besteht die Gefahr, dass es aus dem Gleichgewicht gerät und abrutscht. Ich gehe deshalb neben dem Kind her, um es notfalls festhalten zu können.

Das Kind kann bei dieser Übung auch aufgefordert werden, zeitweise die Augen zu schließen. Kinder halten diese Übung erstaunlich lange durch, und sie macht ihnen ohne Ausnahme Spaß. Oft bewegen sie auch unbewusst Arme und Beine, oft sogar geht der ganze Körper im Rhythmus der Pferdebewegung mit. „Hans Guckindieluft" (Abb. 3.30) ist besonders geeignet für unkonzentrierte, leicht ablenkbare Kinder.

Für das Pferd ist diese Übung eine rechte Konzentrationsleistung. Ich erlebe oft, wie das Tier versucht, seine wacklige Last auszubalancieren oder sofort stehen bleibt, wenn es spürt, dass das Kind aus dem Gleichgewicht

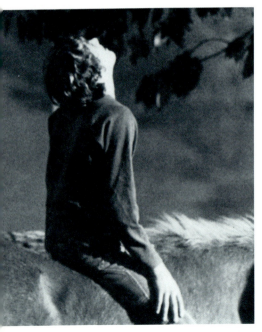

Abb. 3.30: „Hans-Guck-in-die Luft"

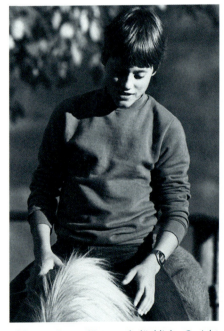

Abb. 3.31: Das gelöste und glückliche Gesicht

gerät. Am Spiel der Ohren, an seiner Kopfhaltung erkenne ich, wie das Tier mit seiner eigenen Wahrnehmung beteiligt ist.

Nun folgt die zweite Übung: Lieb sein mit dem Pferd. Diese Übung ist als Belohnung für das Pferd gedacht und führt das Kind wieder zu seinem Partner Tier zurück.

Mit Inbrunst wird nun das Pferd gestreichelt, gekrault und liebkost. Das Pferd ist zufrieden, und das gelöste, glückliche Gesicht des Kindes zeigt mir, dass sich auch bei ihm in diesem Moment Körper und Seele im Einklang befinden (Abb. 3.31). Ein entsprechend geeignetes Pferd begegnet dem Kind mit einer offenen und interessierten Art und drückt dies auf eine sehr direkte Weise aus. Dies ist für das Kind eine enorme Bestätigung und motiviert es zur Auseinandersetzung.

Das noch unsichere, eher zaghafte Kind möchte vielleicht einfach so unbeschwert weiterreiten; es möchte eingehüllt bleiben in seinem körperlichen und seelischen Wohlbefinden, es „weigert sich", seine Lage zu verändern. Ich lasse es also auf dem Zirkel einige Zeit weiterreiten. Dann führe ich es langsam aus dem Paddock heraus, auf den Ausgang des Heimareals zu. Auf dem nahe gelegenen idyllischen Waldweg wandern wir weiter. Ich versuche damit dem Kind zu zeigen, dass sein Wohlbefinden auch außerhalb seiner vertrauten Umgebung (Zirkel) anhalten kann. Ja, es kann sogar noch verstärkt werden durch das Gezwitscher der Vögel, das Rauschen des Baches usw. Gesprochen wird ganz selten dabei und nur dann, wenn das Kind damit beginnt oder die Situation es erfordert. Behutsam kehren wir dann nach 20 – 30 Minuten in den Stall zurück. Das Pferd wird unter meiner Aufsicht vom Kind versorgt, belohnt und in die Herde entlassen.

Die Übung „Hans Guck-in-die-Luft" kann beliebig oft in den Stundenablauf aufgenommen werden. Die Übung „Lieb sein mit dem Pony" mit anschließendem Weiterreiten hinaus in die Natur eignet sich sehr gut als Stundenverlängerung.

Übungen zur Schulung der Wahrnehmung

Im auditiven Bereich

A   Lockruf

I

Die Fußgänger / Läufer warten in der Mitte der Reitbahn mit einem Tuch über den Augen, die Reiter reiten auf dem Oval und versuchen, ihren Partnerläufer mit Rufen zu sich zu locken. Hat dieser das Ziel erreicht, wird gewechselt, der Reiter steigt ab, der Läufer darf aufs Pferd. Auf den Ruf: „Festhalten!" formieren sich die Kinder wieder wie vorher.

Variation: Anlocken durch Klatschen in die Hände oder ähnliches (Abb. 3.32).

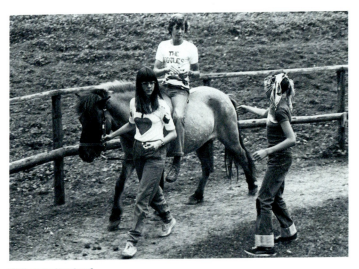

Abb. 3.32: Lockruf

II

Reiter und Ponyführer bewegen sich frei im Paddock. Der Ponyführer hat die Augen verbunden. Der Reiter leitet ihn mit den Worten: „Rechts, links, geradeaus, Halt, vorwärts, rückwärts!"

Erschwernis: Andere Kinder dürfen sich als Hindernis in den Weg stellen.

Im visuellen Bereich

A Befolgen von Flaggensignalen

Vier Kinder stellen mit vier verschiedenfarbigen Tüchern Signalmuster dar. Jede Farbe signalisiert eine andere Bewegungsaufgabe. So bedeutet z. B. rot: Mach eine Übung mit den Händen; blau: mit den Beinen; grün: mit dem Ball; gelb: erfinde selber eine Übung.

B Mit den Augen ein Ziel fixieren

In der Mitte des Zirkels steht ein Kind und hält einen roten Ball hoch. Die reitenden Kinder auf den Ponys müssen ihre Augen ohne Unterlass auf dem Ball ruhen lassen.

C Zielübung

Am Zirkelrand steht ein Kind und hält einen Besenstiel senkrecht hoch. Die vorbeireitenden Kinder müssen versuchen, Kartonhülsen am Stab aufzustecken (z. B. Toilettenpapierrollen, Abb. 3.33). Wer zuerst alle seine Hülsen hat aufstecken können, ist Sieger.

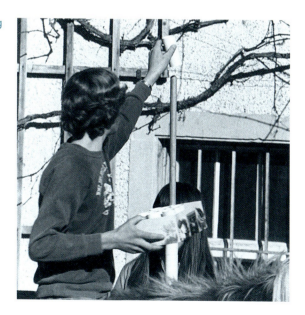

Abb. 3.33: Zielübung

Im taktilen Bereich

A   Dosierter Einsatz beider Hände

I

Streiche mit der rechten / linken Hand, mit beiden Händen über den Pferdehals bzw. die Kruppe
- langsam – sanft (Hals)
- langsam – mit Druck (Hals)
- schnell – sanft (Kruppe)
- schnell – kräftig (Kruppe)

II

Zeichne mit der rechten / linken Hand, mit beiden Händen Kreise ins Fell
- kleine – große
- runde – ovale

B   Tasten

I

Mit der flachen Hand die Vorwärtsbewegung des Pferdebeins erspüren; rechte / linke Hand vorne rechts / links anlegen; rechte / linke Hand hinten rechts / links anlegen (Abb. 3.34 (35)).

Variation: Vorwärtsbewegung verbal mit „jetzt" benennen.

II

Die Kinder bilden mit geschlossenen Augen der Reitbahn entlang eine Kette, der Reiter reitet vorbei und lässt sanft ein Tuch jedem Kind über den Kopf gleiten (Abb. 3.35).

III

Der Reiter erhält ein Tuch über den Kopf. Die Kinder stehen entlang der Reitbahn und berühren die ausgestreckte Hand des Reiters. Spürt dieser eine Berührung, muss er sofort sein Pony streicheln, erst dann darf er die Hand wieder ausstrecken.

3.6 SPEZIELLE ÜBUNGEN ZUM HEILPÄDAGOGISCHEN REITEN

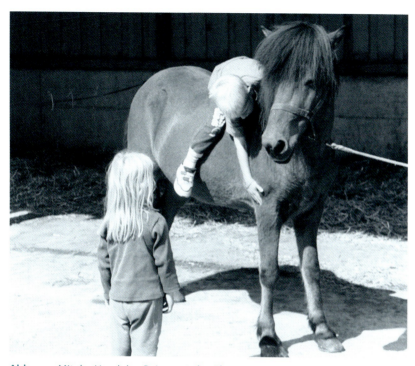

Abb. 3.34: Mit der Hand den Beinansatz berühren

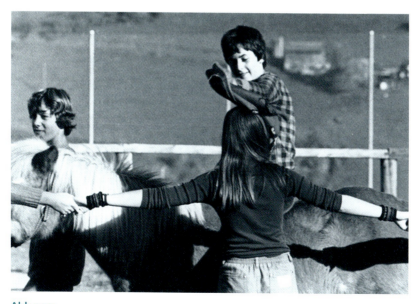

Abb. 3.35

Übungen zur Schulung der Motorik

A Erleben, Erfassen des Körperschemas

Erfassen der Rechts-links-Beziehung am eigenen, am fremden Körper

Die Anweisungen werden nur in mündlicher Form erteilt:
Zeige mit deinem rechten Zeigefinger auf ein Ohr, auf deine Nase, auf deinen Mund, auf ein Auge (etc.). Und anschließend: Zeige mit dem linken Zeigefinger auf ein Ohr, die Nase, den Mund (etc.) des Ponys (Abb. 3.36).

Erschwert:
- Zeige mit dem rechten Zeigefinger auf das rechte Ohr, Auge etc.
- Zeige mit dem linken Zeigefinger auf das linke Ohr, Auge etc.

Anschließend fasse ich eine Reihe von drei bis vier Befehlen zu einer Aufgabe zusammen. Bei Linkshändern mit dem linken Zeigefinger beginnen.

B Die Begriffe vorn – hinten, neben – oben – unten in Beziehung zum eigenen Körper erleben

Klopfe dem Pony mit der einen Hand vorn, oben und unten auf die Brust und halte dich mit der anderen Hand oberhalb des Mähnenkamms fest.

Lass den Kopf nach vorn und hinten bzw. auf beide Seiten hängen (Abb. 3.37).

Erschwert: Mit geschlossenen Augen alle Übungen wiederholen.

C Arm und Beinbewegungen kombinieren

I

Stütze dich mit beiden Händen auf dem Ponyhals ab und ziehe gleichzeitig beide Füße auf die Kruppe hoch.

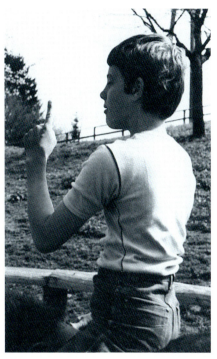
Abb. 3.36

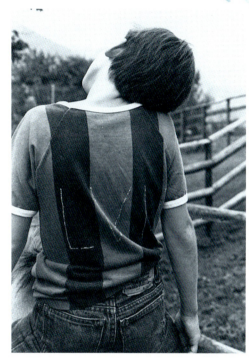
Abb. 3.37

II

Hebe abwechselnd das linke und das rechte Bein hoch und berühre dann unter dem Knie durch mit beiden Händen das Pony.

D Kreuzende Bewegungen

I

Berühre mit der rechten Hand die linke Schulter und umgekehrt; berühre mit der rechten Hand das linke Knie und umgekehrt.

II

Berühre deine Ohren, abwechselnd das rechte mit der linken Hand und das linke mit der rechten Hand.

III

Berühre abwechselnd kreuzweise das rechte und das linke Knie (Abb. 3.38).

IV

Berühre dein rechtes / linkes Bein und dann die des Ponys.

V

Kraule den Pferdekopf und nachher deinen Kopf.

VI

Erfühle den Ponyschweif hinten und die Ponybrust vorne.

VII

Fahre rechts / links an dem eigenen Bein hinunter bis zur Fußspitze (Abb. 3.39).

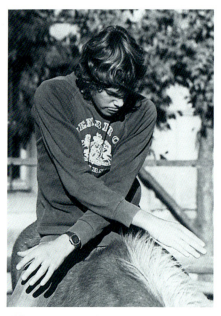

Abb. 3. 38

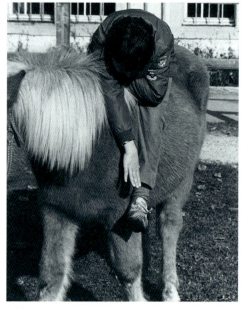

Abb. 3.39

E Balance

I

Vorwärts kniend reiten, Arme hängen lassen, Gleichgewicht halten, eventuell mit den Armen ausbalancieren.
Variation: das Gleiche rückwärts reitend

II

Im Schneidersitz vorwärts reiten, zuerst Hände abstützen, dann ausbalancieren (Abb. 3.40).
Variation: das Gleiche rückwärts reitend

III

Im Reitsitz einen Ring über den eigenen Körper streifen (Abb. 3.41–3.44). Dazu weiche, stabile Gummiringe verwenden.

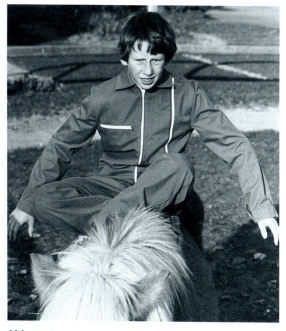

Abb. 3.40

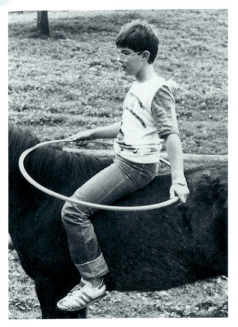

Abb. 3.41

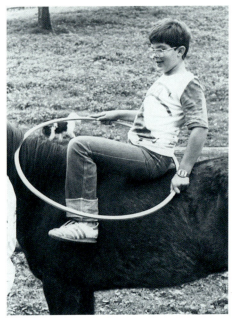

Abb. 3.42

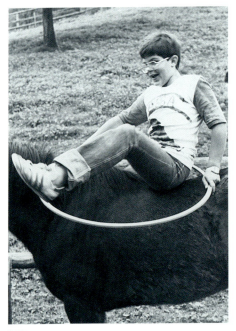

Abb. 3.43

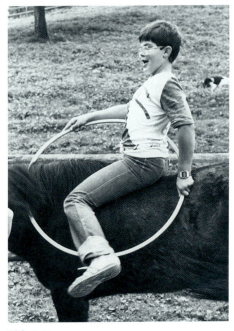

Abb. 3.44

IV

Im verkehrten Reitsitz die Arme seitlich ausstrecken, abwechselnd ein Bein nach dem anderen auf die Kruppe legen. Mutige dürfen beide Beine zugleich oben lassen.

V

Sich quer über den Pferdeleib legen (Abb. 3.45).

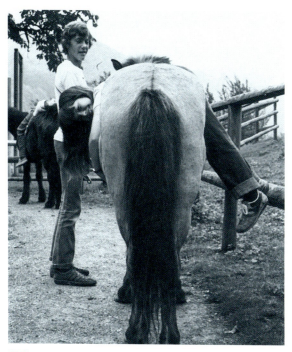

Abb. 3.45

F   Behutsamkeit

Die Reiter versuchen, einen Reifen über das am Zirkelrand stehende Kind zu legen. Das Kind darf sich entgegenneigen.

Variation: Abstand vergrößern, Kind darf sich nicht bewegen (Abb. 3.46).

3 ANWENDUNG DES HEILPÄDAGOGISCHEN REITENS

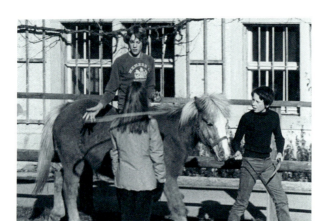

Abb. 3.46

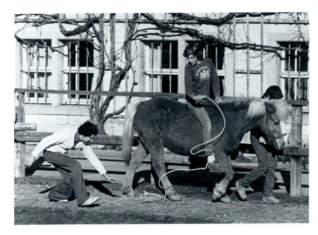

Abb. 3.47

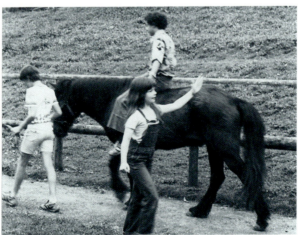

Abb. 3.48

G   Handgeschicklichkeit

I

Die reitenden Kinder sollen Sand, Wasser, Erbsen von einem Gefäß in ein anderes umschütten, ohne dabei etwas zu vergießen.

II

Das reitende Kind schlenkert ein Seil in unregelmäßigem Zickzack neben dem Pony am Boden herum. Ein zweites muss versuchen, das Seilende mit der Hand zu fassen (Abb. 3.47).

Übungen im sozial-integrativen Bereich

Während einer Viertelstunde einen Teil der Kinder fünf Übungen frei wählen und ausführen lassen, die übrigen Kinder beobachten und kommentieren (nur positive Kommentare sind erlaubt).
Die Gruppe wird in Reiter und Beobachter geteilt. Die Reiter machen unter sich ab, welche fünf Übungen sie ausführen wollen. Die Beobachter müssen die Übungen erraten. Danach werden die Rollen getauscht.

I

Einige Kinder reiten auf der ovalen Sandbahn, eines oder mehrere Kinder gehen zu Fuß in der Gegenrichtung. Wenn sie sich begegnen, geben sie sich rasch eine Hand, beide Hände, der Reiter legt dem Läufer die Hand auf die Schulter, der Läufer dem Reiter die Hand aufs Knie, übergibt ihm einen Holzstab und nimmt ihn wieder entgegen etc. (Abb. 3.48).

II

Die Reiter legen sich ein Tuch so über den Kopf, dass die Augen bedeckt sind, die Läufer berühren die Reiter bei der Begegnung.

III

Jeder Reiter erhält ein Tuch und soll es so bewegen, wie sein Vorderreiter es tut (z. B. Armkreisen vor, über oder neben dem Körper etc.).

IV

Zwei Kinder sitzen Rücken gegen Rücken auf dem Pony, ein Ball wird seitwärts weitergegeben; den Ball zehnmal kreisen lassen (Abb. 3.49).

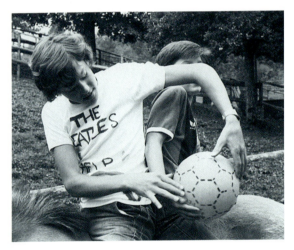

Abb. 3.49

Mit mehreren Ponys

V

Zwei Kinder reiten nebeneinander und spielen sich den Ball zu, ein drittes geht mit und hebt den Ball auf, wenn er hinunterfällt.

VI

Das Kind auf dem vorderen Pony sitzt im verkehrten, dasjenige auf dem hinteren Pony im gewöhnlichen Reitsitz; sie werfen sich gegenseitig einige Male den Ball zu. Ein drittes Kind hebt den Ball auf, wenn er hinunterfällt, und wirft ihn einem Reiter wieder zu (Abb. 3.50).

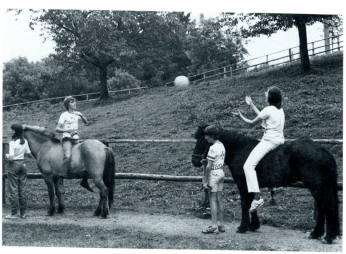

Abb. 3.50

Übungen im Kommunikationsbereich

„Spielchen"

Es geht hier darum, bestimmte Probleme oder Situationen mit den Kindern zusammen zu bearbeiten und nach Lösungen zu suchen.
Die Kinder gaben dieser Art Beschäftigung den Namen. Ein Kind oder ein Pony hat in seinem Verhalten anderen gegenüber ein Problem. Wie können wir helfen? Was können wir tun? Antwort: Wir machen ein Spielchen mit ihm.

> **FALLBEISPIEL**
>
> Ein Beispiel: Das Pferd Gâski verhielt sich immer zögerlich, wenn etwas knisterte. Es wich manchmal zur Seite aus, was für die Kinder beim Reiten unangenehm war. Wir fragten uns, warum sich Gâski so verhalten musste. War es aus Angst? Hatte er vielleicht schlechte Erfahrungen mit knisternden oder flatternden Gegenständen gemacht? Wir wussten es nicht.
> Wir beschlossen, ihm zu helfen. Wir, das waren vier eher ängstliche Jungen im Grundschulalter und ich. Sie bekamen den Auftrag, eine Tüte mit Brotstücken zu füllen. Zusammen gingen wir damit auf die Ponyweide. Wir riefen Gâski und knisterten mit der Tüte. Gâski stellte die Ohren auf und machte sich bereit zur

Flucht, wir waren ihm nicht geheuer. Wir beschlossen, uns im Halbkreis auf den Boden zu setzen, seinen Namen zu rufen und von Zeit zu Zeit zu knistern. Gâski beobachtete uns gespannt: Das Spiel seiner Ohren verriet uns, dass er sowohl das Locken wie auch das Knistern wahrnahm. Wir wirkten aber offensichtlich für ihn nicht mehr so bedrohlich, weil wir uns niedergesetzt hatten. Gâski kam Schritt um Schritt näher. Für die Kinder war es ein spannungsvolles, langes Ausharren und Stillhalten; jede falsche Bewegung hätte das Pony wieder erschreckt. Als das Tier ganz nahe war, entdeckte es das Brotstück, welches aus der Tüte guckte. Gâski, der große Brotliebhaber! Ganz sachte fischte er mit den Lippen das Stücklein Brot aus der Tüte und fraß es genüsslich. Wir lockten ihn und zogen ein neues Stücklein heraus, aber nur so weit, dass er die Tüte berühren musste. Etwas rascher als das erste Mal schnappte er danach, und da knisterte es! Er trat einen Schritt zurück, hatte aber das Brot schon im Maul. Wir sprachen beruhigend auf ihn ein und lockten wieder. Siehe da, er kam sofort näher, steckte ohne Zögern sein Maul in die Tüte und schnappte sich ein weiteres Stück Brot. Wieder knisterte die Tüte, doch diesmal wich er nicht zurück. Wir erlebten mit, wie er Stücklein um Stücklein aus der Tüte holte; sein Kopf verschwand sogar darin und blieb fast stecken. Ohne sichtbare Zeichen von Angst fraß er alles auf. Die Kinder lobten ihn und waren stolz, dass das Experiment gelungen war.

Mit weiteren ähnlichen „Spielchen" halfen wir ihm, seine Angst zu überwinden. Die Kinder hatten immer neue Ideen. Heute ist Gâski „geheilt", kein noch so lautes Knistern erschreckt ihn mehr. Wenn die Kinder wieder etwas Neues mit ihm ausprobieren wollen, kommt er neugierig herbei und macht mit.

„Spielchen", welche die Kinder zu spontanen Äußerungen ermuntern und ihre Phantasie anregen: Wir stellen uns vor, wie dem Ponyführer und dem Reiter auf ihrem Ausritt viele Hindernisse den Weg versperren. Die beiden werden gezwungen, entsprechend zu reagieren (d. h. vor dem jeweiligen Hindernis eine entsprechende Übung zu machen). Das Hindernis ist allerdings nicht sichtbar, sondern ein Kind in der Mitte des Paddocks kündigt es an. Es ruft zum Beispiel:

3.6 SPEZIELLE ÜBUNGEN ZUM HEILPÄDAGOGISCHEN REITEN

> **FALLBEISPIEL**
>
> „Ein Ast hängt herunter!" Das bedeutet: Lege dich auf den Pferdehals!
>
> „Eine Wespe fliegt um dich herum!" Der Reiter muss mit den Armen kreisen, um die Wespe abzuwehren.
>
> „Jemand liegt auf dem Weg!" Der Pferdeführer muss nach links oder nach rechts ausweichen, je nachdem, mit welcher Hand der Reiter zeigt.
>
> „Der Müller lädt einen Sack auf!" Der Reiter legt sich wie ein Mehlsack quer über das Pony.
>
> „Der Reiter ist müde!" Er legt sich nach hinten auf die Kruppe usw.
>
> Die letzte Übung des Hindernis-Ausrufers heißt:
>
> „Der Reiter hat genug!" Das bedeutet Wechsel zwischen Ausrufer und Reiter bzw. Ponyführer.

„Spielchen", wie man eine unangenehme Begebenheit spielerisch bewältigen kann: Ein Kind ließ sich immer wieder plötzlich und ohne ersichtlichen Grund vom Pony fallen. Es kippte einfach auf die Seite und ließ sich heruntergleiten (Abb. 3.51). Ich konnte dieses Kind nur auf Blakkur reiten lassen, denn nur Blakkur bleibt dann sofort stehen, manchmal sogar schon vor dem Fall, als ob er mich warnen wollte.

Im Gespräch mit dem Kind selbst konnte ich nicht herausfinden, weshalb es sich so benahm. Ich war mit meiner Weisheit am Ende, auch meine Geduld ließ merklich nach. Ich versuchte, dem Kind klarzumachen, dass das Fallenlassen gefährlich sei, dass es sich ernstlich verletzen könnte, und dass vor allem ich es nicht mehr auffangen könne. So geschah es dann auch. Einmal glitt der Knabe langsam, wie im Zeitlupentempo, zu Boden. Er machte ein erstauntes Gesicht, fing an zu lachen, und plötzlich lachten auch die anwesenden Kinder mit. Ich aber hatte genug davon, ich wollte kein weiteres Risiko mehr eingehen.

Ich schlug ein „Spielchen" vor. Wir setzten uns zusammen und erdachten ein „Spielchen", mit dem wir das unvorsichtige Kind vielleicht „heilen" konnten. Es kamen einige gute Vorschläge; vom betreffenden Kind selber kam einer, der sofort von den anderen begeistert aufgenommen wurde: Alle Kinder sollten sich fallen lassen dürfen. Immer wenn ein Kind sich fallen lassen wollte, müsste es mich mit dem Ruf „Ich falle!" warnen, damit ich rechtzeitig springen könnte, um es aufzufangen. Wir spielten das „Spielchen"! Ich rannte von Kind zu Kind, fing auf, und alle außer den Pferden und mir hatten einen Heidenspaß. Nun gab ich bekannt, dass wir das Spiel ein wenig abändern würden. Ich dürfe nun auch etwas rufen, und zwar: „Jetzt nicht!" Dann herrsche Fallverbot. Sagte ich aber „Ja", dann wäre es erlaubt. Das „Spielchen" nahm seinen Lauf, und alle hielten sich an die Regel. Nach Beendigung des Spiels setzten wir uns wieder zusammen und diskutierten, was am Fallenlassen und Aufgefangenwerden denn so schön sei. Wir beschlossen, das „Spielchen" offiziell bei uns einzuführen. Kein Kind durfte sich mehr ohne meine entsprechende Ansage vom Pferd fallen lassen. Noch einige Male spielten wir dieses „Spielchen", dann geriet es in Vergessenheit. Das Erstaunliche aber war, dass der ursprüngliche Auslöser des „Spielchens" von seiner unberechenbaren „Fall-Lust" geheilt war!

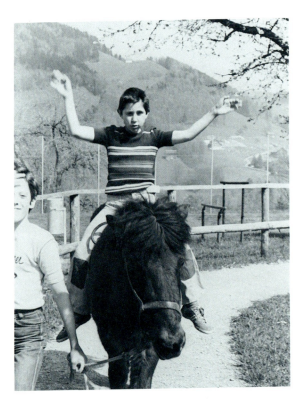

Abb. 3.51: Unser „Fall"-Spezialist

3.7 Das Reiten

Reiten auf Stimmkommando

Die Pferde, welche zum Reiten auf Stimmkommando eingesetzt werden, müssen entsprechend ausgebildet sein. Ein gut gerittenes, auf Stimmkommandos ausgebildetes Pferd reagiert sehr schnell, macht fleißig mit und hat Spaß an dieser Reitweise. Diese Art des Reitens hilft wiederum mit, das Leben eines Therapiepferdes abwechslungsreicher zu gestalten. Beim Reiten auf Stimmkommando sind das Kind, der Jugendliche und der Erwachsene aufgefordert, mit dem Pferd zu sprechen, wenn es etwas tun soll.

Handhabung

Reiten auf Stimmkommando bedeutet für den Reiter eine echte Herausforderung. Voraussetzung ist, dass er gelernt hat, das Gleichgewicht auf dem Pferd zu halten, da ohne Sattel geritten wird. Das Pferd trägt ein gut sitzendes Stallhalfter, an dem rechts und links verkürzte Zügel eingeschnallt sind. Je nach Ausbildungsstand des Pferdes kann eine lange Gerte zur Hilfengebung eingesetzt werden. Mit ihr wird die stimmliche Anweisung durch leichtes Antippen am Pferdekörper unterstützt. Geritten wird vorwiegend im Schritt.

Was soll bewirkt werden?

- Sich dem Pferd durch klare sprachliche Anweisungen verständlich machen;
- dazu Vorüberlegungen anstellen;
- die Sachlage ein- und abschätzen können;
- Abläufe auswendig wissen;
- selber Entscheidungen fällen müssen;
- Eigenverantwortung für das Pferd übernehmen;
- beim Reiten in der Gruppe sich mit den anderen Reitern absprechen, sich anpassen können.

Durchführungsmöglichkeiten

Reiten auf Stimmkommando sollte auf einem eingezäunten Platz durchgeführt werden (Dressurviereck, Halle, Wiese, Paddock, Abb. 3.52). Dem „Wie" sind fast keine Grenzen gesetzt. Der Reiter soll vor der Stunde kundtun, was er vorhat; am Reitpädagogen liegt es dann, die entsprechenden Möglichkeiten und Grenzen zu vereinbaren. Wenn in der Gruppe geritten wird, wird immer vom schwächsten Reiter ausgegangen, die Gruppe sollte allerdings möglichst homogen sein.

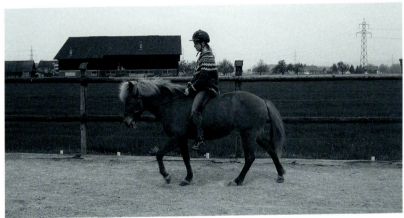

Abb. 3.52: Reiten auf Stimmkommando auf einem eingezäunten Paddock

Angstfreies Reiten für (ältere) Erwachsene

Sich den lang gehegten Wunschtraum erfüllen, auf dem Rücken eines Pferdes zu sitzen, seine unmittelbare Nähe zu spüren, sich von ihm tragen zu lassen, ohne Angst haben zu müssen herunterzufallen: Voraussetzung dafür ist sachgemäßes Kennenlernen des Pferdes, wie in diesem Buch beschrieben. Damit kann der Wunschtraum in Erfüllung gehen. Ruhige, zuverlässige, ansprechbare und gut ausgebildete Pferde bilden die Grundlage zur Realisierung des Projekts.

Was bringt das angstfreie Reiten dem (älteren) Erwachsenen?

Es verbessert das psychische und physische Befinden und stärkt das Selbstbewusstsein. Längst verdrängte, aber noch vorhandene Bedürfnisse werden nachbefriedigt. Es wird möglich, Gefühle auszudrücken, dem Tier Zuneigung entgegenzubringen und Erwiderung zu finden. Trotz seines Alters traut sich der Klient wieder etwas Außergewöhnliches zu und führt es dann mit Hilfe des Pferdes auch durch. Ein Wunsch wird Wirklichkeit (Abb. 3.53, Abb. 3.54).

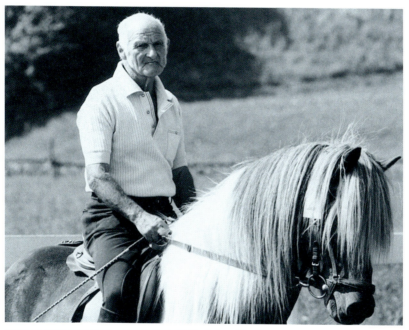

Abb. 3.53: Mit 70 Jahren zum ersten Mal auf dem Pferd

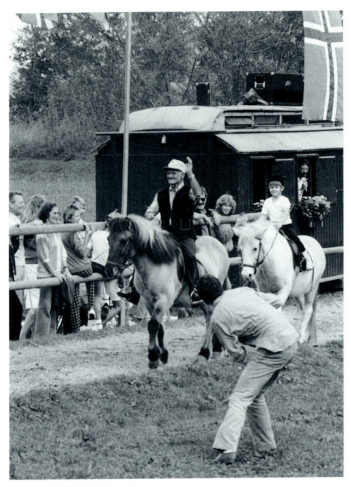

Abb. 3.54: Einige Jahre später: beim Seniorenturnier

Hinweise für den Reitpädagogen

Der Reitpädagoge sollte in angemessener Form dem ängstlichen oder älteren Menschen das Pferd vertraut machen. Er muss sich in dessen Denkweise hineinversetzen und seine Regungen nachempfinden können, seine Schwierigkeiten und Blockaden voraussehen und abschätzen lernen. Er muss bei Anweisungen stets berücksichtigen, dass die Reaktionen von älteren Menschen verlangsamt sind. Im Bewusstsein, dass er Verantwortung trägt, sollte er dem Erwachsenen doch so viel Freiraum wie möglich für Eigenaktivität lassen.

Durchführungsmöglichkeiten

Massierendes Putzen

Zu Beginn ist das massierende Putzen zur emotionalen Annäherung zu empfehlen. Ich verwende dazu die bloßen Hände: Die eine Hand ruht auf dem Pferdekörper, die andere massiert. Zeitweise und als Ergänzung ist ein Gummihandschuh, ein Frottee- oder Sisaltuch hilfreich (z. B. bei Erwachsenen mit Berührungsängsten oder bei Sauberkeitsneurotikern). Diese Art des Putzens ist für das Pferd sehr angenehm, macht ihm und dem Putzenden Spaß und wirkt auf beide lösend, entspannend und wohltuend. Momente, in denen man sich Zeit füreinander nimmt, das Pferd einem den Kopf auf die Schulter legt oder einen sachte beknabbert, solche Augenblicke sollte man genießen, denn sie vertiefen den Kontakt und tun der eigenen Seele wohl.

Es gibt verschiedene Möglichkeiten, älteren Erwachsenen das Reiten zu ermöglichen. Nachfolgend sollen drei erläutert werden.

An der Hand geführte Spazierritte im Schritt

Unbeschwertes Sitzen auf einem fleißig vorwärtsschreitenden Pferd (Decke und Haltegurt oder Sattel ohne Bügel / evtl. Bügel mit Körbchen) vermittelt Wohlbefinden, ermöglicht freies Durchatmen und hat eine lösende Wirkung. Das zielstrebige, zielgerichtete Vorwärtsschreiten ohne zu zögern, abzuwägen oder gar zurückzuschauen, unmittelbar am eigenen Körper erlebt, vermittelt Sicherheit und ermutigt zu eigenem Tun und zu neuen Aktivitäten mit dem Pferd.

Das Pferd am Langzügel als unmittelbare Selbsterfahrung

Statt an der Hand kann das Pferd auch am Langzügel geführt werden. Dabei läuft die Führperson hinter dem Pferd (siehe „Die Langzügelarbeit im Heilpädagogischen Reiten"). Das Wissen, dass das Pferd am Langzügel auf korrekte Anweisungen sofort wunschgemäß reagiert, stehen bleibt und nicht eigenmächtig irgendwohin läuft, vermittelt dem Erwachsenen wertvolle Erfahrungen, die ihm helfen, sich entscheiden zu lernen. Er wird ermuntert, selbstständig und selbstverantwortlich zu handeln. Durch den unmittelbaren Gehorsam des Pferdes erlebt er positive Verstärker, sein Vertrauen in sich und zum Pferd wächst.

Erste Reitversuche am Langzügel

Durch das vorangegangene Arbeiten mit dem Langzügel sind dem Erwachsenen die Reaktionen des Pferdes bekannt, deshalb kann er sich angstfrei auf seine neue Aufgabe konzentrieren. Die Einwirkungsmöglichkeit des Reiters auf das Pferd am Langzügel ist kaum eingeschränkt, dennoch weiß er, dass der hinter dem Pferd gehende Reitpädagoge jederzeit sichern und wenn nötig korrigieren kann. Er darf sich einiges zutrauen und wagen. Diese ersten Reitversuche werden fast ausschließlich im Schritt stattfinden, ihre Grenzen liegen in der Kondition des Reitpädagogen.

Ausritte auf dem Handpferd

Ausreiten auf dem liebgewonnenen Kameraden Pferd an der Seite des Reitpädagogen, gesichert durch den Führstrick, so kann der Erwachsene problemlos die vertraute Umgebung verlassen und neue Eindrücke aufnehmen. Mit der Zeit lernt er das Pferd im Trab/Tölt kennen und erfährt dabei andersartige, ungewohnte Empfindungen: sich jemandem anvertrauen zu müssen/dürfen (Pferd und Mensch), aber auch Stolz, sich überwunden, Freiheit, Freude und auch seine Grenzen erfahren zu haben.

Zusammenfassung

Sinn und Zweck dieser verschiedenen Arten des Reitens können die einzelnen aufgeführten Aktivitäten sein, immer abgestimmt auf die Erfahrungen und Vorstellungen des Erwachsenen. Es werden sich durch diese regelmäßigen Aktivitäten mit dem Pferd ein gutes Selbstwertgefühl und neue Freude am Leben einstellen.

Weiterführend kann konventioneller Reitunterricht ins Auge gefasst werden. Vorher sollten jedoch im Gespräch mit dem Erwachsenen die Motive abgeklärt werden, welche zu diesem Wunsch führen. Auch sein reiterliches Können sollte offen besprochen werden sowie die möglichen Enttäuschungen, die sich ergeben könnten.

Reitferien auf einem guten Reiterhof oder sogar die Anschaffung eines eigenen Pferdes wären weitere Alternativen.

3.8 Das Fahren

Gerade für erwachsene Klienten gilt: Reiten ist nicht jedermanns Sache, kutschieren vielleicht schon eher! Der Umgang mit einem Pferd, verbunden mit einem Aufenthalt in der freien Natur, kann einem Menschen viel bedeuten. Das Fahren kann vielerlei Bedürfnisse erfüllen und ist damit eine gute Alternative zum Reiten.

Mit den weiteren Ausführungen richte ich mich an die Reitpädagogen, welche ihren Klienten und ihrem Therapiepferd neben den üblichen Therapiestunden zusätzlich etwas anderes anbieten möchten. Einem erprobten Freizeitfahrer eröffnen sich weitere therapeutische Möglichkeiten. Der Klient kann als Mitfahrer sein Therapiepferd aus einer anderen Perspektive erleben, vielleicht sogar zu einem späteren Zeitpunkt das Fahren selber erlernen.

Die „Vorarbeit" zum Fahren mit dem Pferd

Die „Fahrschule fürs Pferd" wie man die Ausbildung des Fahrpferdes auch nennen kann, beginnt mit der „Vorarbeit": Durch sie wird das Pferd auf seine Aufgabe als Fahrpferd vorbereitet, sie ist die Grundlage für das spätere Anspannen. Diese Vorarbeit ist vielschichtig und anspruchsvoll für Ausbilder und Pferd. Es ist von beiden einiges zu leisten, damit aus einem Freizeitpferd ein wirkliches Fahrpferd wird. Burkhard Rau fasst in seinem Buch „Fahrschule fürs Pferd" die grundlegenden Punkte zusammen. Wichtig ist demnach:

- „Eine korrekte Einschätzung der psychischen und physischen Befindlichkeit des Pferdes. Was kann man ihm als nächsten Lernschritt zutrauen, ohne es zu überfordern oder gefährliche Abwehrreaktionen hervorzurufen? Und: Ist das Pferd überhaupt als sicheres Freizeit-Fahrpferd tauglich, mit dem man sich in Feld und Wald und in den Straßenverkehr begeben kann?
- Ein logisches, durchdachtes und schrittweises Vorgehen in der Ausbildung: Wenn Sie genug Zeit darauf verwenden, ein wirklich solides Fundament zu bauen und sich am Anfang viel Zeit lassen, wird es später umso schneller gehen. Warum soll nicht auch für das Fahren gelten, was für das Reiten oft gesagt wird: Wenn du viel Mühe auf die ersten Schritte verwendest, bekommst du die weiteren irgendwann geschenkt.
- Ein gutes Verhältnis zwischen Ihnen und Ihrem Pferd

- Die psychische Vorbereitung auf das Fahren und die weitere Begleitung
- Aufbau von Kraft und Kondition als körperliche Vorbereitung." (Rau 2006, 13)

Einem Reitpädagogen wird auf dem Weg zum Ziel einiges bekannt vorkommen: Das Führtraining, die verschiedenen Führpositionen, das Üben des Stillstehens, die Anwendung immer gleicher Stimmkommandos, die Arbeit an der Longe und Doppellonge, am Langzügel sowie das Fahren vom Boden aus. Wichtig ist auch das Berühren aller Körperteile des Pferdes mit der Hand und das Abstreichen mit der Gerte – Lernschritte, die sowohl ein Fahrpferd wie auch ein Therapiepferd während seiner Ausbildung zu durchlaufen hat, um sicher und umgänglich zu werden. Auch wir als zukünftige Fahrer haben zu lernen und unser Handeln immer wieder zu überprüfen. Ich zitiere wieder Burkhard Rau: „Bevor Sie zu einem neuen Ausbildungsschritt weitergehen, fragen Sie sich immer:

- Ist das Pferd körperlich und geistig in der Lage, den von mir geforderten Schritt zu erfüllen? Wenn nicht, machen Sie den Schritt ein wenig kleiner oder wiederholen Sie die vorherige Stufe öfter. Verlangen Sie nie zwei neue Dinge auf einmal.
- Können Sie an Mimik und Körpersprache Ihres Pferdes erkennen, wann es überfordert ist? Schulen Sie Ihre Wahrnehmung!
- Beginnen Sie keine Übung mit dem Pferd, wenn nicht in Ihrem eigenen Kopf ganz klar ist, was Sie machen möchten und wie die Abläufe dabei sind. Unsicherheit überträgt sich.
- Ist meine Forderung an das Pferd verständlich? Wenn nein, wie kann ich sie ihm verständlich machen?
- Sind die äußeren Voraussetzungen so, dass das Pferd ein Erfolgserlebnis haben kann, oder gibt es hindernde Umstände (eine zu schwere Schleppe / ein unpassendes Geschirr)?
- Können Sie das Pferd für die richtige Ausführung so belohnen, dass es die Belohnung mit seinem Verhalten auch verknüpft? Oder kommt Ihre Belohnung immer zu spät?" (Rau 2006, 27)

Mit dieser Grundhaltung sollten wir an die Ausbildung unseres Fahrpferdes gehen.

Wer sich mit dem Pferd auf diese Art und Weise auseinandersetzt, zieht schon aus der Vorarbeit zum Fahren einige Vorteile: Er lernt sein Pferd in allen möglichen Situationen kennen, was für das spätere Fahren unerlässlich ist. Er reift zu einem verantwortungsvollen, umsichtigen Fahrer, sodass sich das

Risiko von Unfällen verringert. Da man in der Regel zu zweit fährt (Fahrer / Instruktor und ein Fahrschüler), wird auch die zwischenmenschliche Kommunikation gefördert; die vielen neuen Aufgaben liefern genug Gesprächsstoff.

Im Weiteren bietet die „Fahrschule mit dem Pferd" eine breite Palette von unterschiedlichen Tätigkeiten. Es wird möglich, differenziert auf die Fähigkeiten des Fahrschülers einzugehen.

Handicaps sind nicht unbedingt ein Hinderungsgrund, das Fahren zu erlernen. Gerade dem körperbehinderten Menschen kann das Fahren Erlebnisse besonderer Art verschaffen. Für Rollstuhlfahrer speziell angefertigte Gigs und Sulkys erlauben es, auf diesen selbstständig Platz zu nehmen. Dem Ausflug in die Natur steht nichts mehr im Weg! Aber auch für den Reitpädagogen und sein Pferd ist eine Ausfahrt erholsam für Körper und Seele und eine willkommene Abwechslung zum Therapiealltag.

Schlussbemerkung

Das Heilpädagogische Reiten soll dem Kind, dem Jugendlichen und dem Erwachsenen einen angstfreien Umgang mit dem Pony / Pferd ermöglichen, den natürlichen Kontakt zu ihm fördern, eine Beziehung zum Tier aufbauen, Spaß und Lust am Reiten vermitteln. Mensch und Pferd dürfen nie überfordert werden, beide sollen neugierig bleiben auf das, was kommt. Das Pferd muss für seinen Einsatz vorbereitet, also entsprechend ausgebildet sein, es sollte artgerecht gehalten werden, um physisch und psychisch gesund zu bleiben.

 Literatur

Rau, B. (2006): Fahrschule fürs Pferd. Die sichere Vorbereitung aufs Einfahren. Kynos-Verlag, Nerdlen / Daun
Schäfer, M. (1986): Die Sprache des Pferdes. Lebensweise – Verhalten – Ausdrucksformen. Rowohlt, Reinbek bei Hamburg

Weiterführende Literatur

Affolter, F. (2006): Wahrnehmung, Wirklichkeit und Sprache. 10. Aufl. Neckar-Verlag, Villingen-Schwenningen
Bielefeldt, E. (1993): Tasten und Spüren. 2. Aufl. Ernst Reinhardt Verlag, München / Basel

Blendinger, W. (1971): Psychologie und Verhaltensweise des Pferdes. Erich Hoffmann, Heidenheim

Bruns, U. (1995): Richtiger Umgang mit Pferden. 4. Aufl. Müller Rüschlikon, Stuttgart

Bruns, U., Tellington-Jones, L. (2002): Die Tellington-Methode. So erzieht man sein Pferd. 11. Aufl. Müller Rüschlikon, Stuttgart

Ellis, R., Ellis, V., Claxton, J. (1980): Donkey Driving. J. A. Allen, London

Flade, J. E. (1990): Der Hausesel. A. Ziemsen, Wittenberg

Hoffmann, M. (2003): Handpferdereiten. Müller Rüschlikon, Stuttgart

Kohler-Sturges, C. (2003): Der Esel als Co-Heilpädagoge. Diplomarbeit für die Ausbildung zur Reitpädagogin SG-TR. Unveröffentlichtes Manuskript

Menke, S. (2009): Referat zur Praxisausbildung im Rahmen der Ausbildung zur Reitpädagogin SG-TR, Lehrgang II. Unveröffentlichtes Manuskript

Morris, D. (1989): Esel. Haltung und Pflege. Müller Rüschlikon, Stuttgart

Schenk-Danzinger, L. (1988): Entwicklungspsychologie. 20. Aufl. Österreichischer Bundesverlag, Wiener Neudorf

4 Der Einsatz von Reitlabyrinthen in der heilpädagogischen Arbeit mit Pferden am Beispiel des Kinderhofs Campemoor

Von Eberhard Laug

Auf einem kreisförmigen Sandplatz von etwa 20 Metern Durchmesser liegen mehrere hundert Wackersteine, die scheinbar konzentrisch angeordnet sind. Dazwischen bemüht sich ein etwa zehnjähriger Junge, einen fuchsfarbenen Isländer mit Stockmaß 1,30 Meter zwischen den Steinen entlangzuführen: Bert geht hier seiner täglichen Arbeit mit dem Pferd nach. Er hat es wie jeden Morgen im Auslauf des Offenstalls begrüßt, es gehalftert, am Strick aus der Herde geführt und an einem der silbernen Ringe vor dem Stall angebunden. Dann hat er das Fell des Ponys gebürstet und dessen Hufe kontrolliert, um sich anschließend in das Steinlabyrinth inmitten des früher einmal größten zusammenhängenden Moorgebiets in Nordeuropa zu begeben. Die Richtung immer wieder wechselnd, nähert und entfernt sich das Paar von der Mitte des Platzes, bis es schließlich genau dort innehält. Im Zentrum angelangt, hält Bert sein Pferd an, spricht ein paar beruhigende Worte, strahlt stolz in die Runde und ermuntert schließlich sein Pferd, ihm wieder über die sieben Wendungen nach links und sieben Wendungen nach rechts zu folgen, bis er wieder außerhalb des aus Sand und Steinen gebauten Labyrinths angekommen ist.

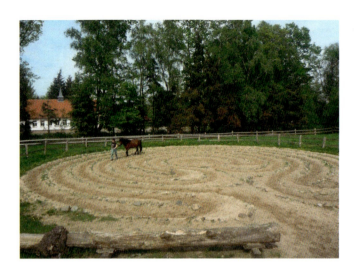

Abb. 4.1

Dieser verschlungene Weg zur Mitte und wieder zurück ist kennzeichnend für Labyrinthe in der gesamten Menschheitsgeschichte: „Das Labyrinth ist Symbol für den Lebensweg des Menschen […] Manchmal glaubst du, die Mitte erreicht zu haben – und gleich darauf sieht es so aus, als stündest du erneut am Anfang" (Halbfas 2011, 39 und 34). Ihr Ursprung liegt im Dunkeln ebenso wie der Begriff selbst; denn das gleiche archetypische Symbol wird weltweit als „Labyrinth" bezeichnet. Labyrinthe wurden als Felsritzungen in Südspanien in der gleichen Form entdeckt wie aus Steinen angelegte in Skandinavien, Island, Russland und Estland. Labyrinthe auf der ganzen Welt und in unterschiedlichen Kulturen verlaufen nach dem gleichen Schema: „Eine Reihe konzentrischer Kreise, die sorgfältig miteinander zu dem sogenannten ‚klassischen Labyrinth' verbunden sind" (Saward 2003, 10). Genutzt wurden sie für kultische Zwecke, Meditation und Tanz.

Ein solches Steinlabyrinth hat der damals in Amerika lebende Engländer Ian Stevenson unter kinesiologischen Gesichtspunkten 1996 im Kinderhof Campemoor errichtet. Es grenzt an die nahe dem Stallgebäude liegenden Weiden und ist dadurch zu etwa drei Vierteln umschlossen von einem Holzzaun, der auch Anfängern und ängstlichen Reitern einen sicheren Rahmen vermittelt. Klienten wie Bert fanden und finden hier Führung und Orientierung.

Bert galt im klassischen Sinn als hyperaktiv – heute würden wir sagen, er litt unter ADHS (Aufmerksamkeitsdefizit-/Hyperaktivitätsstörung). Nach den Beobachtungen seiner Betreuungspersonen konnte er sich keine fünf Minuten lang auf eine Aufgabe konzentrieren und war deswegen weder in der Schule noch in der heilpädagogischen Nachmittagsgruppe zu halten.

Das zuständige Jugendamt empfahl daraufhin die Aufnahme in einer therapeutisch ausgerichteten stationären Einrichtung der Kinder- und Jugendhilfe. Die Wahl fiel auf den Kinderhof Campemoor. Hier leben seit inzwischen über drei Jahrzehnten Kinder und Jugendliche, die aus unterschiedlichen Gründen nicht in ihrer Ursprungsfamilie bleiben können.

4.1 Heilpädagogische Förderung mit Pferden im Kinderhof Campemoor

Pferde spielten hier von Anfang an eine zentrale Rolle: um den Bewohnerinnen und Bewohnern einen Ausgleich zu bieten, traumatisierende Erfahrungen zu verarbeiten, neue Perspektiven zu erleben, Körper, Geist und Konzentration zu stärken und psychische Entwicklungsverzögerungen aufzuholen. Therapeutisches Reiten gehört seit der Gründung des Kinderhofs Campemoor vor über 30 Jahren zu den Grundlagen des heilpädagogisch-therapeutischen Programms der hier lebenden Kinder und Jugendlichen.

Damals beschloss die aus Bremen stammende Diplom-Sozialpädagogin Gudrun Struck, inmitten des „Großen Moores" ein Kinderheim ins Leben zu rufen. Den vielfach vom Rande der Großstadt stammenden Kindern gab sie auf einem alten Resthof in dem von Torfabbau, Kuhweiden und kleinen Waldstücken geprägten Gebiet eine neue Heimat. Unternehmungen in der Natur zu Fuß, mit dem Fahrrad und vor allem mit Pferden boten die Grundlage für ein gesundes Heranwachsen und halfen, Kindern mit traumatisierenden Erfahrungen, Folgen von Verwahrlosung, teilweise mit Sprachbehinderungen und autistischen Handicaps neue Lebensperspektiven zu eröffnen.

Weihnachten 1983 zog der erste Junge ein, das erste (Shetland-)Pony erwartete ihn schon. Kontinuierlich wurde die Pferdeherde erweitert, das Reiten systematisiert. Der Hof wurde ergänzt um einen Reitplatz, 1996 errichtete der Engländer Ian Stevenson das Reitlabyrinth, und seit 2003 bietet ein großzügiger Offenstall optimale Haltungsbedingungen für die Pferde. Denn aus dem Shetlandpony wurde eine stabile Herde mit sieben Islandponywallachen. Derzeit leben elf Pferde an drei Höfen. Alle arbeiten auf der Grundlage des therapeutischen Einsatzes der Pferde mit erlebnispädagogischer Ausrichtung.

Im Laufe der Zeit hat sich die Klientel der stationären Einrichtungen der Jugendhilfe stark verändert. Ausführlich auf die Störungsbilder der Kinder und Jugendlichen einzugehen, welche die stationären Einrichtungen der

Kinder- und Jugendhilfe zu Beginn des 21. Jahrhunderts prägen, ist an dieser Stelle nicht möglich. Aufschlussreiche Beschreibungen dazu sind in den fünf Büchern von Michael Winterhoff zu finden. Mit dem Bonner Kinder- und Jugendpsychiater, der schon früh auf die Zusammenhänge zwischen gesellschaftlichen Veränderungen und der auffälligen Zunahme von Verzögerungen in der psychischen Entwicklung bei Kindern und Jugendlichen hingewiesen hat, arbeitet der Kinderhof seit Ende der 1990er-Jahre zusammen. Seine Theorien sind auch in die Ausrichtung des reittherapeutischen Programms eingeflossen.

Zusammenfassend lässt sich sagen, dass stationäre Einrichtungen der Kinder- und Jugendhilfe seit etwa zehn Jahren geprägt sind von Mädchen und Jungen, deren psychische Entwicklung auf einer frühen Stufe stagniert.

In aller Kürze dargestellt besagen Winterhoffs Analysen, dass permanente Überforderung der Eltern dazu führen, dass Kinder nicht mehr adäquat durch die Phasen der frühkindlichen Entwicklung begleitet werden und sich psychisch nicht angemessen entwickeln können. „Sie stagnieren in einem immer früheren Alter emotional und sozial, selbst wenn sie sich in anderer Hinsicht durchaus altersgemäß verhalten" (Winterhoff 2011, 12). Die sozialen und emotionalen Fähigkeiten bleiben oft auf dem Stand von Kleinkindern stehen, während sich Körper und Geist normal entwickeln.

In der Folge ist eingetreten, was der Erlebnispädagoge H.-J. Wagner schon zu Anfang des 21. Jahrhunderts beschrieb: „Wenn jungen Menschen zum Heimaufenthalt geraten wird, zeigen sie in der Regel in so ausgeprägter Weise Verhaltensauffälligkeiten, dass traditionelle Methoden und Arbeitsformen der Heimpädagogik an ihre Grenzen stoßen" (Wagner 2001, 29). Erziehung im eigentlichen Sinn ist auch nach Winterhoff bei den betroffenen Kindern und Jugendlichen noch gar nicht möglich. Nötig ist zunächst die Entwicklung der Psyche, um einen entsprechenden Reifegrad zu erreichen, auf dem Erziehung möglich wird. Nicht Erziehung, sondern Entwicklung ist also in erster Linie gefragt.

Für diese Entwicklung ist die rituelle Wiederholung immer gleicher Abläufe nötig. Denn das „Nachreifen der Psyche" ist möglich, wenn Kinder und Jugendliche zeitlich wie räumlich immer gleiche Abläufe erleben, wie es das Kleinkind oder gar der Säugling erfährt: „Um eine gesunde Psyche zu entwickeln, brauchen sie Strukturen, in deren Rahmen sie sich bewegen können. Sonst können der Drang zum Stören in Gruppen, soziale Auffälligkeit in Form von Aggressivität und destruktive Reaktionen ebenso die Folge sein wie ein totaler Rückzug" (Winterhoff 2011, 32).

4.1 HEILPÄDAGOGISCHE FÖRDERUNG MIT PFERDEN IM KINDERHOF CAMPEMOOR

> ❗ Die Entwicklungsförderung erfolgt im Kinderhof Campemoor nach wie vor über den Einsatz der Pferde, und hier spielt die Arbeit im Labyrinth inzwischen eine zentrale Rolle.

Das Labyrinth ist eingebunden in die rituellen Abläufe, wie sie im Umgang mit Pferden ohnehin vorgegeben sind: Täglich werden die Pferde im Auslauf begrüßt. Der Begegnung mit den Pferden im Auslauf – oder auf der Weide – folgt das Holen mit Halfter und Strick, das Anbinden mit dem anfangs anspruchsvollen „Pferdeknoten", sodann das Striegeln und das Auskratzen der Hufe.

Erst danach kann gesattelt werden. Ist alles so weit vorbereitet, rüsten sich die jungen Reiterinnen und Reiter mit Helm und gegebenenfalls einer Sturzweste aus; dann trensen sie die Pferde, führen sie zur Aufstiegshilfe, steigen auf und beginnen mit dem Reiten.

Auch das Reiten folgt klaren, aufeinander aufbauenden Sequenzen. Es beginnt im Schritt im Reitlabyrinth, um Pferde, Reiter und Muskeln zu lockern.

Im Zentrum des Labyrinths wird eine besinnliche Pause eingelegt. Wer reiterlich weit genug ist, darf auf den äußeren Bahnen traben.

Abb. 4.2

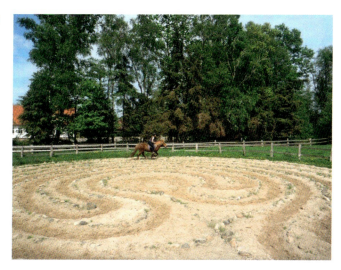

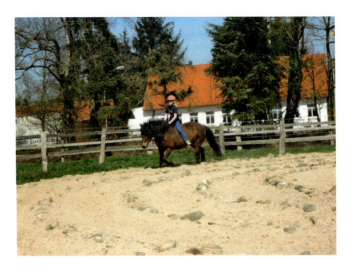

Abb. 4.3

Erst wenn die Pferde im Labyrinth gelockert wurden, folgt das Reitprogramm nach Ansage oder nach Wahl, auf dem Platz, im Gelände, dem angrenzenden Wäldchen oder auch weiter im Labyrinth. Den Abschluss des Reitprogramms leitet das Kommando „loben und absitzen" ein. Es folgen dieselben Schritte in umgekehrter Reihenfolge wie beim Vorbereiten der Pferde; dann werden die Pferde versorgt.

Das penible Einhalten solcher sich täglich wiederholenden, immer gleichen Handlungen und Eindrücke bietet die Grundlage, um die Psyche nachreifen zu lassen.

Aber auch schon frühere Erfolge in der heilpädagogischen Förderung mit dem Pferd sind den Möglichkeiten zu verdanken, die das Labyrinth bietet, wie die eingangs beschriebene Szene zeigt. Sie liegt inzwischen 15 Jahre zurück. Bert ist nun erwachsen und geht seiner täglichen Arbeit nach, in aller Ruhe, mit klaren Zielen und einem geordneten Tages- und Wochenplan, den er selbst erstellt. Im Winter erscheint er pünktlich alle zwei Wochen, um Silageballen zu rollen und die Versorgung der Pferde mit Futter sicherzustellen. Der konsequente Einsatz von Pferden in der therapeutischen Arbeit des Kinderhofs Campemoor hat bei der Stabilisierung von Berts Persönlichkeit eine bedeutende Rolle gespielt.

Generell nehmen alle aufgenommenen Kinder am täglich angebotenen Reitprogramm teil. Solange noch keine Schule gefunden ist, bietet die Teilnahme am morgendlichen Reitprogramm Ruhe und Zeit, sich, ohne das zuweilen störende Kommen und Gehen in einem von vielen Menschen geprägten Betrieb, an neue oder erstmals überhaupt an Aufgaben zu gewöhnen.

4.1 HEILPÄDAGOGISCHE FÖRDERUNG MIT PFERDEN IM KINDERHOF CAMPEMOOR

Diese Aufgaben ergeben sich plausibel aus dem Zusammensein mit dem Lebewesen Pferd. Zugleich bereiten tägliche Rituale darauf vor, später einen regelmäßigen Schulbesuch zu akzeptieren: Das Reitprogramm bietet Struktur für den Tages-, Wochen- und Jahresverlauf.

Der Weg von Bert ist dabei beispielhaft, wie der Bericht seiner damaligen Bezugsbetreuerin zeigt:

„Bert kannte das Straßenleben einer Großstadt besser als sein eigenes Zuhause. In der Eingewöhnungsphase im Kinderhof wurde ihm zunächst der Schulbesuch erlassen. Nach zwei Monaten fing er in seiner neuen Schule mit zwei Unterrichtsstunden an. Dieses Pensum wurde langsam gesteigert. Er war anfangs kaum ansprechbar, konnte sich nicht unterordnen und anpassen und hatte Schwierigkeiten damit, kleinste Aufträge auszuführen […]. Meist gelang es ihm, seine Konzentration ein bis zwei Minuten aufrechtzuerhalten. Dazu kam ein erhöhter körperlicher Bewegungsdrang […]. Bert hielt sich gerne in Pferdenähe auf. Seine Annäherungsversuche an die Pferde waren zunächst zögerlich und zurückhaltend, bis er merkte, dass er sich auf die Pferde verlassen konnte […]. Zu jener Zeit hatte ein ehemaliger Bewohner des Kinderhofs sein Islandpferd Hnokki in der Herde des Kinderhofs untergebracht. Mit dem jungen Mann wurde die Absprache getroffen, dass er sein Pferd kostenlos einstellen durfte, es aber ausgewählten Reitern zur Verfügung stellen musste. Hnokki war ein liebenswerter Kerl, aber ebenso stürmisch und auch so unkonzentriert wie Bert. Der Reittherapeut kam auf die Idee, diese beiden Charaktere zusammenzubringen und Hnokki täglich von Bert durch das Labyrinth führen zu lassen. Ziel sollte sein, dass beide ihre Unkonzentriertheit in Konzentration umwandeln sollten. So ungewöhnlich sich das anhört, aber das Projekt war erfolgreich! Über die ersten Bahnen stolperten beide regelrecht durch das Labyrinth, bis sie – beide selbst überrascht von dem ‚ungestümen Tölpel' neben sich – aufeinander achteten und Rücksicht nahmen. Die zwei glichen bald einer Einheit, geprägt von höchster Konzentration, die quasi durch das Labyrinth schwebte […]. Der Reittherapeut ließ Hnokki regelmäßig von Bert durch das Labyrinth führen und konnte mit der Zeit beobachten, dass die im Labyrinth entstandene Konzentration sich sowohl bei Bert als auch bei Hnokki auf andere Lebensbereiche übertrug." (Zobel 2008, 42)

Für Marianne Gäng, Gründerin der SG-TR und Pionierin im systematischen Einsatz des Heilpädagogischen Reitens, war das kein Wunder: „So musst du es immer machen mit solchen Klienten", erklärte sie auf der Jahrestagung der Schweizer Gruppe für Therapeutisches Reiten (SG-TR) 2001 in Campemoor, „wenn du ein lethargisches Kind hast, gib ihm ein lethargisches Pferd.

Wenn du ein hektisches Kind hast, gib ihm ein hektisches Pferd. Beide werden so aufeinander Einfluss nehmen, dass die Lethargischen aktiver werden und die Hektischen ruhiger."

Bei Bert und Hnokki jedenfalls hat die tägliche Arbeit im Reitlabyrinth beiden geholfen und die Lebensweisheiten der Menschheit, dass „minus mal minus plus ergibt" oder „Gleiches sich gern zu Gleichem gesellt", bestätigt. So alt wie diese Sprüche sind, so alt ist auch die Geschichte der Menschen mit Labyrinthen.

4.2 Zur Geschichte der Labyrinthe

Vielleicht ist die Tradition der Labyrinthe sogar noch älter als die der Weisheitssprüche, gelten sie doch in Forscherkreisen als „das komplexeste aller Symbole, die der Mensch je verwendet hat" (Pennick 1992, 11). Weltweit wurden sie unabhängig in den verschiedensten Epochen und unterschiedlichsten Kulturkreisen entwickelt und gepflegt. Während der Bronzezeit wurden sie in Nordeuropa ebenso für rituelle kultische Handlungen genutzt wie zur Zeit der zwölften Dynastie in Ägypten. Demselben Zweck dienten vermutlich auch das berühmteste aller Labyrinthe im Palast von Knossos auf Kreta, in dem der Legende zufolge der Minotauros lebte, und die mittelalterlichen christlichen Labyrinthe, die Symbol waren für die Pilgerfahrt der Gläubigen.

Technisch betrachtet dienen Labyrinthe in vielfältiger Form als Hilfsmittel, um über Biegungen, Wendungen und regelmäßigen Richtungswechsel zum Ziel im Zentrum zu gelangen. Sie sind im ursprünglichen Sinn keineswegs „Irrgärten" mit mehreren Wegen zur Wahl. Vielmehr ist der Weg im Labyrinth kreuzungsfrei, bietet keine Wahlmöglichkeit und führt „zwangsläufig zur Mitte" (Kern 1982, 14). Labyrinthe sind weiterhin dadurch gekennzeichnet, dass ihr Weg immer wieder pendelnd die Richtung wechselt, den ganzen Raum ausfüllt und den Besucher wiederholt am Zentrum vorbeiführt (Kern 1982). Die unter Reitern verbreiteten, gerne genutzten „Stangenlabyrinthe" – bekannt aus dem Westernreiten und der Arbeit von Linda Tellington-Jones – sind demnach keine echten Labyrinthe, weil sie einen Eingang und einen Ausgang haben. Dennoch erfüllen sie einen ähnlichen Zweck: Als Konzentrationsübung für Mensch und Pferd ebenso wie als Mittel, den eigenen Körper kennenzulernen. Mit pendelartigen Richtungswechseln und dem kompletten Ausfüllen eines vorgegebenen Raums folgen sie auch den Kennzeichen der universalen Labyrinthdefinition nach Kern.

4.2 ZUR GESCHICHTE DER LABYRINTHE

In der Geschichte der Menschheit wurde dieser verschlungene Pfad auf begrenztem Raum unterschiedlich verwendet. Teilweise diente er kultischen Tänzen, zuweilen der Vertreibung von bösen Geistern, oft war er Bild für den verschlungenen Lebensweg. Aber immer wurde er meditativ und spirituell genutzt.

Im Blick auf die universale Nutzung von Labyrinthen bestätigt der Engländer Pennick auch einen weiteren Aspekt der Anwendung durch den Kinesiologen Stevenson, wobei sich Pennick auf Forschungen der Belgier Paul Devereux und Pierre Meraux beruft: „Wenn das Labyrinth an einer Stelle angelegt wird, wo die Erdkräfte aktiv sind, dann könnte hier der günstigste Kontakt zwischen den biologischen Feldern der Erde hergestellt werden. Dabei könnten die elektromagnetischen Impulse im Gehirn angeregt werden, um einen veränderten Bewusstseinszustand und damit die geistige Erleuchtung herbeizuführen" (Pennick 1992, 57).

Auch in diesem Sinn könnte das Labyrinth den Zielen des Therapeutischen Reitens als Beitrag zu ganzheitlicher Gesundung dienen.

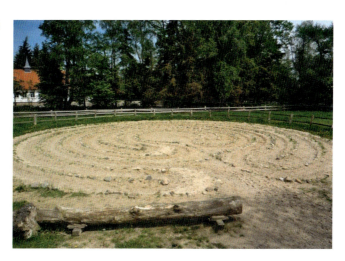

Abb. 4.4

> Im Kinderhof Campemoor jedenfalls hat der Einsatz des Labyrinths zentrale Bedeutung erlangt, um Strukturen zu schaffen, die ein Nachreifen der Psyche ermöglichen. Es hat – eingebunden in den Verlauf des Therapeutischen Reitprogramms – rituelle Bedeutung mit didaktischem, beruhigendem und gesundheitsförderndem Aspekt.

4.3 Einzelaspekte und Beispiele

Reiten lernen

Schon immer gehörte zu den Zielen der therapeutischen Arbeit im Kinderhof Campemoor, dass jeder Klient und jede Klientin Pferde weitgehend selbstständig steuern lernt, um an den regelmäßig angebotenen erlebnispädagogischen Wanderritten teilnehmen zu können. Denn hier ist der Effekt des sozialen Trainings, sich einerseits auf den Partner Pferd einlassen zu müssen, sich andererseits mit seinem Pferd in die Gruppe ein- und die eigenen Bedürfnisse dem Gruppenziel unterzuordnen, am vielfältigsten und qualitativ wie quantitativ am stärksten (www.kinderhof-campemoor.de; Laug 2011). Vier bis fünf Wochen befinden sich die Pferde mit Klienten und Reittherapeuten jedes Jahr zwischen Sattel und Zelt (Laug 2001).

Die Methode, reiten zu lernen, unterscheidet sich allerdings vehement von den meisten Reitbetrieben: Ziel ist es, sich auf die Persönlichkeit des Pferdes einzulassen, um mit ihm das gemeinsame Ziel zu erreichen. Technische Tipps wie der Einsatz von Schenkeln, Gewichts- und Zügelhilfen spielen eine untergeordnete Rolle und ergänzen erst später die Fähigkeiten, wenn die Klienten gelernt haben, intuitiv auf das Pferd zu reagieren.

Um dieses intuitive Reiten zu entwickeln, eignet sich das Labyrinth in besonderer Weise. So sieht es für die Zuschauer sehr einfach aus, wie die Kinder ihre Ponys durch die Biegungen und Wendungen des Labyrinths steuern. „Machen die Pferde das von selbst?", fragen immer wieder unbedarfte Zuschauer, weil sich auch jüngere und unbeholfen scheinende Kinder offenbar locker den Weg durch das Labyrinth tragen lassen. „Nein", ist guten Gewissens zu antworten, „von selbst klappt das nicht." Auch der Beweis ist schnell angetreten, wenn Reiter unaufmerksam werden, oder wenn Pferd und Reiter sich an diesem Tag nicht verstehen. Dann folgt das Pferd nicht den vorgegebenen Bahnen. Meist verlässt es den Platz, geht grasen oder gesellt sich zu den pausierenden Artgenossen. Ohne unterstützende Hilfen ist ein erfolgreiches Bewältigen des Weges durch das Labyrinth nicht möglich. Aber: Die Pferde kennen ihre Aufgabe. Anders als bei Bahnfiguren z. B. gibt es keine überraschenden Wechsel, also weniger Missverständnisse in der Kommunikation zwischen Pferd und Reiter. Folglich reichen kleine Hilfen, um die Pferde hier zu steuern und Erfolge zu erleben. Später bietet der vertraute Weg Reiter und Pferd die Grundlage, um ergänzende technische Hilfen wie Zügelführung, Gewichtsverlagerung und den Einsatz der Beine bewusst werden zu lassen. Dies geschieht dann nebenher und fast „von selbst".

Abb. 4.5

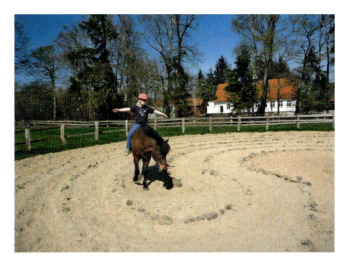

Abb. 4.6

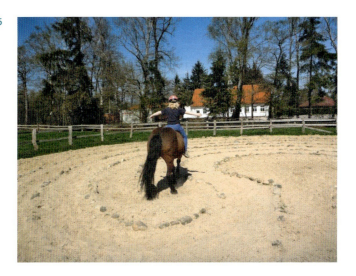

Der Einsatz des Labyrinths in der Phase der emotionalen Anbahnung

Dem aktiv steuernden Einflussnehmen auf das Pferd geht eine ausführliche, auf den jeweiligen Klienten individuell abgestimmte Phase der emotionalen Anbahnung voraus. Denn nur eine erfolgreich angebahnte positive emotionale Beziehung zum Pferd kann die Voraussetzung bieten, intuitive Einflussnahme auf das Pferd zu erlernen und ihre Wechselwirkung zu erfahren. Auch in der Phase der emotionalen Anbahnung (s. Kap. 3.3) spielt im Kinderhof Campemoor schnell das Labyrinth eine zentrale Rolle.

Kevin z. B. kam wie viele der Kinder und Jugendlichen mit der oben beschriebenen Entwicklungsverzögerung und damit in dem Bewusstsein, reiten zu können: Wer in der narzisstischen oder omnipotenten Phase stagniert, dem ist die Vorstellung fremd, irgendetwas nicht zu können; denn in der Wahrnehmung des Klienten richtet sich die Welt an ihm aus. Bei Kevin kam nun hinzu, dass er einige Runden auf Pferden in einem heilpädagogischen Betrieb gedreht hatte, geführt, wie sich später herausstellte, aber im eigenen Bewusstsein war Kevin ein perfekter Reiter. Wir können über die Pferde schnell das Gegenteil beweisen, aber meist dringt das nicht in das Bewusstsein des Klienten vor; denn funktioniert das Pferd nicht auf die reiterlichen Hilfen, liegt das dem Empfinden des Klienten nach natürlich am Pferd. Kevin wurde also in seinem Bewusstsein gelassen bzw. seine Ausführungen weitgehend ignoriert.

Er begann, Kontakt zu einem erfahrenen Therapiepferd aufzunehmen, einem 23-jährigen Isländerwallach mit auffallend lockigem Fell, das schnell zum wärmenden Körperkontakt einlädt. Ihn begrüßte, holte und putzte Kevin täglich, seine Konzentration und Wahrnehmung wurden auf das Pferd ausgerichtet, und in einem letzten Teil der jeweiligen Einheit durfte er das Pferd durch das Labyrinth führen oder sich auf ihm durch das Labyrinth führen lassen. Seine früher erlebten Erfahrungen, vom Rücken des Pferdes aus Kontakt aufzunehmen, gingen nicht verloren, sondern wurden langsam intensiviert und das Reitlabyrinth als selbstverständlicher Ritus, die Arbeit mit dem Pferd einzuleiten, wurde fest im (Unter-)Bewusstsein von Kevin verankert. Im Zentrum angekommen, halten alle Reiter und Pferde an, um zur Ruhe zu kommen und einige Momente dieser Ruhe bewusst zu erleben. „Mittagsschlaf halten für Reiter und Pferd", nennen wir das in der Altersklasse von Kevin. Er legte sich dann nach vorne und umfasste den Hals des Ponys, oder er blieb mit geschlossenen Augen aufrecht sitzen und wartete auf das Kommando, den Mittagsschlaf zu beenden. Auch dieses Ritual bietet einen Gewinn für jeden, insbesondere aber für daueraktive heranwachsende Jungen und Mädchen.

Interessant ist es, dabei zu beobachten, dass sich Kinder und Jugendliche, die sonst permanent das Leben um sich herum bestimmen und scheinbar keine Pause kennen, diesem Ritual unterwerfen und – wie Kevin – brav nachfragen: „Darf ich jetzt weiter?"

Abb. 4.7

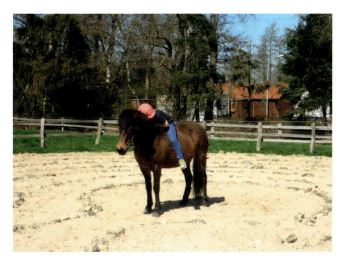

Abb. 4.8

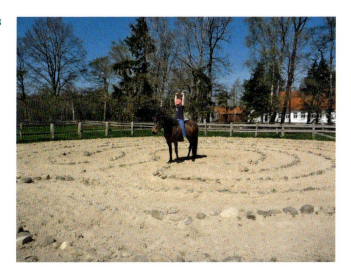

Das Labyrinth als räumliches Symbol durchlebter Zeit

Ähnlich wie bei Kevin verläuft das Programm bei der nun 15-jährigen Steffi: Sie reitet bis heute – ca. eineinhalb Jahre nach ihrer Aufnahme – nicht selbstständig, obwohl sie es aus technisch-physischer Sicht könnte. Zu sehr ist sie angewiesen auf die Sicherheit vermittelnde Anwesenheit eines erwachsenen Menschen, der das Pferd führt. Sie leidet unter einem multiplen Störungsbild mit autistischen Zügen.

Nach der Begrüßung mistet sie zunächst den Auslauf ab. Dabei bewegt sie sich ohne Angst zwischen den Pferden, schiebt sie freundlich zur Seite, ganz ohne die im Umgang mit Menschen zuweilen zu beobachtenden Schimpftiraden oder Drohungen. Es ist anzunehmen, dass sie genau weiß, dass die Pferde sich davon nicht beeindrucken lassen würden und nicht mit ihr diskutieren.

Im Anschluss an das Misten holt sie ihre beiden Pferde: das eine zum Reiten, das andere zum Führen. Beide putzt sie ausführlich und mit Hingabe, ohne sich von äußeren Einflüssen ablenken zu lassen. Nachdem sie auch die Hufe kontrolliert hat, holt sie Helm und Reitgurt und führt das eine Pferd zur Aufstiegshilfe, einem hölzernen Treppchen am Rande des Labyrinths. Mehrfach bittet sie, dass jemand den Gurt fester ziehen möge; dann lässt sie sich durch das Labyrinth führen, begleitet bzw. unterbrochen von regelmäßigen Bitten, der Gurt möge weiter nachgezogen und das Tempo in den engen Biegungen und Wendungen verringert werden. Auch hier sorgt das Labyrinth für Anforderungen durch eben diese engen Biegungen und Wendungen, in denen Steffi ganz offensichtlich Sorge hat, das Gleichgewicht zu verlieren. Zugleich zeigt es aber visuell einen begrenzten Zeitraum an, in dem sie die Anforderungen aushalten muss: Das Ende ist durch den überschaubaren Labyrinthweg sichtbar. Das hilft ihr, durchzuhalten und zu erleben, dass sie Anforderungen, die ihr Angst machen, aushalten kann.

Es folgt das rituelle Loben und Absitzen sowie die Versorgung des ersten Pferdes mit dem Gefühl, eine anspruchsvolle Leistung erbracht zu haben. Entspannt und glücklich führt Steffi dann das zweite Pferd entweder durch das Labyrinth oder ums Haus.

Was bei Steffi zu beobachten ist, ist wahrscheinlich auch der Grund dafür, dass Kinder und Jugendliche, häufiger als man das erwarten würde, die Wiederholung des Reitens im Labyrinth wünschen, wenn Reiten auf dem Platz, ein Ausritt oder Ähnliches zur Wahl gestellt wird. Der begrenzte Raum macht die Zeit der Anforderung überschaubar und vermittelt möglicherweise einen Sicherheit bietenden Rahmen für den Umgang mit dem Pferd und das Zusammensein mit anderen Reitern und Pferden. Jedenfalls liegt der Grund nicht im Einsparen von Zeit oder im Wunsch, schnell fertig zu werden. Drei bis vier Wiederholungen des Labyrinthrittes sind keine Seltenheit, und manche haben acht Runden lang ihr Pferd geduldig hinein zum Zentrum und wieder hinausgeritten über einen Zeitraum von insgesamt eineinhalb Stunden.

Zentrale Bedeutung des Labyrinths für die Gesunderhaltung der Therapiepferde

Wie oben beschrieben beginnt das Programm im Schritt, um Reiter, Pferde, Muskeln, Bänder und Sehnen langsam aufzuwärmen und zu strecken. Ein solches Lockern, Biegen und Dehnen ist für jeden Sportler und im Allgemeinen auch für verantwortungsbewusste Reiter selbstverständlich, nicht aber unbedingt für Klienten, die nicht zwangsläufig Reiten als Hobby gewählt haben. Und die Notwendigkeit des Aufwärmprogramms ist erst recht nicht einzusehen für Menschen, die, weil sie in einer frühen Phase der psychischen Entwicklung stagnieren, frei sind von Angst, Ehrgeiz und Empathie. Hier hilft das rituelle Aufwärmprogramm auf dem im Labyrinth eindeutig vorgegebenen Weg, Verletzungen bei den Pferden zu vermeiden. Auch hilft es Klienten, die sonst viel zu ungeduldig wären, ein Pferd angemessen warmzureiten, weil die Biegungen im Schritt und der erste Trab eindeutig vorgegeben sind. Dank dieser Vorgaben für das Reiten im Labyrinth lockern auch Klienten wie selbstverständlich ihr Pferd, denen etwa das Befolgen vorgegebener und demselben Zweck dienender Bahnfiguren zu abstrakt wäre und sie intellektuell überfordern würde.

Abb. 4.9

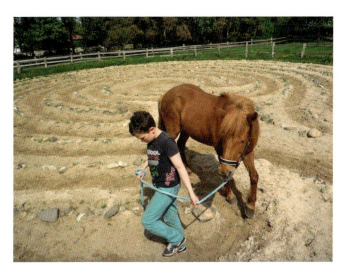

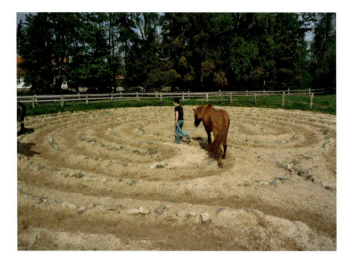

Abb. 4.10

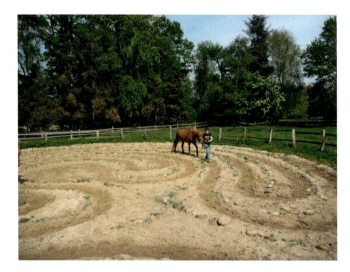

Abb. 4.11

Der selbstverständliche Ritus als Phänomen und Chance fürs Leben

Alle Beobachter der Labyrintharbeit berichten von dem Phänomen, dass keiner aus Protest kreuz und quer reitet oder wegreitet bzw. die Abteilung verlässt, wie es auf dem Reitplatz schon zu erleben war. Im Labyrinth kommt das offenbar nicht vor, auch nicht bei Erwin und Elvira, die beide von der Schule suspendiert sind, weil sie nicht in der Lage sind, sich dort auf Regeln einzulassen, abzuwarten, Geduld aufzubringen oder auch hierarchische Strukturen anzuerkennen.

Im Kinderhof werden von der Schule suspendierte Schülerinnen und Schüler dem vormittäglichen Reitprogramm eingegliedert. Hier lernen sie, sich auf andere einzulassen, natürliche Hierarchien anzuerkennen und vor allem, geduldig Aufgaben auszuführen, auch zu warten, bis andere die Aufgabe erfüllt haben, und nicht zuletzt, Regeln und den Sinn von Regeln zu „erleben".

Das tägliche Reitprogramm erfolgt selbstverständlich und bei jedem Wetter, ob mit Leidenschaft oder ohne. So lernen die Kinder, dass es Dinge gibt, die nicht zu ändern sind. Erstaunlicherweise folgen Elvira und Erwin dem rituellen Weg bei jedem Wetter, egal, ob sie Lust haben oder nicht. Das Labyrinth ist draußen und gehört zum täglichen Grundprogramm wie das Holen, Vorbereiten und Versorgen der Pferde.

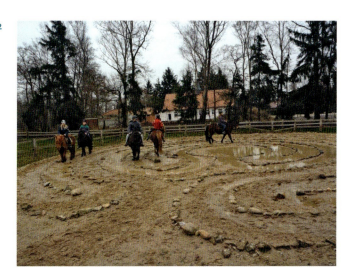

Abb. 4.12

Zugleich entwickeln sie spielerisch im täglichen Reitritual das für ihr weiteres Leben unerlässliche Regelverständnis: Sie erinnern sich gegenseitig daran, dass

- im Labyrinth erst Schritt geritten wird,
- in der Mitte innezuhalten ist,
- dann nur auf den äußeren Bahnen getrabt werden darf und vor allem:
- Sie stimmen sich selbstständig über Regeln ab, wie sie aneinander vorbeireiten, wenn sie sich auf dem Weg durch das Labyrinth begegnen.

Meist einigen sie sich darauf, dass der sich auf dem Rückweg Befindende dem Richtung Zentrum des Labyrinths Reitenden auszuweichen hat. Der Inhalt der Absprache ist zweitrangig. Entscheidend ist, dass ein Bewusstsein entsteht, dass ohne Regeln die Gefahr, sich zu verletzen, größer ist, und dass gegenseitiges Vertrauen die Voraussetzung für unfallfreies Reiten und Leben ist: Lösungsstrategien werden entwickelt, Handlungskompetenzen trainiert.

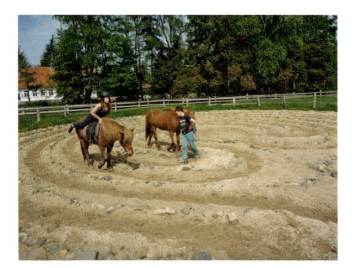

Abb. 4.13

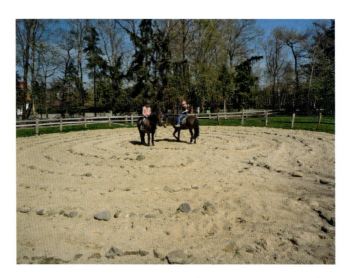

Abb. 4.14

Das Labyrinth als Methode zur Steigerung des Selbstbewusstseins

Die Übung, aneinander vorbeizureiten, ergibt sich zwangsläufig aus der Tatsache, dass es nur einen Weg durch das Labyrinth gibt. Weil Pferde als Herdentiere überwiegend gemeinsam in derselben Richtung unterwegs sind, ist dieses Vorbeireiten bereits erhöhte Reitkunst und erfordert vom Klienten sowohl erhöhte Konzentration als auch ein eindeutiges Einlassen auf sein Pferd, verbunden mit dem Vertrauen auf das Handeln des entgegenkommenden Reiters mit seinem Pferd.

Auch für weitere Spiele zur Steigerung des Vertrauens wie des inneren und äußeren Gleichgewichts bietet sich das Labyrinth an: „Eine weitere Übung ist das Reiten mit geschlossenen Augen. Wie auch beim freihändigen Reiten bietet das Labyrinth hierfür einen sicheren, geschützten Rahmen. Auch hier ist es sinnvoll, zunächst mit kleinen Strecken zu beginnen und das Pferd zu führen. Im Alltag erfährt der Mensch eine permanente visuelle Stimulation. Mit geschlossenen Augen kann sich der Reiter wesentlich besser in die Pferdebewegungen einfinden, es wahrnehmen und spüren. Er erlebt das so wichtige ‚getragen werden' wesentlich intensiver. Er erlebt, dass er dem Pferd vertrauen kann und lässt sich von ihm tragen und führen […]" (Zobel 2008, 36 f.).

Die höchste Steigerung von Balance und freihändigem Einlassen auf das Pferd war bei Philipp zu beobachten (mehr zu Philipp in Laug 2011; Laug 1997).

Philipp kam mit acht und blieb lange Jahre im Kinderhof. Pferde waren weder sein Hobby noch hatte er leichten Zugang zu ihrem Wesen. Entsprechend lange dauerte es, bis er lernte, sich auf sie einzulassen.

Oft unterbrachen wir das Programm nach Holen, Putzen und dem Weg durch das Labyrinth, weil es ihm und für ihn reichte. Später gewann er Lust an Ausritten, vor allem im kalten Winter im T-Shirt. Nach einem halben Jahr konnte er teilweise auf dem Handpferd am Wanderritt teilnehmen. Es kam zu zahlreichen Zwischenfällen mit anderen Kindern und mit Betreuern, nie übrigens mit Pferden.

Nach Jahren des täglichen und wöchentlichen Programms im Labyrinth, auf dem Platz und in der freien Natur hatte er sich so weit entwickelt, dass er Ehrgeiz zeigte: „Ich will das Labyrinth im Stehen durchreiten", war seine Idee. Wir nahmen sie auf. Zwischen rituellem Beginn und ebensolchem Ende startete er den Versuch, auf dem Pferd zu stehen, erste Schritte auszubalancieren, schließlich enge Wendungen zu schaffen. Philipp brauchte ca. drei bis vier Monate, dann schaffte er es als Erster und bisher Einziger, das Labyrinth stehend auf einem Islandpferd zu bewältigen.

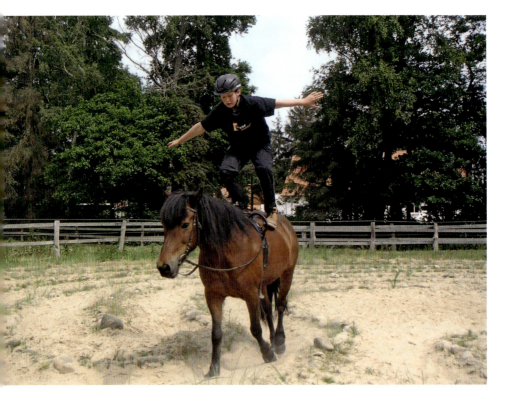

Abb. 4.15

Begrenzter Raum mit klar definierter Aufgabe

Bleibt abschließend hinzuzufügen, dass das Labyrinth in der täglichen Arbeit auch den Reittherapeuten und Reitpädagoginnen eine treue Hilfe ist. Denn das Labyrinth liegt unmittelbar neben dem großen Offenstall mit zahlreichen Anbindemöglichkeiten für Pferde. Wenn mehrere Kinder und Jugendliche ihre Pferde dort für das Reiten vorbereiten, kann, wer fertig ist mit Putzen und Satteln, auf sein Pferd steigen und im Labyrinth mit dem Reiten beginnen oder es auch zunächst durch das Labyrinth führen. So sind die Kinder und Jugendlichen beschäftigt auf einem überschaubaren Platz mit einer klar definierten Aufgabe. Dabei ist das Ritual, dem Verlauf des Weges zu folgen, bei Kindern und Jugendlichen so fest verankert, dass sich Reitpädagogin oder Reittherapeut auch um die Kinder kümmern können, die noch nicht mit der Vorbereitung ihrer Pferde fertig sind, während erste bereits das Labyrinth bereiten.

 Literatur

Gäng, M. (Hrsg.) (2011): Erlebnispädagogik mit dem Pferd. 3. Aufl. Ernst Reinhardt, München / Basel
Halbfas, H. (2011): Der Sprung in den Brunnen. 18. Aufl. Patmos, Ostfildern
Kern, H. (1982): Labyrinthe. Erscheinungsformen und Deutungen. 5000 Jahre Gegenwart eines Urbilds. Prestel, München
Laug, E. (2011): Wanderreiten. Erlebnispädagogische Aktivitäten im Kinderhof Campemoor. In: Gäng, M. (Hrsg.): Erlebnispädagogik mit dem Pferd. 3. Aufl. Ernst Reinhardt, München / Basel, 22–63
Laug, E. (2001): Mit 20 Kindern und 14 Pferden durch sieben Moore. Wie Wanderritte wirken. In: e & l – erleben und lernen Heft 6, 7–13
Laug, E. (1997): Geiermeier. Zwischen Abenteuern und der Suche nach Persönlichkeit. Diplomarbeit Therapeutisches Reiten, eingereicht und angenommen bei der SG-TR
Pennick, N. (1992): Das Geheimnis der Labyrinthe. Eine Reise in die Welt der Labyrinthe. Goldmann, München
Saward, J. (2003): Das große Buch der Labyrinthe und Irrgärten. Geschichte, Verbreitung, Bedeutung, AT Verlag, Aarau und München
Wagner, H.-J. (2001): Alltagsorientierte Erlebnispädagogik in der Jugendhilfe. Gelingen braucht Struktur und Sicherheit. e & l – erleben und lernen Heft 6, 29–31
Winterhoff, M. (2011): Lasst Kinder wieder Kinder sein! Oder: Die Rückkehr zur Intuition, 2. Aufl. Gütersloher Verlagshaus, Gütersloh
www.kinderhof-campemoor.de / html / angeb_heilp.reiten.html, 21.04.2015
Zobel, J. (2008): Ab durch die Mitte. Das Labyrinth im Heilpädagogischen Reiten. Diplomarbeit Heilpädagogisches Reiten, eingereicht und angenommen bei der SG-TR

Weiterführende Literatur

Stevenson, I. (2003): Riding from the Heart. If Wishes Were Horses. Blues Dolphin Publishing, Nevada City

5 Die Langzügelarbeit im Heilpädagogischen Reiten

Von Renate Hof

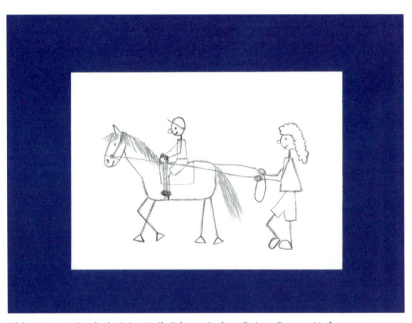

Abb. 5.1 Langzügelarbeit im Heilpädagogischen Reiten Renate Hof

Unser Therapiepferd steht bei der Arbeit mit psychisch und physisch beeinträchtigten Menschen vor einer bedeutend anspruchsvolleren Aufgabe als ein normales Reitpferd. Das erfordert für das Flucht- und Herdentier neben seiner artgerechten Haltung auch eine artgerechte Ausbildung und abwechslungsreiche Ausgleichsarbeit, die sich am Pferdeverhalten orientiert. Für das Pferd, egal ob groß oder klein, ist der größte Vorteil bei der Langzügelausbildung, dass der Aufbau der Tragemuskulatur ohne Reitergewicht erfolgt. So wird bei beidseitiger Hilfengebung Überforderung vermieden und die Grundlage für ein harmonisches Gleichgewicht für Pferd und Reiter geschaffen.

Für mich als Reitpädagogin bietet die *gebisslose Langzügelarbeit* neben allen anderen Ausbildungsinhalten eine der besten und vielfältigsten Möglichkeiten der feinen Kommunikation mit meinem Mitarbeiter Pferd. Durch den Blick von hinten kann ich viel besser als beim Führen, Longieren oder Handpferdereiten den Bewegungsfluss von Pferd und Reiter auf beiden Seiten beobachten und mit feinsten Hilfen reagieren.

So kann der Klient die wunderbare Bewegungsübertragung des Pferdes wahrnehmen und genießen, ohne selber Initiative und Verantwortung übernehmen zu müssen. Er wird getragen und bewegt und gleichzeitig sicher von hinten geführt.

Mit großer Freude habe ich über die Ausbildung und Erhaltung des Langzügelpferdes mit Blick auf den Einsatz im Heilpädagogischen Reiten recherchiert, ausprobiert und in der Praxis am Langzügel gearbeitet. Über meine Erlebnisse und Erfahrungen möchte ich hier berichten.

5.1 Voraussetzungen

Grundlage dieser anspruchsvollen therapeutischen Arbeit ist die *vertrauensvolle Beziehung zum Pferd*. Pferdemenschen und Reitmeister orientieren sich an den Bedürfnissen des Pferdes. Es hat ein *Grundbedürfnis nach Sicherheit*, das ihm in der Natur die Herde mit ihren Herdenführern und Artgenossen gibt. Gute Herdenführer setzen keinen Druck ein, sie sind überhaupt nicht aggressiv und kämpferisch. Oft erreichen sie ihr Ziel nicht unmittelbar sofort, sondern indem sie geschickt und wendig, beständig, ausdauernd und ohne viel körperliche Energie und Kraft agieren. Die Beziehung, die aus diesem Verhalten entsteht, ist nachhaltig. Mark Rashid nennt das den „passiv leader, den sanften Führer" (Rashid 2002, 11 f.). Als Langzügelführer übernehmen wir nach Sadko G. Solinski die Position „des umgänglichen Herdenchefs [...], der das Jungpferd wechselseitig von hinten nach vorne gymnastiziert" (Solinski 1991, 53). Nur auf der Grundlage des vertrauensvollen Führens und Folgens kann eine stabile Beziehung mit dem Pferd aufgebaut werden (unsere einzige direkte Verbindung zum Pferd sind zwei lange Leinen).

Eine weitere Voraussetzung für die Mitarbeit des Pferdes beschreibt Helmut Beck-Broichsitter: „[…] es geht um die immerwährende Freiwilligkeit und Selbsttätigkeit. In diese Richtung müssen alle Wege des Ausbilders führen" (Beck-Broichsitter 2010, 136). Die Behindertenreitsportlerin Bettina Eistel (sie reitet ohne Hände) schreibt von ihrem Reitlehrer: „Er glaubte fest an das *Grundprinzip der freiwilligen Mitarbeit* des Pferdes. Sein Credo hieß, möglichst vollständig darauf zu verzichten, Zwang auszuüben, denn Angst verhindere Lernen und Verstehen. Es waren lediglich kleine Signale erlaubt" (Eistel 2007, 175 f.). Arbeiten wir als gute Herdenführer, hat das Pferd die Möglichkeit, mit uns „mitzufühlen", „mitzudenken" und „mitzuarbeiten".

Eine weitere Voraussetzung für das Pferd ist ein *tragfähiger Rücken*, den es von Natur aus nicht hat. In den letzten Jahren zeigen uns unzählige Publikationen über Anatomie und Biomechanik, wie der Aufbau der Tragemuskulatur erfolgt. Das Buch „Finger in der Wunde" (Heuschmann 2006) und die DVD „Stimmen der Pferde" (Heuschmann 2008) mit ihren einzigartigen 3-D-Animationen von Dr. med. vet. Gerd Heuschmann bilden heute eine solide Grundlage zum Verständnis der artspezifischen körperlichen Zusammenhänge. Denn „den Rücken aufwölben, die Schulter heben und den Schwerpunkt nach hinten unten verlagern" muss das Pferd erst lernen, damit es ohne Gefahr für seine Gesundheit einen Menschen tragen kann. Aspekte zur Gymnastizierung durch die Langzügelarbeit und die Thesen, die grundlegende Prinzipien dieser Arbeit beschreiben, findet man auf meiner Webseite: www.hpr-hof.de.

Neben der artgerechten Ausbildung des Pferdes liegt eine weitere Voraussetzung für das Gelingen bei uns selbst. Wir bringen als Langzügelführer unsere psychischen und physischen Befindlichkeiten mit in das Zusammenspiel ein. Das Pferd erkennt mit seiner außerordentlichen Wahrnehmungsfähigkeit kleinste Veränderungen an unserer Körpersprache. So muss ich nicht nur die korrekte Leinenführung mit feinster Hilfengebung, der jeweils optimalen Position, dem richtigen Abstand und Zuwendungswinkel erlernen, *ich muss meine Wahrnehmung schulen, um die Signale des Pferdes zu verstehen und auch selber klare, eindeutige Signale aussenden.* Die Zusammenhänge, die immer wieder unser eigenes Gleichgewicht stören und wie wir aus unbewussten Bewegungsmustern und Verspannungen wieder herauskommen, schildern Autoren wie Peggy Cummings, Karin Kattwinkel, Sabine Bruns, Markus und Andrea Eschbach. Gehen wir sorgfältig mit unserem Körper, Geist und Seele um, und sind wir achtsam auf die Reaktionen unserer „Pferdelehrmeister", kann es zu einer tragfähigen, fröhlichen, spielerischen und leichten Zusammenarbeit kommen. Mein Weg dorthin war und ist sehr holperig und oft mit Rückschritten verbunden. *Aber auf der Basis anatomi-*

scher und biomechanischer Kenntnisse von Mensch und Pferd lassen sich die Zusammenhänge der Pferdereaktionen viel leichter erkennen und verstehen. Die Pferde helfen uns dabei, wenn wir immer wieder reflektieren und hinterfragen. Dabei kann man bei kleinen Missverständnissen davon ausgehen, dass die Ursache meist bei uns selbst liegt. Ich frage mich dann zuerst: „War ich zu heftig, nicht eindeutig oder zu langsam, war ich unkonzentriert?" Um dann dem Pferd liebevoll, freundlich zu zeigen, was ich eigentlich mit meiner Körpersprache sagen wollte, bzw. herauszufinden, was das Pferd mir mit seiner Reaktion zeigen wollte. So widme ich heute Dingen wie meinem Atem, meiner inneren Einstellung und meiner gesamten Körpersprache viel mehr Aufmerksamkeit. Wenn z. B. mein leichtes „Abschnauben" nach Art der Pferde mein Pferd am Langzügel anhält, ist das ein Erlebnis, das durch seine Leichtigkeit überzeugt. Wenn ich dem Klienten ebenfalls vermitteln kann, dass er durch leichtes Ausatmen das Pferd anhalten kann, ohne meine Leineneinwirkung, ist die Arbeit erfolgreich und erfüllend für alle Beteiligten (Pferd, Klient, Therapeut).

Die letzte Voraussetzung betrifft den Klienten. Körperlich sollte er frei und ohne Hilfe auf dem Pferd sitzen können. Er sollte bereits Vertrauen zu Pferd und Therapeut aufgebaut haben, sodass der Therapeut nicht mehr unmittelbar in der Nähe sein muss und seine Position hinter dem Pferd einnehmen kann. Der Klient sollte in die Entscheidung, wann der Therapeut hinter das Pferd geht, mit einbezogen werden.

5.2 Aus der Praxis

Die gebisslose Langzügelarbeit mit Klienten ist für mich die schönste und gleichzeitig auch die schwierigste Arbeitsform im Heilpädagogischen Reiten. Das Besondere daran ist meine Position als Langzügelführer hinter oder schräg hinter dem Pferd. Dort kann ich sehr feine Hilfen geben (z. B. durch kleine Veränderungen der Position oder des Abstands, meiner Körperspannung oder der Atmung). Das Pferd profitiert von meiner beidseitigen Hilfengebung. Es kann immer die so wichtige Anlehnung an den äußeren Zügel finden. Ich selber sehe dabei unmittelbar die Reaktionen des Pferdes und des Klienten meist beidseitig von hinten. Mir ist es als „Augenmensch" leichter möglich, schnell und fein zu reagieren, wenn ich das Ganze im Blick habe. Beim Pferd kann ich an Kruppe, Schweif, Hinterhand und Bauch sehen, wie gerade, losgelassen und versammelt es ist. Beim Klienten kann ich an Kopf, Schultern, unterem Rücken, Beinen und Füßen sehen, wo er sich anspannt, wo er loslässt oder sogar schief wird. Das Pferd strebt in seinem natürlichen Verhalten nach einem harmonischen Gleichgewicht, was auch unserem therapeutischen Ziel entspricht. Es bringt als Energie- und Emotionsexperte seine geniale Wahrnehmungsfähigkeit mit ein. Körpersprachliche Verhaltensreaktionen sind, genetisch und durch das frühe Lernen in der Herde, in seinem Verhaltensinventar fest verankert. Es fällt ihm leicht, auf Raum geben/Raum nehmen, Nähe/Distanz, weichen oder folgen zu reagieren und sein Bewegungsverhalten darauf abzustimmen.

So nimmt das Pferd auch meine Atmung und Blickrichtung wahr, obwohl ich aus seinem Sichtfeld heraus bin, wenn ich unmittelbar hinter ihm gehe. Ich bewege mich dann in seiner sogenannten „blinden Zone". Es kann mich trotz seines „beinahe Rundblickes" nicht sehen. Das bedeutet für mich, dass ich mich im wahrsten Sinne des Wortes „zurücknehme". Das Pferd geht vorneweg, deshalb übernimmt es auch mehr Verantwortung und Initiative.

Reynir Adalsteinsson schreibt zum Pferdeverhalten: „Sich frei zu bewegen und vor einem ranghöheren Pferd weichen zu können, ist etwas, was das Pferd kennt und mag. Es mag dagegen nicht, zu etwas gezwungen zu werden, vor dem es nicht ausweichen kann […] Ungerechtigkeit oder mangelndes Gleichgewicht, sowohl im Umgang als auch beim Reiten" (Adalsteinsson 1998, 42 f.). Adalsteinsson schreibt weiter, wie wir am besten kommunizieren: „Erlaube deinem Pferd zu weichen, denn es möchte gerne frei sein. Versuche nicht, deinen Willen einfach durchzusetzen durch Festhalten oder Ziehen. Erlaube dir und trau dich, dein Pferd zu treiben und erlaube ihm, daraufhin zu weichen […] Es wird nicht beleidigt sein oder Angst vor dir bekommen, sondern du wirst interessant und es wird neugierig, feinfühlig, aufmerksam und intelligent" (Adalsteinsson 1998, 47 f.). Da wir mit unserer Führung die Rolle des Leitpferdes übernehmen, ermahnt Adalsteinsson uns, dies auch verantwortungsvoll zu tun: „Aber wir dürfen nicht vergessen, dass diese Führung bedeutet, das Pferd sowohl von uns wegzutreiben, also weichen zu lassen, als auch ihm die Anlehnung, also das Folgen, zu gestatten. Und nur dann, wenn es durch dieses Verhalten unsere Führungsrolle respektiert, wird es vertrauensvoll folgen können" (Adalsteinsson 1998, 49).

Die beste Mitarbeit des Pferdes erzielen wir, wenn wir uns ihm gegenüber artgerecht und seiner Natur entsprechend verhalten. Klare, feine Signale, die wir mit unserem Körper aussenden, führen zum Vertrauen des Pferdes in unserer Zusammenarbeit, und es fühlt sich wohl und sicher. Die vorbereitende gebisslose Langzügelausbildung und danach auch die Langzügelarbeit mit Klienten bieten uns hervorragende Möglichkeiten der feinen, artgerechten Kommunikation mit dem Pferd. Durch die gute Zusammenarbeit von Pferd und Langzügelführer wird auch dem Klienten der Schutz und die Sicherheit in dieser kleinen „Herde" gewährt.

Meinen Ausführungen über den *Prozess bei der Langzügelarbeit* möchte ich ein Bild (Abb. 5.2) voranstellen, das besonders schön die Freiheit und Freude des Klienten durch seine freie Sicht nach vorne zeigt. Ich bevorzuge dieses Bild, weil ich darauf selber nur als kleiner Schatten neben dem Pferd zu sehen bin. Das zeigt bildhaft, wie ich mich selbst ganz zurücknehme, um dem Pferd mit seiner großartigen Empfindsamkeit eine noch intensivere Verbindung zum Klienten zu ermöglichen. „*Zurücknehmen*" heißt auch, dass ich in unserem Beziehungsdreieck Pferd, Klient, Therapeut nicht nur optisch eine untergeordnete Rolle spiele. Ich gebe lediglich einen Rahmen und Sicherheit, ich beobachte und begleite. Wenn ich mich so zurücknehme, kann ich meine Aufgabe, den optimalen störungsfreien Bewegungsdialog zu ermöglichen, am besten erfüllen.

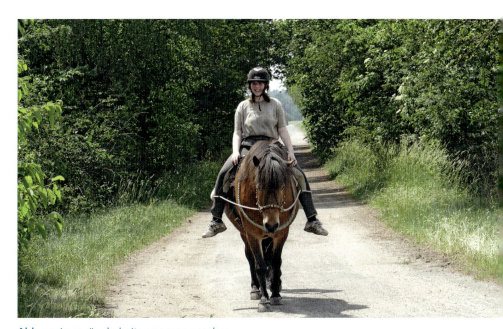

Abb. 5.2: Langzügelarbeit von vorne gesehen

Erster Schritt: Nach dem ruhigen Anbringen der Leinen (normalerweise über den Beinen des Klienten) und dem Herstellen des Kontakts zum Pferd, bringe ich uns auf einem geraden Weg erst mal langsam in Bewegung. Das Sitzen auf dem geraden Pferd auf der geraden Linie ist für jeden einfacher als auf der gebogenen Linie. Auf der geraden Strecke findet der Klient Rhythmus und Symmetrie. Manchmal habe ich beim Blick auf den Klienten gedacht: „Wie soll das Pferd das bloß schaffen?" Aber das Pferd hat immer eine positive Wirkung, und ich selbst sollte den Klienten genauso vorurteilsfrei annehmen, wie es das Pferd mit jedem Menschen tut. Die Schwingungen des Pferderückens übertragen sich auf das Becken, den Rumpf und die Extremitäten des Klienten. Und so geraten durch die einfache Pferdebewegung auf gerader Strecke im Schritt viele körperliche, geistige und seelische Befindlichkeiten in Bewegung. In den meisten Fällen kann ich in dieser Anfangsphase getrost die Verantwortung voll in die Zuständigkeit des Pferdes legen, und so den Klienten, der vorne und an den Seiten frei ist für alles, was von außen kommt, aber unten vom Pferd und hinten vom Therapeuten gestützt wird, auf den Weg schicken.

Zweiter Schritt: Nun beginnt die Kommunikation mit dem Pferd. Nachdem ich mir die Bewegungsübertragung genau angesehen habe, kann ich versuchen dem Pferd eine Idee zu geben, etwas zu verändern. Ich spreche hier bewusst von einer Kommunikation mit dem Pferd. Das bedeutet: Ich mache Vorschläge wie Tempounterschiede oder Stop and Go, um die Rumpfstabilität des Klienten zu verbessern, oder versuche leichte Biegungen und Seitengänge, um die schwächere Körperseite des Klienten zu trainieren. Die Reaktionen des Pferdes zeigen mir, ob wir gemeinsam auf dem richtigen Weg zu mehr Gleichgewicht und Harmonie sind.

Dritter Schritt: Nun kann ich dem Klienten kleine Bewegungsaufgaben stellen, die seinen Sitz und seine Haltung verbessern könnten. Manchmal hilft es auch, wenn er durch andere Aufgaben im Kopf abgelenkt wird (z. B. durch Singen, Erzählen oder kleine Denk- und Beobachtungsaufgaben). Verspannungen oder ungesunde, schon gefestigte Haltungen lösen sich durch das Ablenken und Beschäftigen mit anderen Aufgaben besonders bei Kindern schnell. Wir Menschen haben uns im alltäglichen Leben viele physiologisch ungesunde Haltungen, Bewegungen und auch Atemtechniken angewöhnt, die uns nicht mehr bewusst sind. Sie stören und behindern aber oft die heilende Bewegungsübertragung des Pferdes.

Vierter Schritt: Wenn sich durch Ablenkung und Bewegungsaufgaben nur wenig Veränderungen einstellen, versuche ich, die dreidimensionalen Bewegungsmuster des Pferdes erspüren zu lassen. Durch die Konzentration der Wahrnehmung auf die Bewegungsabläufe des Pferdes erkennt der Klient, wie das Pferd sein Becken und seine Beine bewegt. Die Bewegungsübertragung wird bewusst.

Wie sich der Pferderücken genau bewegt, beschreibt Karin Kattwinkel: „In der Bewegung schwingen Rumpf und Rücken des Pferdes. Dabei hebt und senkt sich der Rücken zum einen insgesamt, zum anderen wird er auf der Seite des gerade stützenden Hinterbeins noch ein wenig mehr angehoben, während er sich auf der Seite des gerade abfußenden Hinterbeins senkt und dort auch während der gesamten Vorführphase niedriger bleibt. Der Rumpf des Pferdes schwingt außerdem stets zu der Seite, auf der das Hinterbein im Begriff ist aufzufußen" (Kattwinkel 2010, 52). Um diese Bewegungen genau nachzuempfinden, bekommt der Klient Wahrnehmungsaufgaben zu kleinsten Teilbereichen. Er soll sie zunächst wertfrei nachspüren. Zu den Wahrnehmungsaufgaben zählen auf jeden Fall Feldenkraisübungen. Ein Beispiel: der Klient soll an seinen Waden die Schaukelbewegung des Pferderumpfes erfühlen und über seine Empfindung berichten. Gelingt es dem Klienten, einzelne Bewegungselemente nachzuempfinden, kann er sie im Weiteren verstärken oder verlangsamen und damit den Schritt des Pferdes selbst beeinflussen. Er spürt dabei, über welche kleinen Veränderungen die Kommunikation mit dem Pferd möglich ist. Für den Langzügelführer ist die eigene Selbsterfahrung auf einem gut geschulten Langzügelpferd mit einem einfühlsamen Langzügelführer die beste Vorbereitung. Hat er die Bewegungsübertragung des Pferdes selbst erspürt, kann er die Empfindungen des Klienten auf dem Pferd besser nachvollziehen. Weiter helfen dem Langzügelführer für das eigene Gleichgewicht und Körperbewusstsein Entspannungs- und Energietechniken aus dem Thai Chi, Qi Gong, Yoga, Feldenkrais usw. Ist er selbst gut geerdet und entspannt, konzentriert und bewusst wird es ihm leichter gelingen, den feinen Kontakt mit den Leinen zum Pferd zu finden, zu halten und zu einer Zusammenarbeit werden zu lassen. Da körperliche und psychische Befindlichkeiten sich bei Mensch und Pferd gegenseitig bedingen, kann das Pferd mit einem entspannten Langzügelführer besonders gut zu optimalen Bewegungsabläufen finden. Dabei gelangt der Klient durch die Verbesserung seines körperlichen Gleichgewichts auch zu positiven Veränderungen in seiner Psyche.

Nachdem wir gemeinsam am Langzügel auf der geraden Strecke in Einklang gekommen sind, stehen uns alle weiteren Möglichkeiten der Langzügelarbeit offen. Im Folgenden erläutere ich Beispiele für diese Vielfalt.

5.3 Die Vielfalt der Möglichkeiten

Am Langzügel kann man mit Pferd und Klient alle Gangarten, alle Hufschlagfiguren, alle Seitengänge und Lektionen, alle Bodenhindernisse bewältigen – natürlich immer abhängig vom individuellen Ausbildungsstand des Pferdes, der Kondition sowie dem Ausbildungsstand des Langzügelführers und den Fähigkeiten des Klienten. Auch die Arbeit im Gelände ist möglich. Wir können im Schritt im abwechslungsreichen Gelände spazieren gehen, Spiele und Übungen in den verschiedenen Gangarten machen oder auch Galoppübungen auf kleinen oder großen Kreisen durchführen, wo immer sich Platz dafür bietet. Am Anfang kann man, wie bei der ersten Langzügelarbeit ohne Klient, einen Helfer vorne am Kopf des Pferdes mitgehen lassen. Dieser Helfer hat keine Führfunktion, er sollte nur da sein, mitlaufen und dem Pferd zusätzlich Sicherheit geben.

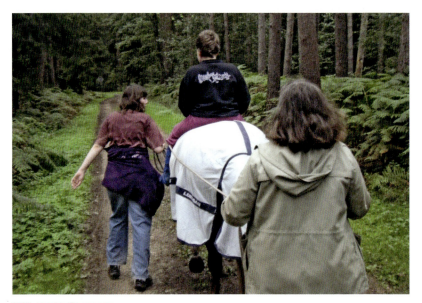

Abb. 5.3: Helfer vorne

Die Positionen des Langzügelführers, sein Abstand zum Pferd sowie seine Führung der Leinen ändern sich immer wieder im Bewegungsfluss der individuellen Situation. Die Leinenlänge wird dabei variiert, also dem jeweiligen Verwendungszweck angepasst.

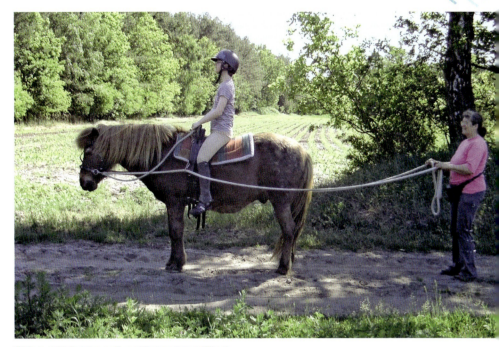

Abb. 5.4: Halt mit großem Abstand zum Pferd

Hier sehen wir einen relativ großen Abstand und eine mittlere Leinenlänge bei einem langjährig eingespielten Team im Halt.

Die *Position in kurzem Abstand direkt hinter dem Pferd* wird in der Therapie am häufigsten verwendet. Sie bietet die größten Vorteile: die Nähe zu Pferd und Klient, die gute Sicht auf beide Seiten von ihnen und die Übernahme von mehr Initiative und Verantwortung durch das Pferd.

Eine Besonderheit in der Position hinter dem Pferd möchte ich erwähnen. Bei Kindern ist der Rückwärtssitz (Abb. 5.5) auf dem Pferd eine beliebte Variante. Bei dieser Übung muss ich beachten, die Leinen vor dem Umdrehen des Reiters *unter* dessen Beine zu legen, damit sie sich beim Umdrehen nicht verheddern. Sitzt der Klient rückwärts, kann ich ihm ins Gesicht sehen und in direktem Kontakt kommunizieren. Diese Übung wirkt besonders lösend und kann, wenn ein Helfer dabei ist, auch noch mit vielen Spielen abwechslungsreich gestaltet werden.

Hinter dem Pferd kann ich auch bis an die Kruppe des Pferdes herantreten und Handkontakt aufnehmen, um es z. B. mit der Hand zu loben. Mit diesem Kontakt kann ich auch besonders gut sehr kleine und langsame Bewegungen des Pferdes begleiten wie enge Wendungen, Seitengänge, Bodenhin-

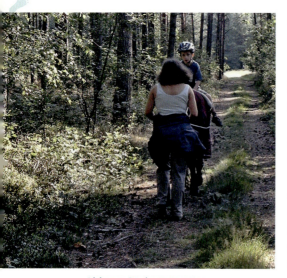

Abb. 5.5: Rückwärts reiten

dernisse oder Dressurlektionen. Durch den Kontakt auf der Kruppe wird die Verbindung zum Pferdekopf ruhiger, und ich kann zusätzlich kleine Hinweise mit den Fingern direkt auf der Kruppe geben.

Wenn ich im unwegsamen Gelände in der Position kurz hinter dem Pferd unterwegs bin, muss ich mich voll auf das Pferd und die Rückmeldungen des Klienten verlassen, denn ich kann nicht unmittelbar vor das Pferd sehen. Werde ich unsicher, genügt aber ein kleiner Schritt nach rechts oder links, um die Strecke vor dem Pferd einzusehen.

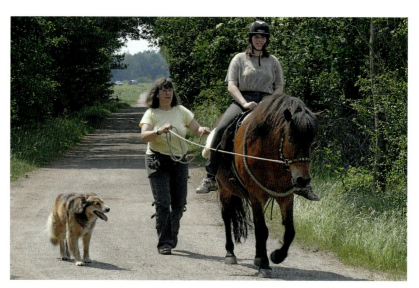

Abb. 5.6: Schräg hinter dem Pferd

Mit nur einem kleinen Schritt gelange ich in die fast genauso häufig verwendete, aber noch vielseitigere *Position schräg hinter dem Pferd*. Mit wenigen weiteren Schritten komme ich noch mehr nach vorne und kann kleine Volten oder Handwechsel initiieren. Dabei muss ich selber weniger laufen, weil sich das Pferd um mich herum bewegt. Die jeweils äußere Leine legt sich dabei um die Hinterhand des Pferdes. Ihre treibende Funktion bleibt erhalten.

Gehe ich als Langzügelführer bis auf die Höhe des Klienten, kann ich sogar Blickkontakt mit ihm aufnehmen. Dem Pferd gegenüber begebe ich mich dabei körpersprachlich in eine bremsende Position. Dass ich das nicht meine, muss das Pferd erst lernen.

Durch die vielfältigen Variationen in der Position schräg hinter dem Pferd bietet sie ein breites Spektrum an Einsatzmöglichkeiten.

Spüre ich Unsicherheit beim Pferd, z. B. in kritischen Situationen im Gelände, kehre ich immer in die für das Pferd am meisten vertraute Position vorne am Kopf zurück. Bei einem feinen Kontakt über die Leinen kann ich eine stressige Situation rechtzeitig erfassen, das Pferd anhalten oder in einer Volte abwenden, um dann meine Position vorne am Kopf einzunehmen.

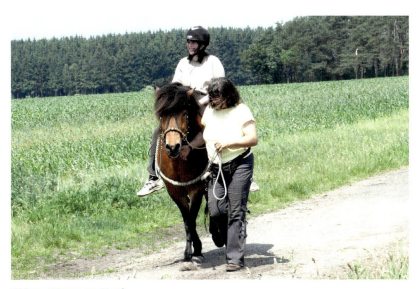

Abb. 5.7: Vorne am Kopf

Nun einige Hinweise zu den verwendeten *Gangarten* in der Langzügelarbeit im Heilpädagogischen Reiten.

Bei der Ausbildung des Pferdes und bei der Arbeit mit Klienten ist der *Schritt* die wichtigste und am meisten verwendete Gangart. In der Natur würde das Pferd sie den ganzen Tag über verwenden. Sie bietet bei der Ausbildung die Chance zum Muskelaufbau und zum Überprüfen der physischen und psychischen Befindlichkeit des Pferdes. In der Therapie bildet sie die sichere Grundlage für eine gemeinsame Bewegung in Harmonie und Gleichgewicht. Im Schritt kann ich die Veränderungen von Pferd und Reiter am besten beobachten und wahrnehmen, denn alles geschieht langsam und Schritt für Schritt – aber trotzdem energievoll und „bewegend", im wahrsten Sinne des Wortes.

Der *Trab* spielt in der Ausbildung des Pferdes wegen der wechselnden diagonalen Fußfolge und der dazwischenliegenden Schwebephase eine wesentliche Rolle. Er ist wichtig zur Entfaltung von Schwung, Tempo und Ausdauer. Lässt man den Reiter/Klienten in der Therapie traben, sind zwei verschiedene Szenarien möglich. Hat der Klient einen kindlichen, natürlichen, lockeren Reitsitz, lässt er die schwungvollen Schwingungen durch seinen Körper fließen und kann den flotten Trab gut sitzen. Dann können wir bald mit interessanten Kurven, Kreisen und Handwechseln beginnen, die ihn in der Biegung stabilisieren und allen zusammen Spaß machen.

Leider haben sehr viele Reiter/Klienten diese Fähigkeiten nicht oder nicht mehr. Im Trab entsteht dann folgender Teufelskreis: In der Schwebephase wird der verspannte Klient hochgeworfen. Dadurch wird er ängstlich und verspannt sich reflexartig noch mehr. So kommt er fest und hart auf den Rücken des Pferdes zurück (fällt ihm in den Rücken). Das Pferd macht seinen Rücken wegen des harten Aufpralls nun auch fest, um das besser aushalten zu können. Der Reiter fliegt immer höher, und das Pferd wird immer fester, „es lässt sich im Trab nicht gut sitzen" wird dann gesagt. Das ist auf keinen Fall gesund für das Therapiepferd und lässt sich auch nicht mit diversen Hilfszügeln ändern. Wird mit dem Pferd in diesem Teufelskreis mit weggedrücktem Rücken und Reiterbelastung immer weitergearbeitet, kommt es, wie Karin Kattwinkel auf einer Fortbildung sagte, zur „Trageerschöpfung". Um dem vorzubeugen, ist es einerseits immer wieder wichtig, mit dem Pferd ohne Reiter an der Versammlung und an der Losgelassenheit zu arbeiten, um den Rücken aufzuwölben und die Hinterhand noch federnder und leichter auf- und abfußen zu lassen. Zusätzlich kann ich dem Klienten spielerisch mit Atem-, Wahrnehmungs- und Bewegungsübungen helfen und ihn so lockern.

Damit die Situation in der Therapie aber gar nicht erst entsteht und sich hochschaukelt, hat es sich sehr bewährt, dem Pferd ein sehr langsames Tempo im Trab (wie der „Jog" beim Westernreiten) beizubringen. Dieses Trabtempo löst keine Ängste aus und bewegt den Klienten dennoch rhythmisch, wenn auch weniger schwungvoll. Fast alle Pferde können dieses langsame Tempo im Trab erlernen, und auch für den Langzügelführer ist es konditionell viel leichter, im Gelände längere Strecken in diesem Tempo mitzugehen.

Für alle, die in der Therapie Gangpferde einsetzen, besteht noch eine weitere Möglichkeit der schnelleren Bewegungsübertragung durch die

Spezialgangart Tölt. Sie hat besondere Vorteile bei ihrem Einsatz am Langzügel. Der Tölt wirft den Klienten nicht, sondern lässt ihn ruhig sitzen. Auch hier arbeite ich, wie beim Trab, meist in einem ganz langsamen Tempo, fast noch langsamer als Arbeitstempo Tölt. Die fließende Bewegungsübertragung durch den Tölt wirkt, im Vergleich zu den anderen Gangarten, am stärksten lösend, belebend und aufrichtend auf den Klienten. Auch beim Tölt fließt die Energie am besten, wenn kein Druck auf das Pferd ausgeübt wird. Das Pferd benötigt die volle Losgelassenheit, um fehlerfrei und taktrein zu laufen. Nur dann kann es die vielfältigen Bewegungsimpulse locker an den Klienten weitergeben. Die Bewegungsübertragung erfolgt im Wesentlichen, wie im Schritt, auf das Becken des Klienten. Kaja Stührenberg beschreibt das in ihrem Buch „Tölt" ganz genau: „In den Viertakt-Gangarten […] wird jede Beckenseite in Form einer dreidimensionalen Acht von „hinten oben außen" nach „vorne unten innen" und wieder zurück bewegt. Die beiden Beckenseiten bewegen sich gegengleich. […] Er [der Reiter] muss alle drei Bewegungsmöglichkeiten des Beckens beherrschen: Vor- und Zurückkippen, Links- und Rechtsabsenken und die Rotation" (Stührenberg 2011, 143 f.). Das Zulassen der Beckenbewegung ist für den Klienten das wichtigste. Vielleicht verdanken wir diesen vielen kleinen, schnellen Bewegungsimpulsen die unglaublich aufrichtende Wirkung dieser Gangart. Der Tölt gibt dem Klienten Sicherheit in der Geschwindigkeit. Durch das schnelle Trappeln der Hufe entsteht das Gefühl, viel schneller unterwegs zu sein, als es in Wirklichkeit der Fall ist. Stührenberg schreibt: „Das Hochgefühl, das den Reiter im Tölt überwältigt, ist mit wenig zu vergleichen. Man muss es selbst gekostet haben." Dieses Erlebnis lässt sich am Langzügel für den Klienten leicht verwirklichen. Er kann sich auf diese besondere Art bewegen lassen, ohne selbst Initiative und Verantwortung dafür übernehmen zu müssen. Stührenberg schreibt weiter: „Es ist wohl dieses Lebensfrohe, Fröhliche, Muntere in Kombination mit dem bequemen Sitzgefühl, das die Faszination dieser ‚Gangart mehr' ausmacht" (Stührenberg 2011, 4 ff.) Dem kann ich nur zustimmen. Die Länge der Töltsequenzen richtet sich, wie bei allen anderen Gangarten, nach den Fähigkeiten den Beteiligten. Wie lange schafft es das Pferd, der Klient, der Langzügelführer?

Für jedes Pferd, speziell aber für das Gangpferd Isländer, möchte ich das Buch von Bruno und Helga Podlech „Reiten in Balance" (Podlech / Podlech 2013) empfehlen. Hier finden wir Grundlagen für artgerechte Pferdeausbildung, Umgang und Erziehung. Dabei orientieren sich die Autoren immer an den individuellen Ressourcen des Pferdes. Sie schildern uns, wie wir das Pferd zur selbstständigen, freudigen Mitarbeit erziehen. Das ist beim Einsatz in der Therapie besonders wichtig.

Nun kommen wir zum *Galopp*. Gerade die Gangpferde haben bei dieser Gangart häufig unterschiedliche Fähigkeiten. Vielen fällt das Galoppieren schwer. Der Galopp bedeutet für Klient und Pferd eine große Herausforderung, und wir können schnell an Grenzen stoßen. Bei bewegungsfreudigen Kindern ist der Galopp die beliebteste Gangart. Es stärkt ungemein das Selbstbewusstsein, wenn der erste Galopp endlich gelungen ist. Die Wege zum Galopperlebnis sind sehr verschieden. In der Ausbildung des Pferdes ist der Galopp ebenfalls sehr wichtig. In dieser Gangart wird die Bauchmuskulatur in Verbindung mit der Atmung aktiviert, was wiederum zur Förderung der Hinterhand beiträgt. Das wirkt auf viele Pferde lösend.

Beim Galopp auf dem Zirkel muss sich aber nicht nur der Klient mit den Flieh- und Scherkräften auseinandersetzen – so manches Pferd wird hektisch und schneller, weil es Angst bekommt, hinzufallen. Ein solches Pferd muss erst noch weiter gymnastiziert werden, damit es in dieser Gangart sicher wird und sich versammelt, bevor der Klient dazukommt.

Ist das Pferd in dieser Gangart ausbalanciert, auch unter dem Reiter, beginne ich in der Therapie am Langzügel mit großen Kreisen, kleinem Abstand, in der Position schräg hinten und im langsamsten Galopptempo, das mein Pferd beherrscht. In der nahen Verbindung zum Therapeuten fühlen sich die meisten Klienten dabei gut eingerahmt und begleitet und verlieren ihre Ängste. Einige wenige empfinden die Leinen auf ihren Beinen als beengend und störend, in diesem Fall kann man auf die einfache Longe oder das Handpferdereiten zurückgreifen. Fühlen sich die mutigen Klienten im Galopp sicher, kann man die Leinen mit Doppellongenlänge nehmen, um ihnen das Erlebnis eines schnelleren Galopps zu ermöglichen.

Ein großes, wunderschönes Ziel in der Ausbildung des Pferdes ist die Galoppvolte am Langzügel. Gelingt der hohe Versammlungsgrad ohne Klient, kann man versuchen, dieses besondere Erlebnis für den Klienten möglich zu machen. Dabei müssen wir aber beachten, dass eine Galoppvolte nur gelingen kann, wenn auch der Klient die nötige Losgelassenheit besitzt.

Bei allen Gangarten sollte man immer die individuelle Gangverteilung eines Pferdes berücksichtigen. Was fällt ihm besonders leicht, womit kann ich es motivieren? Beginnen sollte man immer mit den Übungen, die dem Pferd leicht fallen. Dieses Ausbildungsprinzip gilt für jedes Pferd.

Obwohl alle bisherigen Hinweise viel wichtiger für das Gelingen der Langzügelarbeit im Heilpädagogischen Reiten sind, gibt es jetzt noch ein Kapitel über die Ausrüstung. Denn auch hier sollten wir immer zum Wohl des Pferdes entscheiden und über die Verwendung und Wirkung aller Ausrüstungsgegenstände sorgfältig reflektieren.

5.4 Die Ausrüstung

Ich muss zugeben, dass ich mich früher nicht so intensiv mit den Ausrüstungsgegenständen beschäftigt habe. Zunächst möchte ich darüber berichten, warum ich mich für die gebisslose Langzügelarbeit entschieden habe. Wie die meisten Reiter arbeitete ich die Pferde z. B. ganz normal mit Gebiss. Das änderte sich schlagartig, als ich durch Zufall 2008 Käte Eggers kennenlernte. Von ihrer jahrzehntelangen Erfahrung in der Ausbildung und Korrektur von Pferden mit der gebisslosen Langzügelarbeit und ihrer Erfahrung im Unterrichten am Langzügel profitierte ich ungemein. Ihre alten Schulpferde sind wahre „Pferdelehrmeister", die noch nie in ihrem Leben ein Gebiss im Maul hatten und immer noch motiviert und leistungsstark mitarbeiten. Sie überzeugten mich durch ihre große Feinfühligkeit und ihren sensiblen Reaktionen auf kleinste Hilfengebung. Nach einer Selbsterfahrung mit ihren Pferden war ich „infiziert" und wollte nur noch gebisslos arbeiten. Käte hat eine gute gebisslose Zäumung entwickelt, die sie auch selber herstellt. Informationen dazu findet man auf ihrer Webseite www.bitlessdream-horse.de. Seit unserem ersten Kennenlernen besteht zwischen uns eine intensive Zusammenarbeit, bei der wir uns, zum Wohle der Pferde, immer wieder austauschen und über die Pferdereaktionen und ihre Gesunderhaltung auseinandersetzen.

Kopfstücke: Da es sehr viele gebisslose Zäumungen mit negativen Auswirkungen für das Pferd gibt, stellen wir an ein gutes, *gebissloses Kopfstück* mehrere Anforderungen. Das Kopfstück sollte an Nasenriemen und Genickstück gut gepolstert sein. Der Nasenriemen darf nicht einengen (Zwei-Finger-Regel). Außerdem soll es stabil sitzen, genügend Augen- und Ohrenfreiheit und gute Verschnallmöglichkeiten bieten. Es benötigt große seitliche Einschnallringe und darf keine Druckverstärker aufweisen. Die wenigsten Zäumungen erfüllen alle diese Anforderungen. Aber auch wenn alle Kriterien erfüllt sind, müssen wir immer noch die feinste Hilfengebung mit sensibler, nachgebender Handeinwirkung voraussetzen, um gebisslos gesunderhaltend zu arbeiten.

Außerdem müssen alle Ausrüstungsgegenstände immer zu Pferd und Langzügelführer passen. Das bedeutet, dass man nicht sagen kann, dass nur eine Ausrüstung für jedes Pferd und jeden Langzügelführer richtig ist. Die Ausrüstungsgegenstände müssen immer den individuellen Möglichkeiten und Voraussetzungen der beiden angepasst werden, damit sie sich wohlfühlen und miteinander gut agieren können. Deshalb empfehle ich keine bestimmte Ausrüstung, sondern beschreibe alle Kriterien, die sie erfüllen sollte. Nach der intensiven Beschäftigung mit den Kopfstücken steht für mich aber fest, dass Gebisse für eine gute Langzügelarbeit nicht erforderlich sind.

Leinen: Für die verwendeten Leinen gilt, dass bei feiner Hilfengebung ein optimaler Energiefluss von der Hand des Langzügelführers bis zum Kopf des Pferdes möglich sein muss. Ihre Länge, Dicke und Gewicht ist abhängig vom Pferd (wie sensibel reagiert es?), dem Langzügelführer (wie groß und wie geschickt sind seine Hände?) und dem Verwendungszweck (in welcher Entfernung zum Pferd wird hauptsächlich gearbeitet?).

Weiter muss das Material robust und wetterfest sein. Die Leinen sollten gleichzeitig fest und geschmeidig sein, damit Anlegen, Anschwingen an den Pferdekörper und Schlängeln leicht möglich sind. Kleine Karabiner an den Enden erleichtern das Durchführen am Gurt und sind am Pferdekopf weniger störend. Aus Sicherheitsgründen ist eine Sollbruchstelle in der Mitte erforderlich. Sie sollte ohne Schnallen gearbeitet sein, damit ein problemloses Fließen der Leinen durch die Hand ermöglicht wird. Ich empfehle seilartige Leinen. Mit gutem Material aus der Seilerei lassen sich die individuellen Leinen leicht selbst herstellen. Der Umgang mit den Leinen lässt sich am besten zuerst mit einem menschlichen Partner üben.

Gurte: Alle in der Therapie verwendeten Gurte können auch in der Langzügelarbeit mit Klienten verwendet werden. Dabei ist die Durchführung der Leinen am Gurt notwendig und praktisch, um die Leine immer auf der richtigen Höhe zu halten. Die Tatsache, dass der Klient mit seinen Beinen dazukommt, erfordert aber eine zusätzliche Ausrüstung der Gurte. Damit die Leine flexibel in der Höhe und Entfernung zum Gurt verläuft und den Klienten weniger stört, gibt es verschiedene *Aufhaltemöglichkeiten*, die man am Gurt, an den vorhandenen Ringen, befestigen kann. Zwei davon möchte ich vorstellen. Die einfachste Möglichkeit ist ein Geschirrring mit einem Karabinerhaken, den man am Gurtring einhakt (Abb. 5.8). So ist der Abstand zum Gurt nicht so groß, und auch die Höhenvariation der Leine ist begrenzt. Trotzdem hilft diese Konstruktion, den Abstand der über die Beine des Klienten geführten Leine etwas zu vergrößern. Das macht das Aufliegen der Leine auf den Beinen angenehmer.

Die zweite Möglichkeit ist eine größere Lederschlaufe (z. B. ein Aufhalter aus dem Hintergeschirr eines Fahrgeschirrs) (Abb. 5.9). Damit kann man sowohl die Höhe als auch den Abstand der Leinen zum Gurt sehr gut variieren, wobei die gerade Linie vom Pferdekopf bis in die Hand des Langzügelführers immer erhalten bleibt.

Zum schnellen Anbringen und Abnehmen kann man den Lederaufhalter ebenfalls mit einem Karabiner am Gurtring befestigen.

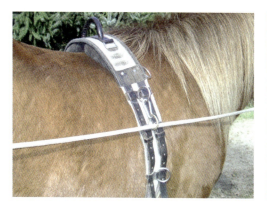
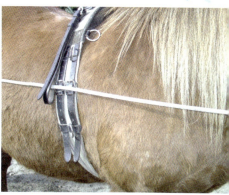

Abb. 5.8: Karabiner / Geschirrring

Abb. 5.9: Lederaufhalter

Auch wenn die Leinen mal unter das Bein des Klienten gelegt werden, erfüllen beide Konstruktionen ihre Aufgabe, die Leine hochzuhalten. Beim Abnehmen der Leinen nach der Therapiestunde muss immer darauf geachtet werden, sie unter die Beine zu legen oder sie zuerst abzunehmen, bevor der Klient absteigt, damit er sich nicht darin verwickelt.

Peitsche / Gerte: Anders als bei der Ausbildung des Pferdes, wo in vielen Situationen der Einsatz von Peitsche / Gerte sehr nützlich ist, kann man beim fertig ausgebildeten Pferd und bei der Arbeit mit Klienten in den meisten Fällen darauf verzichten. Früher gehörte die Gerte bei der Langzügelarbeit mit Klienten zu meiner ständigen Ausrüstung. In den letzten Jahren habe ich meine Hilfengebung mit den Leinen verfeinert und besser verstanden, sodass ich heute lieber ohne Gerte arbeite, um mich auf die Wahrnehmung der Pferdereaktionen zu konzentrieren. Wie schnell kommt es beim Mitführen der Gerte zu ungenauen, unangemessenen, unbeabsichtigten Bewegungen der Gerte und darauf folgend zu unbeabsichtigten Pferdereaktionen. Ohne Gerte kann man viel einfacher und effizienter, sensibler und aufmerksamer agieren. Sollte eine Gerte eingesetzt werden, ist zu beachten, dass die Einwirkung stets nur so gering wie möglich erfolgt.

Jeder muss für sich selber und für sein Pferd die passenden Ausrüstungsgegenstände finden. Es lohnt sich aber, die alte, immer schon verwendete Ausrüstung gründlich zu überprüfen: Wozu dient sie, welche Wirkung hat sie und welches Ziel wollen wir damit erreichen?

Aber auch mit optimaler Ausrüstung fällt es uns Menschen als Jäger und Beutegreifer schwer, in unserer Kommunikation mit dem Pferd wie ein ranghohes Flucht- und Herdentier zu reagieren. Was heißt das? Bei unserem täglichen Umgang schleichen sich immer wieder Verhaltensweisen des Beutegreifers ein, wie hinter unserer Beute (Pferd) her zu laufen, nach ihr zu greifen, sie zu fangen, versuchen sie zu scheuchen und festzuhalten. Wir wollen das Pferd greifen, ziehen am Strick oder Zügel, versuchen, es in die Ecke zu drängen, und begegnen ihm mit großem körperlichem und psychischem Druck. Alles Verhaltensweisen, die nicht dem Pferdeverhalten entsprechen. Das Leittier in der Pferdeherde positioniert den Rangniederen energieeffizient mit kleinsten Körpersignalen. Deshalb ist es beziehungsfördernd, wenn wir dem Pferd mehr Raum geben, es einladen zu folgen, es heranbitten und den körperlichen und psychischen Druck immer nur so minimal einsetzen und sofort wegnehmen, wenn eine Reaktion in die gewünschte Richtung erfolgt ist. Wenn wir gut beobachten und bewusst wahrnehmen, können wir besser wie ein Pferd handeln. Denn nur so können wir in unserer gegenseitigen Beziehung echte Wertschätzung und Respekt erfahren. Die Pferde sind dabei unsere Lehrer. Deshalb möchte ich mich an dieser Stelle bei allen Pferden bedanken, für die vielen wunderbaren Erlebnisse, die mir geholfen haben, die spielerisch leichte Verbindung miteinander zu spüren. Und dafür, dass sie mich aus meinen hohen Erwartungen immer wieder ins Hier und Jetzt und auf den Boden der Tatsachen zurückgeholt haben. Natürlich gilt mein Dank auch allen Menschen, die mich in jeder Beziehung bei der Erarbeitung dieses Beitrags unterstützt haben.

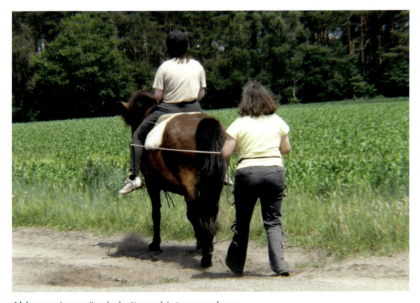

Abb. 5.10: Langzügelarbeit von hinten gesehen

Ich geh dann mal los und mache mich wieder auf den Weg. In diesem Sinne wünsche ich allen viele schöne Erlebnisse in der Langzügelarbeit, ob mit oder ohne Klient, aber in jedem Fall mit unseren besten Mitarbeitern, den Pferden.

 Literatur

Adalsteinsson, R., (1998): Reynirs Islandpferde – Reitschule, Kosmos Verlag, Stuttgart
Beck-Broichsitter, H., (2010): Das Reiterkloster und seine Abgesandten, Wu Wei Verlag, Schondorf
Eistel, B. (2007): Das ganze Leben umarmen, Ehrenwirth / Lübbe, Köln
Heuschmann, G. (2006): Finger in der Wunde, Wu Wei Verlag, Schondorf
Heuschmann, G. (2008): Stimmen der Pferde (DVD), Wu Wei Verlag, Schondorf
Kattwinkel, K. (2010): Gutes Reiten hält mein Pferd gesund – Eins werden mit dem Pferd, Georg Olms Verlagsbuchhandlung, Hildesheim
Podlech, B., Podlech, H., (2013): Reiten in Balance – Ein ganzheitlicher Ansatz, Wu Wei Verlag, Schondorf
Rashid, M. (2002): Denn Pferde lügen nicht, Kosmos Verlag, Stuttgart
Solinski, S. G. (1991): Das Gymnasium des Freizeitpferdes, Georg Olms Verlagsbuchhandlung, Hildesheim
Stührenberg, K. (2011): Tölt verstehen und besser reiten, Kosmos Verlag, Stuttgart
www.bitlessdream-horse.de, 20.7.2015
www.hpr-hof.de, 20.7.2015

6 Die Ausbildung von Islandpferden für das Heilpädagogische Reiten als Teil des ganzheitlichen Therapiesystems

Von Helga Podlech

Um die besondere Eignung von Islandpferden im Heilpädagogischen Reiten beurteilen zu können, ist ein Rückblick auf ihre Entwicklungsgeschichte aussagekräftig. Islandpferde sind die ursprüngliche Pferderasse der Wikinger und Kelten. Sie haben diesen Völkern in wechselhaften Zeiten mit viel Anpassungsvermögen und Ausdauer zur Seite gestanden. Seit über 1000 Jahren dienen diese Pferde den isländischen Menschen im Kampf gegen die raue Natur. Sie halfen ihnen in früheren Zeiten zu überleben und sind auch heute noch in weiten Landstrichen gefragte Gefährten. Islandpferde sind „Fortbewegungsmittel" auf langen Reisen, aber auch Arbeitspartner, beispielsweise beim Schafe-Treiben. Große Vulkanausbrüche und harte Winter haben ihre Zahl mehrfach auf nur einige 100 Pferde dezimiert. Überlebt haben nur die härtesten. Zudem gehörte Pferdefleisch in Island zur Nahrungsgrundlage, sodass eine klare Auslese in Bezug auf Charakter und Arbeitswillen sehr einfach und nachhaltig war.

Das Zuchtziel war, ein einfaches, freundliches, rittiges, robustes, starkes und ausdauerndes Pferd zu erhalten. Diese Eigenschaften verleihen dem heutigen Islandpferd gute Voraussetzungen, um im Heilpädagogischen Reiten, sowohl mit Kindern als auch mit Erwachsenen, erfolgreich zu arbeiten. Ein wesentlicher Aspekt, der diese Voraussetzungen ergänzt, ist das klare Sozialsystem innerhalb der Herde, bedingt durch das Aufwachsen und Leben in der Gemeinschaft. Hier beschützen ranghöhere Tiere die Schwachen, spielen mit etwa Ranggleichen und kämpfen um ihre Position in der Herde. Je nach Charakter regeln die Tiere ihre Rangordnung auch ohne Beißen und Schlagen, oft genügt das Drohen oder das sichere Auftreten einer starken Pferdepersönlichkeit.

Im Winter stehen die Tiere oft sehr dicht beieinander, um sich gegen Wind und Kälte zu schützen. So von der Natur erzogen, lassen sie ihre Artgenossen sehr nah an sich heran, ohne gleich zu schlagen oder zu beißen. Dieses Verhalten kommt dem Umgang mit dem Menschen, besonders im Heilpädagogischen Reiten, entgegen.

Hinzu kommt, dass sich das typische Stockmaß von 133 bis 144 cm im HPR als Vertrauen erweckend und vielfach ideal erweist. Mit seiner langen Mähne und dem dichten Fell steht das Islandpferd dem Urpferd noch sehr nahe und spricht unsere Zielgruppe besonders an. Zudem haben sich seine vier bis fünf Gangarten aus der Wikingerzeit erhalten. Insbesondere der Tölt, eine schwunglose, gelaufene Gangart, vermittelt auch ungeübten Reitern entspannende Sicherheit.

Insgesamt erfüllt diese Rasse also sehr viele Merkmale für ein gutes Therapiepferd:

- bequeme Gangart, Arbeitswille und ein guter Charakter;
- der Tölt vermittelt auch ungeübten Reitern ein sicheres Reitgefühl;
- sie sind von der Natur zu klaren Reaktionen erzogen;
- feinfühlige soziale Struktur in der Herde;
- Vertrauen erweckendes Aussehen und handliche Größe;
- robust durch natürliche Selektion und günstige Körpergrößenverhältnisse.

Selbstverständlich gibt es aber auch andere Pferderassen, die als Therapiepferd geeignet sind. In der Therapie mit speziellen Körperbehinderungen, in denen es darum geht, Bewegungsabläufe langsam zu erspüren, sind häufig größere Pferde vorteilhafter. Wenn Betreuer und Klient zu zweit auf dem Pferd sitzen, kann der Isländer zu klein sein.

Um das Pferd an die feinsinnige therapeutische Arbeit heranzuführen, hat sich eine Ausbildung in mehreren Stufen bewährt. Jede dieser Stufen berücksichtigt den Nutzen für das Gesamtsystem Klient – Pferd – Therapeut.

Die Beobachtung des Pferdeverhaltens in der Herde steht vor der Freiheitsdressur im Longierzirkel. Daran schließt sich die Bodenarbeit und die Arbeit im Trialparcours (Pferdespielplatz) an. Je nach Einsatzschwerpunkt ist es sinnvoll, das Therapiepferd als Handpferd und auch an der Longe auszubilden.

6.1 Beobachten der Herde

Menschen, die im Heilpädagogischen Reiten arbeiten, verfügen in der Regel über eine entsprechende Ausbildung. Zusätzlich ist es aber hilfreich, wenn sie das Pferd in seiner Ganzheit wahrnehmen, sehr sensitiv sind, Situationen überblicken und feine nonverbale Kommunikation erfassen. Sich zurücknehmen, beobachten und „werden lassen" sind grundlegende Eigenschaften. Einfühlsame Hilfestellung sowie das Erkennen kleinster Fortschritte helfen auf dem manchmal langen und mühseligen Weg zum Ziel.

Für Menschen, die im Heilpädagogischen Reiten tätig sind und weitere Einsichten in die Kommunikation der Pferde gewinnen wollen, ist das Beobachten der Interaktion in der Herde sehr aufschlussreich:

FALLBEISPIEL

Drei Pferde, die sich kennen, laufen frei in der Halle. Vidar und Hildi beginnen zu spielen, beißen sich in die Vorderbeine und jagen sich gegenseitig. Währenddessen gähnt Caramel und wirkt unentschlossen. Dass er keinen Spielpartner findet, zeigt, dass drei eine ungeschickte Zahl ist. In der Halle werden Platzverhältnisse und Einsamkeit (Caramel) deutlich, zumal keine Gelegenheit gegeben ist, sich durch Grasen abzulenken. Caramel kaut, als wolle er sagen: „Oh, und ich?" Ein weiteres Pferd, Somi, kommt hinzu, Caramel fordert ihn zum Spielen auf. Entspannt schnauben beide. Jetzt kommt Fafnir aus einer fremden Herde in die Halle: selbstbewusst und ruhig. Die anderen kommen gleich angestürmt, um ihn zu begrüßen. Er bleibt erhobenen Hauptes stehen, wippt mit dem Kopf in ihre Richtung, legt dabei seine Ohren an und presst Nüstern und Lippen zusammen. Jetzt machen sie einen Bogen um Fafnir und zwicken sich gegenseitig. Aber dann geht Caramel, der Mutige, alleine im Trab auf Fafnir zu. Doch dieser droht wieder. Als Caramel aber zu übermütig wird und Fafnir anrempelt, erhält er einen kurzen kräftigen Biss, ohne dass Fafnir sich dabei weit von seinem Platz wegbewegt.

Schließlich kommt Sörli in die Halle, auch er ist in der Gruppe unbekannt. Er läuft auf sie zu, beschnuppert den einen oder anderen und wird dann davongejagt. Er galoppiert weg, die anderen holen ihn wieder ein, zwicken und treten ihn, und er rennt weiter. Schließlich stellt er sich, bezieht wieder Prügel und haut erneut ab. Zwei Pferde verlieren ihr Interesse, aber Caramel und Somi zanken weiter. Fafnir steht unterdessen ruhig auf seinem Platz, mehr oder weniger interessiert. Daraufhin gesellt sich Sörli zu Fafnir. Nun kommen die anderen näher an die beiden heran, erhalten aber eine deutliche Drohung von Fafnir. Sörli beschnuppert Fafnir und darf neben ihm stehen bleiben.

Derartige Sozialspiele lassen sich am eindrucksvollsten auf einem Platz demonstrieren, auf dem sich die Pferde nicht durch Grasen ablenken können. Unterschiedlich starke Interaktionen sind zu beobachten, wenn die Pferde bewusst, aus gleichen oder verschiedenen Gruppen ausgesucht werden. Auf diese Weise hat man ausgezeichnete Möglichkeiten, die unterschiedlichsten Charaktere und Typen wie Chef, Streithammel, Spielkasper, Langweiler, Außenseiter und Ähnliches festzustellen.

Diese Informationen sind für die Eignung als Therapiepferd und die Zuordnung von Pferd und Klient von großer Bedeutung. Für die Menschen, die in der Therapie arbeiten, sind folgende Beobachtungen hilfreiche Informationen über das Pferd:

- Auftreten des einzelnen Pferdes,
- Ohrenstellung,
- Nasen-, Maul- und Augenausdruck,
- Kopf-Hals-Haltung,
- kühle Schulter zeigen,
- anrempeln,
- mit dem Schweif schlagen,
- mit der Kruppe drohen,
- aufstapfen.

Ebenso ist die Konstellation und Interaktion in der Gruppe von großer Aussagekraft.

6.2 Freiheitsdressur

Nach dieser ersten Erkenntnis über die Pferde ist die Freiheitsdressur der nächste Arbeitsschritt in der Ausbildung. Als Freiheitsdressur wird die Arbeit mit dem Pferd in einem begrenzten Raum ohne Strick und Halfter bezeichnet. Für Islandpferde hat sich am besten ein abgeschlossener Zirkel mit einem Durchmesser von etwa 16 Metern bewährt. Ein möglicher Ablauf für die Pferdeausbildung wäre Folgender:

Zunächst begrüße ich das Pferd im Longierzirkel, ähnlich wie es die Pferde untereinander tun. Je nach Charakter und Ausbildung lässt es sich streicheln oder läuft davon. Ich lasse es jetzt im Kreis laufen. Sobald es nach außen schaut oder stehen bleibt, treibe ich es wieder an, bis seine Körpersprache erkennen lässt, dass es Kontakt aufnehmen möchte. Daraufhin nehme ich mich zurück, mache mich klein, gehe rückwärts und lade auf diese Weise das Pferd ein, zu mir zu kommen und mich zu beschnuppern. Dann streichle ich es am ganzen Körper, hebe seine Hufe an und beobachte es dabei genau. Wird es ihm zu viel, geht es weg, wobei ich es dann aber erneut antreibe.

Diese Vorgehensweise zeigt sehr bald, was das Pferd zulässt, und wie es sein Weggehen vorher ankündigt. Die Ohren- und Halshaltung sind dabei verlässliche Indikatoren. Pferd und Mensch lernen dabei sehr schnell, genauer zu beobachten und sich klar zu verhalten. Unklares Verhalten des Trainers bedingt immer unklares Verhalten des Pferdes.

Die Stimme des Trainers hat eine unterstützende Wirkung. Futter oder Leckerli gibt es allerdings nicht, da die Pferde sonst häufig betteln oder frech werden. Hat das Pferd Vertrauen gefasst, wird es häufiger nachfragen, ob es in die Mitte kommen darf, um gestreichelt zu werden. Das kann aber auch der Fall sein, wenn es keine Lust mehr hat zu laufen. Wenn das der Fall ist, kann ich mit energischem Auftreten, mit tiefer Stimme und dem Kommando „ho" aus dem Bauch heraus das Pferd daran hindern, in die Mitte zu kommen. Anschließend treibe ich das Pferd weiter, sodass es in der verlangten Gangart bleibt. Auf diese Art und Weise ist es stets auf mich konzentriert und kann ohne viel Energieaufwand meinerseits in Bewegung gehalten werden.

Schließlich lade ich das Pferd durch meine Körpersprache erneut ein, in die Mitte zu kommen. Ich begrüße es, streichle es an der Stirn und achte darauf, dass es den Kopf nicht abwendet. Ist es noch nicht bereit, sich zwischen den Augen anfassen zu lassen, warte ich ein wenig oder gehe sogar einen Schritt zurück. Ich fasse das Pferd erst wieder an, wenn es mir zugewandt ist. Dann streichle ich es wieder und fordere es durch meine Körperhaltung auf, mir nachzugehen. Manchmal ist es noch etwas unsicher, steht wie angewurzelt. Indem ich vor ihm hin- und her trete, entspannt es sich. Überzeugt, dass es mir jetzt nachlaufen wird, wende ich mich zum Gehen und werfe ihm dabei den Blick „komm mit!" zu. Es folgt mir, ohne zu zögern.

Somit hat mich das Pferd als ranghöher akzeptiert, nimmt in Zukunft meine sichere Führung gerne an und folgt mir wie einer Leitstute. Ein Führstrick ist nicht nötig. Es geht frei neben oder hinter mir und hält auch beim Anhalten den entsprechenden Abstand.

Bei dieser Arbeit lernt das Pferd, den Menschen sehr genau zu beobachten, sich auf ihn zu konzentrieren und auf kleinste Signale zu reagieren. Mehrfache Wiederholungen des Trainings geben dem Pferd Vertrauen und festigen den Bezug zum Trainer auch bei großer Ablenkung. Der Mensch sollte sich dieser Führungsrolle stets bewusst sein und sich dementsprechend gerecht und aufmerksam dem Pferd gegenüber benehmen.

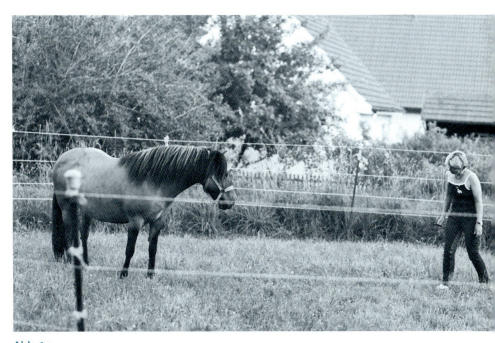

Abb. 6.1

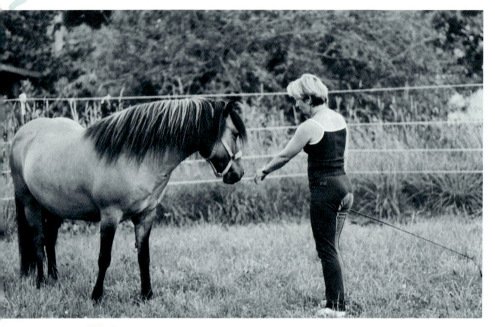

Abb. 6.2

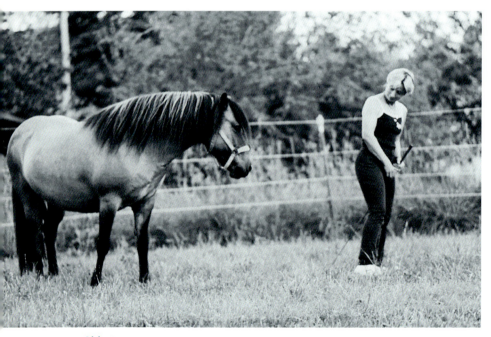

Abb. 6.3

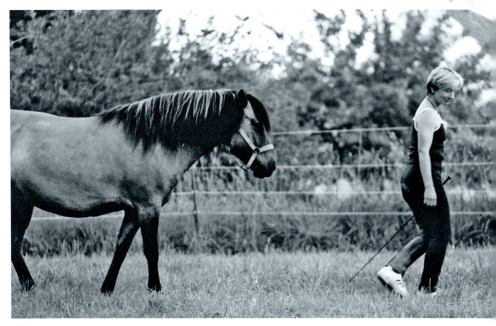

Abb. 6.4

Die Reaktionen des Pferdes ermöglichen eine sehr genaue Einschätzung seines Charakters und seiner Eignung zum Therapiepferd:

- Schlägt es mit dem Kopf oder mit dem Schweif bei der Aufforderung, schneller zu gehen oder hält es das geforderte Tempo?
- Ist es beim Einladen in der Mitte unsicher oder lässt es sich nur von einer Seite einladen (andere Seite ist noch steif)?
- Lässt es sich überall streicheln, wird es unruhig, wenn ich hinter ihm vorbeigehe?

6.3 Bodenarbeit

So vorbereitet arbeitet das Pferd sehr angenehm und willig auch außerhalb des Longierzirkels. Es ist aufmerksam und dem Menschen zugewandt. In dieser Phase lernt es nun, am losen Strick in jedem Gelände dem Menschen zu folgen.

Für die Bodenarbeit eignet sich gleichermaßen Stallhalfter mit Führkette oder eine Trense mit eher langem Zügel, um das Pferd aus verschiedenen Positionen führen zu können. Wie in der Freiheitsdressur geht es neben dem Menschen, hinter ihm oder sogar an der „falschen" Seite.

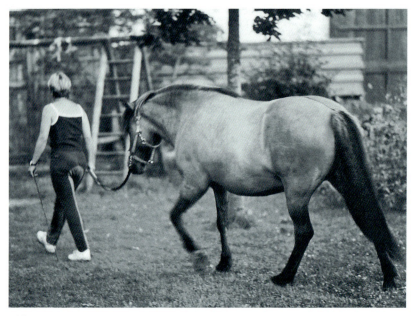

Abb. 6.5

Diese Verhaltensübungen lassen sich überall trainieren und werden durch erhöhte Ansprüche, beispielsweise im Trialparcours, gefestigt. Das Pferd muss über Planen, Wippen, Brückchen, Slalom, bergauf oder bergab und sogar durch den Flattervorhang seinem „Leitmenschen" folgen. Je mehr Führung notwendig ist, desto mehr muss zunächst der Mensch voraus gehen. Je sicherer das Pferd im Verlauf der Zeit wird, desto eher kann es deutlich neben oder fast vor dem Führenden gehen. Stimmkommandos und Körperhaltung des Trainers können das Pferd zu schnellerem oder langsamerem Gehen veranlassen. Der Strick muss durchhängen und über kurze, leichte Impulse nur dann wirken, wenn das Pferd auf die bisherigen Zeichen nicht reagiert. Therapiepferde sollten mehr Sensitivität haben, als sich nur am Strick „mitnehmen zu lassen."

Bei dieser Arbeit im Trialparcours erhält der Trainer weitere Klarheit über den Charakter des Pferdes, seinen Mut und die Selbstverständlichkeit, mit der es die Hindernisse nimmt, aber auch über seine Reaktionsgeschwindigkeit. Zu beachten wäre dabei Folgendes:

- Lässt sich das Pferd nur überzeugen oder hat es selbst Spaß an diesem Spiel?
- Streikt es bei bestimmten ungewohnten Situationen oder lässt es sich freudig darauf ein?
- Zögert es nur kurz, um die Situation zu erkennen oder gerät es in Panik?
- Ist das Pferd belastbar oder verliert es das Vertrauen in den „Leitmenschen"?

Ein Pferd, das sich auch in ungewohnten Situationen sicher verhält, ist losgelassen und geht mit schwingendem Rücken. Diese Verfassung ist für den Reiter entspannend und für das Pferd die Grundlage für Freude und Gesundheit. Der Mensch, der in der Therapie arbeitet, kann sich mit einem auf diesem Weg ausgebildeten Pferd voll auf den Klienten konzentrieren, weil er sich stets auf die Reaktionen seines Pferdes verlassen kann.

Insgesamt ist die Bodenarbeit eine wichtige Vorbereitung für das Handpferdereiten und die Longenarbeit, weil erste Kommandos, wie Schritt, Trab oder „ho" dabei eingeübt werden.

6.4 Handpferdereiten

Die Ausbildung als Handpferd ist nach guter Bodenarbeit nur noch eine Kleinigkeit. Doch kommen hier natürlich noch mehr Reize von „außen" hinzu und auch der Ehrgeiz der nebeneinander laufenden Pferde spielt eine Rolle. Hat das Pferd in der Bodenarbeit gelernt, sich auf den Menschen zu orientieren und sich sicher von allen Positionen aus mit leichten Kommandos führen zu lassen, wird es schnell lernen, als Handpferd perfekt und mit Freude zu laufen.

Obwohl das Pferd die ersten Wege von der Bodenarbeit her kennt, ist es hilfreich, wenn anfangs ein weiterer Reiter oder Fußgänger hinter dem Handpferd geht, um es bei kritischen Situationen am Ausbremsen zu hindern. Ferner ist darauf zu achten, dass das Pferd auch in schnellerer Gangart den Hals nicht schief zum Reitpferd hält, damit es keinen Muskelkater bekommt und entspannt bleibt. Es muss am durchhängenden Strick in gewünschter Position laufen. Das Reitpferd muss gewisse Voraussetzungen erfüllen:

- gute Ausbildung,
- keine Angst vor der Gerte,
- nicht zu ehrgeizig,
- besonders nervenstark,
- leicht mit einer Hand zu lenken.

Wie bei der Bodenarbeit muss das Handpferd auf geringes Zupfen an Zügel oder Kette sein Tempo verlangsamen oder auch hinter dem Reitpferd gehen. Sinnvoll ist, wenn das Handpferd lernt, auf beiden Seiten des Reitpferdes zu laufen.

Eine gute Erfahrung für den in der Therapie arbeitenden Menschen ist es, sich selbst auf einem Handpferd mitführen zu lassen. Die Ängste mancher Klienten, ob sie sich nun ausgeliefert oder sicher durch die Führung fühlen, werden erst dadurch wirklich nachvollziehbar.

6.5 Longe

Je nach Klientenprofil und örtlichen Gegebenheiten bietet sich nach der Freiheitsdressur auch die Ausbildung an der Longe, Doppellonge oder auch das Fahren vom Boden aus an. Sowohl das Pferd, welches in der Freiheitsdressur auf den Menschen eingestimmt wurde als auch der Mensch, der gelernt hat, in der richtigen Position zum Pferd zu stehen und es mit wenigen effektiven Kommandos (bestehend aus Körpersprache und Stimme) zu dirigieren, werden das Longieren als Fortsetzung der vorangegangenen Arbeit empfinden.

Hinzu kommt jetzt der feine Einsatz der Longe und der langen Gerte. Nun kann das Pferd auch auf einem offenen Platz in der Therapie arbeiten. Durch den geschickten Einsatz von Doppellonge oder Schlaufzügel kann man das Pferd intensiver formen, sodass es mit mehr Rückentätigkeit läuft. So kann der Reiter besser sitzen und ist offen für eine entspannte Arbeit. Ein gut ausgebildetes Longenpferd ermöglicht dem Therapeuten, sich ganz auf den Klienten zu konzentrieren und gibt diesem, auch in schnellerer Gangart, das Gefühl von Sicherheit. Auch hier ist es wieder interessant, sich selbst in die Position des Klienten zu begeben.

Das Islandpferd eignet sich allerdings nur bedingt als Therapiepferd an der Longe. Je mehr Veranlagung es zum Tölt hat, desto schwerer fällt es ihm, auf dem Zirkel zu galoppieren und desto unsicherer ist es oft im Trab. Das ist auch der Grund, warum es nur sehr wenige Voltigierpferde dieser Rasse gibt.

B Praxisfelder im Heilpädagogischen Reiten

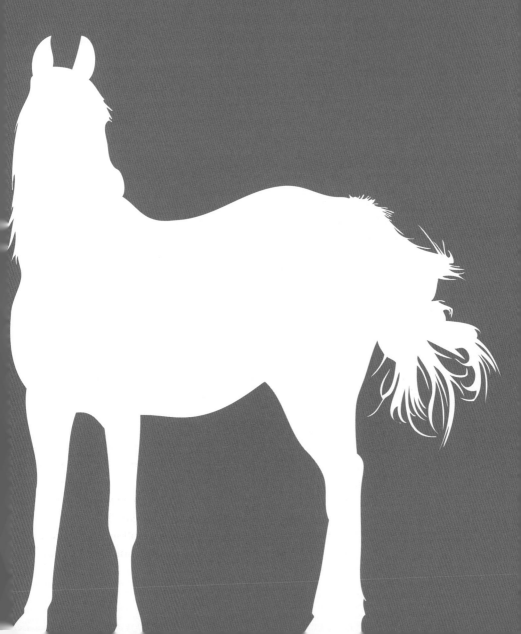

7 Aufbau einer Beziehung zum Pferd: eine Maßnahme für die Entwicklung und Erziehung von Menschen mit geistiger Behinderung

Von Susanne Eberle-Gäng

Die Gründe, weshalb ich mich entschloss, Heilpädagogisches Reiten mit Menschen mit geistiger Behinderung durchzuführen, liegen einerseits in meiner beruflichen Tätigkeit als Sonderschullehrerin und andererseits in meinen persönlichen Erfahrungen in Kindheit und Jugend: Ich lernte in dieser Zeit, was es heißt, Verantwortung zu übernehmen. Ich lernte auch, der Pferde wegen, auf einiges zu verzichten. Ich begann, meine Arbeiten besser einzuteilen und rationeller zu erledigen, um mehr Zeit bei und mit den Pferden verbringen zu können. Mit zunehmenden Reitkenntnissen lernte ich mich zu disziplinieren, hatte ich doch im Pferd einen Partner, den man mit Rücksicht und Feingefühl lenken sollte und bei dem man mit Ungeduld und Unkonzentriertheit nichts erreichen konnte. Alles in allem lernte ich, mich voll in eine Sache hineinzugeben und spürte auch die daraus herauswachsende Befriedigung und Zufriedenheit. In meiner Begeisterung von damals, die bis heute andauert, liegt wohl ein Hauptgrund für die Arbeit mit Menschen mit Behinderung und den Pferden, dem so genannten „Heilpädagogischen Reiten".

Nach einem theoretischen Vorspann werde ich in diesem Beitrag über meine Arbeit mit dem geistig behinderten und autistischen Jugendlichen A. berichten und zum Schluss zeigen, wie die Theorie und die Praxisresultate in Zusammenhang gebracht werden können.

7.1 Aspekte der geistigen Behinderung in Bezug auf das Heilpädagogische Reiten

„Menschen mit und Menschen ohne zu definierende geistige Behinderung sind […] Menschen und nichts anderes. Wenn aber unterschieden werden soll, so kann es sich nur um den individuellen, mehr instrumentellen Vollzug dieses Menschseins handeln" (Speck 1993, 41).

Bach sieht im Lernverhalten des Menschen mit geistiger Behinderung einen wesentlichen Unterschied zum Menschen ohne Behinderung und umschreibt dies mit einem starken Zurückbleiben „hinter der am Lebensalter orientierten Erwartung", einem „Vorherrschen des anschauend-vollziehenden Aufnehmens, Verarbeitens und Speicherns von Lerninhalten" und einer „Konzentration auf direkter Bedürfnisbefriedigung Dienendes" (zit. n. Speck 1993, 43).

Nach Speck muss die pädagogische Aufgabenstellung ein gerichtetes, dynamisches Beziehungsgefüge darstellen, das sich an den individuellen Möglichkeiten des Kindes und dessen Lebenssinn orientiert; sie ist als Lern- und Lebenshilfe zu verstehen. Speck (2012, 207) teilt die pädagogische Aufgabenstellung in vier Teilbereiche auf, wobei diese einander ganzheitlich zugeordnet sind:

Im Teilbereich „der Erschließung des Lebenszutrauens" geht es darum, die Lebenskräfte und Lebensantriebe des Menschen mit geistiger Behinderung von außen zu wecken und in Gang zu halten. „Angesprochensein" (Moor 1974) ist nur dort möglich, wo das Kind sich geborgen und bejaht fühlt.

Der Teilbereich „Ausbildung von Lebensfertigkeiten" (Sensomotorik und praktische Fertigkeiten) ist für das einzelne Kind lebensbedeutsam und dient seiner sozialen Eingliederung. Die Fertigkeiten reichen vom unmittelbaren körperlichen Bereich bis hin zu beruflichen Bereichen. Sie sind vom nächsten Teilbereich, der Lebensorientierung, nicht abzutrennen.

Im Teilbereich „die Vermittlung von Lebensorientierung" (Kommunikation und Information) geht es um die Erschließung der unmittelbaren Lebenswirklichkeit. Dem Menschen mit geistiger Behinderung soll geholfen werden, die Welt zu finden, zu gliedern und zu gestalten. Als indirekte Aufgabe bei der Gewinnung der Lebensorientierung ist die Selbsterkenntnis zu sehen, denn je deutlicher der Mensch mit geistiger Behinderung die Umwelt gliedern kann, umso besser erfährt er sein Verhältnis zu dieser und damit seine eigene Position. Hierzu gehört also der Vergleich der eigenen Person mit anderen, das Erkennen der eigenen Grenzen und das daraus wachsende positive Verständnis der eigenen Möglichkeiten.

Der letzte Teilbereich umfasst das „Bilden von Lebenshaltungen" (Stabilisierung von Werten und Normen). Aus den ersten drei Teilbereichen resultiert mit der Zeit ein „normorientiertes" Verhalten und somit eine Stabilisierung der Lebensführung. Aus den ausgebildeten Werthaltungen des Kindes oder Jugendlichen werden Persönlichkeitsmerkmale, die schließlich Bestandteil seiner Identität sind.

Das Heilpädagogische Reiten vermag zu jedem der Teilbereiche einen Beitrag zu leisten. Durch den Umgang mit dem Pferd können im Kind Lebenskräfte und Lebensantriebe erweckt und in Gang gehalten werden. Der Umgang mit einem Lebewesen kann Freude und Erfüllung geben und damit zu einer positiven Grundgestimmtheit beitragen.

Beim Heilpädagogische Reiten erwirbt das Kind sensomotorische Erfahrungen im aktiven und passiven Umgang mit seinem Körper an und auf dem Pferd. Im tätigen Umgang mit dem Pferd erlernt es lebenspraktische Fertigkeiten und erwirbt Wissen über Gegenstände und Zusammenhänge. Es kann sich dadurch zunehmend besser orientieren. Es lernt auch seine eigenen Möglichkeiten und Grenzen kennen. Da jede Handlung an und auf dem Pferd Auseinandersetzung mit ihm beinhaltet, ist das Heilpädagogische Reiten von Anfang an ein sozialer Prozess und damit ein Beitrag zur Verbesserung der Kommunikationsfähigkeit. Hinzu kommen noch die Beziehungen zum Reitpädagogen und zu anderen Kindern, die an den Lektionen teilnehmen.

Durch den Umgang mit dem Pferd erschließt sich dem Kind in zunehmendem Maße ein mehr oder weniger großer Teil der belebten Natur. Daraus ergeben sich Haltungen und Einstellungen, die zur allgemeinen Werthaltung des Kindes beitragen und zu einem Teil seiner Persönlichkeit werden können.

„Geistige Behinderung bedingt [...] spezielle Erziehungsbedürfnisse, d. h. spezielle Formen des Lernens und Lehrens" (Speck 1993, 165). „Das Lernen des geistig behinderten Kindes muss vor allem ein handelndes und operatives Lernen sein, wenn es ein bildendes Lernen sein soll" (S. 187). „Um dies zu erreichen, muss die Erziehungs- und Bildungsarbeit vor allem darauf gerichtet sein, dem Kind möglichst viel Gelegenheit zum tätigen Umgang mit Dingen, zum Erfahrungssammeln zu geben" (S. 188).

Der Umgang mit dem Pferd bietet viele Möglichkeiten des Handelns. Zudem fordert das Pferd als „lebendiges Material" und durch seine Wesensart das Kind zum Handeln auf. „Aus der fundamentalen Bedeutung des (sensomotorischen, kognitiven, sprachlichen, sozialen) Tätigseins, das auf Interaktionen eines Subjekts mit der Umwelt beruht, folgt die didaktische Notwendigkeit einer intensiven Interaktionsförderung" (Speck 2012, 216). Damit das Lernen operativ erfolgen kann, muss der Lerninhalt didaktisch strukturiert werden, d. h. er muss im Hinblick auf die individuelle Lernfähigkeit zubereitet werden. Diese Forderung ist im Umgang mit dem Pferd ganz besonders wichtig. Denn die verschiedenen Arten des Tätigseins mit und um das Pferd sind komplex und können schnell eine Überforderung für das Kind sein. Ein langsames und systematisches Hinführen ist absolut erforderlich.

Neben dem handlungsorientierten Lernen und Lehren ist auch das Lernen durch Üben wichtig, welches vor allem beim sensomotorischen Funktionstraining bei Schwerstbehinderten eingesetzt wird wie auch dafür, Voraussetzungen des Lernens durch Handeln zu schaffen (Speck 1993, 190). Auch diese Art des Lernens taucht beim Heilpädagogischen Reiten auf, wobei die Übungsphasen notwendige Handlungen ermöglichen sollen und nicht als isoliertes Funktionstraining dienen dürfen. Sonst können die Möglichkeiten, die der Umgang mit dem Pferd bietet, nicht ausgeschöpft werden.

Somit kann das Heilpädagogische Reiten (als Maßnahme) einen Beitrag für die Erziehung geistig behinderter Menschen leisten, da es wesentliche Zielbereiche der pädagogischen Aufgabenstellung anspricht und handlungsorientiertes Lernen ermöglicht.

7.2 Fallbericht: der Jugendliche A.

Kurzbeschreibung

A. ist 17 Jahre alt, 170 cm groß und 57 kg schwer. Er ist ein dunkler, schlanker Jugendlicher mit schwarzem, gekraustem Haar. Sein Äußeres ist gepflegt; sein Körper hat keine sichtbare Behinderung.

Anamnese

A. wurde als erster Sohn einer italienischen Familie geboren. A. hat einen zwei Jahre jüngeren, normal entwickelten Bruder. Den Eltern fiel auf, dass A. mit 2 1/2 Jahren noch nicht sprach. Aufgrund der medizinischen Diagnose wurde A. später als interner Schüler in ein Heim für cerebral geschädigte Kinder aufgenommen. Mit acht Jahren wurde A. als interner Schüler in ein Sonderschulheim aufgenommen.

Medizinische Diagnose

- Psychischer und geistiger Entwicklungsrückstand, wahrscheinlich aufgrund pränataler Störungen,
- zentrale Wahrnehmungsstörung,
- ausgeprägte Verhaltensstörung mit Kontaktproblemen, extreme Angstreaktionen (Phobien Hunden und allgemein Tieren gegenüber),
- ausgeprägte autistische Verhaltensweisen.

Aus dem Bericht des Arztes geht weiter hervor, dass A. grobmotorisch recht gut ist, feinmotorisch hingegen eher „gstabig" (ungelenk). Aufgrund der starken psychischen Störungen konnte eine Abklärung des IQ nie durchgeführt werden. Es wird jedoch vermutet, dass A. intellektuell nicht sehr entwickelt ist, dass er aber sein Potenzial aufgrund der psychischen Störungen nicht ausnützen kann.

A. hat sehr sensible Sinne, er nimmt viel mit der Nase und den Ohren wahr. Er untersucht Gegenstände auf Geschmack und Ton durch Lecken, Beschnuppern und Klopfen. A. ist sehr wetterempfindlich.

A. versteht alltagssprachliches Deutsch und Italienisch. Er spricht selten von sich aus, eigentlich nur in emotional geladenen Situationen – wenn er in Not ist oder übergroße Freude verspürt. Seine freie Zeit verbringt er meistens in der Natur. Er geht umher, spielt auf seine autistische Weise mit irgendwelchen Gegenständen und verbringt lange Zeit auf der Schaukel.

A. reagiert auf Veränderungen in seinem Umfeld mit Nervosität, Aggression (Zerstören eines Gegenstandes) und Autoaggressionen.

Situation in der Schule

A. besuchte während 1 1/2 Tagen in der Woche meinen Schulunterricht. Die Klasse wurde zu diesem Zeitpunkt neu zusammengesetzt. A. kannte weder mich, die Lehrerin, noch seine Mitschüler (zwei Knaben und ein Mädchen, alle in seinem Alter). A. begrüßte mich anfänglich nur auf Aufforderung, wobei er den Blickkontakt vermied. Zu seinen Mitschülern nahm er keinen Kontakt auf. Auf ihre Kontaktversuche (Ansprache, Berührung) hin wandte er sich meist ab.

A. nahm am Unterrichtsgeschehen kaum teil. Er war gefühlsmäßig und gedanklich häufig abwesend. Wenn er eine Aufgabe am Platz erledigen sollte, stand er schon nach wenigen Minuten wieder auf, ging umher und stand lange am Fenster und schaute hinaus. Auf meine Aufforderung, sich wieder zu setzen, reagierte er manchmal gar nicht. Wenn ich für A. Zeit hatte und neben ihm sitzen konnte, erbrachte er oft erstaunliche Leistungen hinsichtlich Tempo und Qualität der Arbeit. Arbeiten, bei denen A. motiviert war, konnte er selbstständig verrichten (z. B. alles was den Kochunterricht betraf). Allerdings führte er auch dort ohne meine Aufforderung keine Handlung aus. Beim rhythmisch-musischen Unterricht setzte sich A. ein; offensichtlich gefiel ihm dieser ganz besonders.

A. sprach von sich aus nie. Er benannte aber auf Aufforderung einzelne Dinge. Über Bilder aus dem Kochunterricht, auf denen Handlungsabläufe abgebildet waren, sprach er in Zweiwortsätzen, allerdings auch nur auf Aufforderung.

7.3 Heilpädagogisches Reiten als Erziehungsmaßnahme

Das Heilpädagogische Reiten mit A. hatte folgende Ziele:

Als Erstes ging es um die Anbahnung einer Beziehung. A. sollte durch das Pferd aus seiner autistischen Welt herausgelockt werden und sich in Beziehung zum Pferd setzen. Wichtig dabei war, dass er sich wohlfühlte.

Sobald dieser erste Kontakt vorhanden war, konnte mit dem Aufbau einer Beziehung zum Pferd begonnen werden. Diese Beziehung kann als Vorstufe zu zwischenmenschlichem Kontakt angesehen werden.

Wenn autistische Menschen emotional angesprochen sind, steigen ihre Leistungen stark an. Dies bedeutete also in der Arbeit mit A. Motivation ermöglichen, um eine Grundlage für Lernprozesse zu schaffen.

A. sollte die Möglichkeit geboten werden, selber zu wirken, zu wagen, Mut zum Handeln zu fassen, um sich dadurch der Welt gegenüber als Bewirker zu erfahren und nicht als ein Ausgelieferter. Es sollte ihm also genug Raum und Zeit für Eigenbestimmung gegeben werden.

Um einer Überforderung durch zu viele neue Reize und Situationen vorzubeugen, sollte die Situation anfänglich möglichst reizarm gestaltet werden, und der Lektionsablauf sollte möglichst gleich bleibend sein.

7.4 Durchführung des Heilpädagogischen Reitens

Vorgehen

Von Beginn an hielt ich meine Beobachtungen während der Lektionen in erzählender Form fest, gegliedert nach den einzelnen Situationen. Mit der Zeit stieß ich dann auf relevante Beobachtungskriterien, die in fast allen Situationen anwendbar waren. Deshalb begann ich dann, systematischer nach diesen Kriterien zu beobachten. Um das Beobachtete festzuhalten und auszuwerten, wählte ich folgendes Vorgehen:

Zunächst hielt ich alle von mir benutzten Beobachtungskriterien, entsprechend dem Ablauf der Lernschritte, tabellarisch fest (vgl. Tab. 7.1) Die Beobachtungen, die ich in erzählender Form notierte, wurden ebenfalls nach dem Ablauf der Lektion geordnet. Dabei wurde jede einzelne Sequenz der Lektion über einen Zeitraum von fünf Monaten beobachtet und interpretiert. Im Anschluss daran trug ich zu den einzelnen Beobachtungskriterien die wichtigsten Ergebnisse zusammen, um so eine bessere Übersicht über die Gesamtentwicklung, unabhängig von verschiedenen Lektionssequenzen, zu erhalten.

Lektionsablauf

Autistische Menschen haben ein starkes Bedürfnis nach Konstanz ihrer Umwelt. Deshalb wurde der Lektionsablauf so gestaltet, dass er über längere Zeit gleich bleiben konnte. Damit A. anfänglich nicht überfordert und zu einem späteren Zeitpunkt nicht unterfordert wurde, überlegte ich mir Differenzierungsmöglichkeiten innerhalb der einzelnen Lektionssequenzen. Dadurch wurde es mir möglich, den Lektionsablauf über längere Zeit (3–4 Monate) unverändert zu lassen. Durch die Differenzierung innerhalb der einzelnen Sequenzen konnte ich auf die Bedürfnisse und den Entwicklungszustand von A. eingehen.

Da im Zentrum meiner Arbeit der Aufbau einer Beziehung zum Pferd stand, mussten die jeweiligen Aufgaben in direktem Zusammenhang mit dem Pferd stehen. Irgendwelche Stallarbeiten wären nicht sinnvoll, Reiten verfrüht gewesen, da A. bis dahin noch keinen Kontakt zu Pferden hatte. Aus diesen Überlegungen heraus erstellte ich dann einen Lernplan (Tab. 7.1).

Tab. 7.1: Lernschritte für A.

Situation	Verlauf	Begründung	Beobachtungskriterien
1. Gemeinsam zu den Pferden gehen	A. vor dem Schulhaus abholen; mit ihm zu den Pferden gehen. Später sollte er dann alleine kommen können.	Da A. um diese Zeit gewöhnlich Schule hat, wartet er vor dem Schulhaus.	In welcher Stimmung kommt A. zu den Pferden?
2. Begrüßung der Pferde außerhalb des Geheges	Am Zaun stehen, Pferde verbal begrüßen, evtl. streicheln. Einige Minuten stehen bleiben und zuschauen.	A. soll die Pferde von Weitem beobachten können. Er soll Zeit haben, sich auf das Kommende einzustellen. Meine Art, die Pferde zu begrüßen, soll ihm eine Möglichkeit zeigen.	Reaktion: Nimmt A. die Pferde wahr? Wenn ja, wie reagiert er?
3. Zu den Pferden ins Gehege gehen	Durch die Türe über den Platz der Islandpferde zur Abschrankung (zwei Querbalken) gehen – darüberklettern ins Gehege der Shetlandponies.	Weitere Annäherung	Wie reagiert A. auf die Nähe der Pferde?
4. Futter vorbereiten und Pferde füttern	In der Sattelkammer das Futter in die Plastikbecken geben und damit zu den Pferden gehen. Das Futter vor den Pferden auf den Boden stellen und festhalten, damit sie es nicht ausleeren. Ich will mich dann mit der Zeit während des Fütterns bewusst im Hintergrund halten, um A. die Möglichkeit zu geben, frei zu agieren und die Begegnung nach seinen Bedürfnissen zu gestalten.	Weitere Annäherung. A. soll auf das Pferd zugehen und spüren/sehen, dass das Pferd gleichzeitig auf ihn zukommt (angelockt von der Futterschüssel). Durch Beobachten soll A. hier einen wichtigen Teil des Pferdelebens die Futteraufnahme kennenlernen. Durch die Aufgabe, die Schüssel zu halten, hat A. einen Handlungsauftrag, ist also nicht beschränkt auf visuelle Beobachtung.	Wie selbstständig geht A. bei der Futtervorbereitung vor? Wie nähert er sich den Pferden mit der Schüssel? Während des Fütterns: • Nähe/Distanz • Dauer der Aufmerksamkeit • Dauer der Anwesenheit

7.4 DURCHFÜHRUNG DES HEILPÄDAGOGISCHEN REITENS

5. Spaziergang	Das Pferd am Strick führen und spazieren gehen in der näheren Umgebung. Ich führe das Pferd auf der anderen Seite zur Vorsicht auch mit, um nötigenfalls korrigierend eingreifen zu können, ohne den Strick des Kindes und dadurch die Führung übernehmen zu müssen.	Das Pferd in Bewegung erleben. Erleben von gemeinsamem Vorwärtsgehen. A. als Führender (= Aktiver), Pferd als Gehorchendes. Auseinandersetzung: „Das Pferd will nicht, wie ich will" Widerstand spüren. Lösungen über das Ausprobieren finden, sich durchsetzen.	Welcher Abstand zum Pferd? Übernimmt A. die Führung? Wie verhält er sich? Wie reagiert er darauf?
6. Pferd weiden lassen	Entweder das Pferd während des Spaziergangs an einem Wiesenrand fressen lassen oder es direkt nach dem Putzen auf dem nicht eingezäunten Sportplatz des Heimareals weiden lassen. Auch hier will ich mich mit der Zeit in den Hintergrund zurückziehen. A. soll Freiraum für Eigenaktivität erhalten.	A. soll teilweise dem Pferd folgen, damit es dort fressen kann, wo es will; andererseits soll A. darauf achten, dass es an bestimmten Orten nicht fressen kann: A. hat die Doppelrolle eines Führenden und „Gehorchenden".	Nähe / Distanz Ausdauer Übernahme der Rollen?
7. Abschied von den Pferden	Pferd loben und in den Stall zurückführen. Einige Minuten am Zaun stehen bleiben und die Pferde beobachten.	Zeit der Sammlung und der Ruhe.	Wie verhält sich A.?
8. Reiten	Sollte A. den Wunsch äußern zu reiten, so soll er nach einigen Monaten Gelegenheit dazu erhalten.	Eine neue andere Art von Kontakt zum Pferd, nämlich über den eigenen Körper und den Körper des Pferdes.	Spannung/Entspannung Sitz. Reaktion nach dem Reiten.

Differenzierungsmöglichkeiten innerhalb der einzelnen Aufgaben

Situation: Von einer einfachen, reizarmen Situation (ein Kind, ein Erwachsener, ein Pferd) bis hin zur komplexen Realsituation (Kinder, Leute, Hunde, Pferde).

Zeit: Von kurzen Sequenzen (2–3 Minuten) des Kontaktes mit dem Pferd bis zur Dauer von zwei Lektionen (1 1/2 Stunden)

Pferd:

a. Vom Kontakt zum angebundenen Pferd bis zum Kontakt zu einem Pferd, das sich frei auf der Weide bewegt.
b. Vom braven, willigen Pferd bis zum eigenwilligen, herausfordernden Pferd

Genauigkeit: Von angedeuteten Handlungen (z. B. zweimal mit dem Striegel über das Pferd fahren = Putzen) bis hin zu differenzierten Handlungen.

Von begleitenden Handlungen bis zur selbstständigen Erledigung einer Aufgabe

Eigenbestimmung: Von der gezielten Anleitung (Fremdbestimmung) bis hin zu selbstständigem Agieren (Eigenbestimmung)

Meine Rolle bei der Durchführung der Lektionen

Meine Anwesenheit hatte primär eine Vorbildfunktion. Ich wollte durch mein Beispiel A. zeigen, wie man mit den Pferden umgehen kann. Anfänglich wurden die Handlungen hauptsächlich von mir ausgeführt, wobei ich darauf achte, dass A. immer wieder mittels kleiner Handlungen einbezogen wurde. Ich achtete speziell darauf, verbale Anweisungen nur wenn nötig zu geben, damit A. die Gelegenheit bekam, von sich aus zu reagieren. Auch wollte ich dadurch das Pferd zum Zuge kommen lassen, dessen Aktionen für A. eine Aufforderung zu Reaktionen sein konnten. Zudem sollte man im Umgang mit autistischen Menschen den indirekten Weg – über ein Objekt – wählen. Dies war in unserem Falle über das Pferd sehr gut möglich.

Meine Anwesenheit sollte aber auch als Stabilisator wirken. Wenn A. aus irgendwelchen Gründen nicht handeln konnte oder falsch handelte, konnte ich beruhigend ausgleichen. Dadurch war eine relative Ausgewogenheit im Ablauf der Lektion gegeben. Dies wirkte sich auch wieder positiv auf die Gesamtatmosphäre aus.

Eine möglichst entspannte, lockere Atmosphäre war wichtig, damit sich ein Wohlbefinden einstellen konnte. Daher verzichtete ich bewusst auf jegliche Art von Stress und Druck. Denn nur über das „Sich-wohl-Fühlen" kann eine Beziehung zum Pferd entstehen und sich Eigeninitiative im Sinne einer Handlungsmotivation entwickeln.

7.5 Verlauf und Ergebnisse der Arbeit mit A.

Zu Beginn des Heilpädagogischen Reitens konnte A. nur kurze Zeit (einige Minuten) am Geschehen teilnehmen. Immer wieder wandte er sich ab und zog sich in seine eigene Welt zurück. Anfänglich wandte er sich, auf meine Aufforderung hin, wieder den Aufgaben zu, später geschah dies von alleine. Nach einiger Zeit war A. in der Lage, 10–20 Minuten bei den Aufgaben zu verweilen. A. schien am Umgang mit dem Pferd Interesse gefunden zu haben und war daher auch fähig, seine Aufmerksamkeit über längere Zeit darauf zu konzentrieren.

Mir ist während der Arbeit aufgefallen, dass A. sich über kleine Handlungen und Aufträge, bei denen er etwas in den Händen hat – Schüssel, Bürste, Strick – dem Pferd besser nähern kann. Die Phase des Beobachtens und Verweilens stellten sich bei ihm dann von selbst ein.

Durch meine verbale Strukturierung der Situation und durch gemeinsames Aushalten der angsterregenden Situationen wurden A.s Reaktionen auf das Verhalten des Pferdes (Bewegungen) differenzierter. Auch später rannte A. in einigen Situationen noch davon, doch zögerte er oft zuerst noch einen Moment – möglicherweise, um das Pferd zu beobachten. A.s Haltung, wenn er zu den Pferden kam, schien von Vorfreude geprägt zu sein. Möglicherweise war in beiden Fällen ein Ansatz zu einer Antizipationsleistung vorhanden.

A. konnte sich nach einigen Stunden Heilpädagogischen Reitens dem Pferd, wenn es angebunden war, ohne Probleme nähern. Er war auch in der Lage, neben dem Pferd herzugehen. Hingegen brauchte er noch einen Sicherheitsabstand, wenn das Pferd sich frei im Gehege oder auf der Weide bewegte. Obwohl A. auf dem Pferd ritt und dadurch einen gewissen Körperkontakt akzeptierte und genoss, war er nur teilweise bereit, das Pferd mit der Hand zu streicheln.

A. nahm beim Führen des Pferdes nicht die Rolle eines Führenden und Dirigierenden ein. Beim Weidenlassen ergriff er ab und zu diese Möglichkeit, sprang jedoch sofort weg, wenn sich das Pferd in Bewegung setzte. Später konnte A. das Pferd in einigen Situationen akzeptieren und sich in seiner Nähe wohlfühlen. Er war aber noch nicht bereit, aktiv auf das Pferd einzuwirken. A. vertraute dem Pferd also noch nicht in allen Situationen, was für mich bedeutete, dass eine Beziehung zum Pferd eben erst ansatzweise bestand.

Mir fiel im Laufe der Zeit auf, dass A., wenn er sich sicher genug fühlte, eine Handlung nach 3–5 Wiederholungen von selbst ausführte (ins Gehege hereinkommen, Futtervorbereitung, Füttern usw.). Meine Haltung, A. Zeit zu lassen, möglichst keinen Druck auszuüben, damit sich Motivation und Eigeninitiative entfalten können, schien sich sichtlich bewährt zu haben.

A. und ich sind uns über die Arbeit mit dem Pferd näher gekommen. Er vertraute mir zusehends mehr. In Situationen der Angst hörte er eher auf mich und blieb zum Teil auch bei mir stehen. A. konnte schließlich auch meine Berührungen annehmen. In Situationen, in denen wir dasselbe taten, spürte ich manchmal ein stilles Einverständnis.

Das Heilpädagogische Reiten wirkte sich auf A.s Situation in der Schule aus. A. kam jedes Mal gelöst und entspannt vom Heilpädagogischen Reiten in die Schule. Es zeigte sich, dass seine gute Stimmung noch einige Zeit andauerte. Er war dann jeweils offener und aufnahmefähiger. Auch mir gegenüber war A. während der Schulzeit offener als früher. Wenn er mich sah, kam er zu mir, sagte: „Hoi" oder auch „Hoi, Gäng" und schaute mich dabei an. Ab und zu redete er auch über Dinge, die ihn etwas beschäftigten.

Anfänglich nahm A. über das Spiel mit meinen Fingern ersten Körperkontakt auf. Später nahm er meine Hand, wenn er wollte, dass ich ihn streichelte. Schließlich wollte er sogar ab und zu ganz in die Arme genommen werden, wobei er dann seinen Kopf tief in meine Schultern drückte und mit mir hin und her schaukelte.

A. nahm dann auch von sich aus Kontakt zu seinen Mitschülern auf, indem er sie berührte oder einfach anschaute. Das Mädchen in unserer Klasse durfte ihm sogar über die Haare streichen und seinen Kopf in die Arme nehmen.

A. nahm allgemein längere Zeit am Unterrichtsgeschehen teil. Speziell in der Musik und bei Rollenspielen ergriff er auch selber die Initiative. A. zeigte ab und zu auch Freude, wenn er von mir für eine Arbeit gelobt wurde.

Auch die Situation in der Wohngruppe hatte sich für A. geändert. Er hatte weniger Anfälle und begann, auch dort Kontakt mit den Kindern aufzunehmen. Einen Teil seiner freien Zeit verbrachte er vor dem Gehege der Pferde.

Er beobachtete sie, warf Gras zum Fressen hinein und sprach ab und zu mit ihnen.

Ab einem bestimmten Zeitpunkt konnte A. mit einer Erzieherin jeweils mittwochs von 11–12 Uhr zu den Pferden gehen. Er durfte wählen, ob er reiten oder das Pferd führen wollte. Meistens entschied er sich für ersteres. Wenn A. dann um 12 Uhr zur Gruppe kam, war er gut gelaunt und summte vor sich hin.

Fazit: Die Zielsetzung – Anbahnung und Aufbau einer Beziehung zum Pferd – und damit verbunden die zeitweise Auflösung der autistischen Abkapselung konnte zumindest teilweise erfüllt werden. Es zeigte sich auch, dass A. Motivation entwickelte und zum Teil Eigeninitiative ergriff. Dennoch blieb A. dem Pferd gegenüber eher ein Gewährender als ein aktiv Bewirkender.

A. hatte sich offensichtlich generell geöffnet. Er nahm mehr Kontakt zu Menschen auf und verbrachte auch weniger Zeit in seiner autistischen Welt. Ich glaube nicht, dass diese Entwicklung nur über das Heilpädagogische Reiten erreicht wurde. Es spielten bestimmt viele verschiedene Faktoren zusammen. Es ist allerdings nicht feststellbar, welcher Teil welchen Faktoren zugeordnet werden kann. Ich möchte aber doch sagen, dass das Heilpädagogische Reiten einen sicherlich nicht unwesentlichen Teil zu dieser Entwicklung beigetragen hatte. Man könnte also den Aufbau einer Beziehung zum Pferd tatsächlich als eine mögliche Vorstufe zu zwischenmenschlichem Kontakt ansehen.

7.6 Folgerungen: Geistigbehindertenpädagogik und das Heilpädagogische Reiten

Die allgemeine Heilpädagogik sowie die Geistigbehindertenpädagogik im Speziellen sehen ihre Aufgabe darin, den Menschen einerseits zu einem Selbst, andererseits zu einem Mitglied der Gesellschaft zu erziehen.

Am Beispiel von A. konnten wir sehen, dass sich für ihn eine neue Welt im Umgang mit dem Pferd eröffnet hatte. In einer ungezwungenen Atmosphäre konnte er an das Pferd herantreten, in der Auseinandersetzung mit dem Pferd lernte er langsam, seine Verhaltensweise zu ändern und erfuhr darüber hinaus Zufriedenheit und wohl auch Stolz, wenn ihm etwas gelang. A. entwickelte sich in dieser Zeit auch außerhalb des Heilpädagogischen Reitens weiter. Eine zunehmende Öffnung seinen Mitmenschen gegenüber war feststellbar (bestimmt teilweise bedingt durch das Heilpädagogische Reiten). Das Heilpädagogische Reiten hat also bei A. einen Beitrag zu seiner individuellen und sozialen Entwicklung geleistet.

Im Umgang mit dem Pferd ließ sich das Prinzip der Zurückhaltung des erzieherischen Eingriffes dem Kind gegenüber auch gut durchführen, setzte doch allein schon das Pferd – bedingt durch seine Wesensart – eine Reihe von Prozessen bei A. in Gang.

Am Beispiel von A. ließ sich zeigen, dass das Heilpädagogische Reiten zu jedem der vier Teilbereiche der pädagogischen Aufgabenstellung nach Speck etwas beitragen kann. Die einzelnen Bereiche wurden jedoch unterschiedlich stark angesprochen:

Ein Schwerpunkt lag im Bereich der „Erschließung des Lebenszutrauens". Lebenskräfte und Lebensantriebe konnten in A. geweckt werden. Er verbrachte weniger Zeit in seiner autistischen Abkapselung als früher. Er konnte im Umgang mit dem Pferd Eigenmotivation und Eigeninitiative entwickeln. Zudem bereitete ihm das Heilpädagogische Reiten Freude; er war ausgeglichener, und es entstand eine gute Stimmung, die auch nach den Lektionen noch anhielt.

Im zweiten Teilbereich – „Ausbildung von Lebensfertigkeiten" – stellte sich in der Arbeit mit A. heraus, dass in der vorhandenen Zeit zwar keine konkret sichtbaren, praktischen Fertigkeiten erlernt wurden, jedoch basale Wahrnehmungen als Voraussetzung dafür gefördert werden konnten: A. hatte durch die verschiedenen Tätigkeiten an und auf dem Pferd sensomotorische Erfahrungen erworben. Meines Erachtens war für A. die Erfahrung auf dem Pferd (während des Reitens) am entscheidendsten. Hier erfuhr er über seinen Körper die Wärme des Pferdes und dessen rhythmische Bewegungen. Beides erinnert an das Schaukeln des Säuglings in den Armen der Mutter.

Im Bereich „Vermittlung von Lebensorientierung" lernte A. durch Strukturierung der Umgebung und der Reaktionen des Pferdes, seine Angst allmählich etwas in den Griff zu bekommen. Möglicherweise leistete er auch Ansätze zu einem Antizipationsverhalten. Über die Auseinandersetzung mit dem Pferd hatte A. seine eigenen Möglichkeiten und Grenzen erfahren.

Durch die von mir begleitete Arbeit A.s mit dem Pferd und durch mein Beispiel konnte A. erleben, wie man mit dem Pferd umgeht. In diesem vierten Teilbereich – „Bilden von Lebenshaltungen" – konnte A. eine Werthaltung gegenüber dem Pferd kennenlernen. Wie weit er das, nach dieser kurzen Zeit, in seine allgemeine Werthaltung aufgenommen hatte, kann ich nicht beurteilen.

„Lernen durch Handeln", eine spezielle Form des Lernens und Lehrens, welche im Umgang mit Kindern mit einer geistigen Behinderung besonders wichtig ist, ließ sich im Umgang mit dem Pferd fast immer durchführen. Denn das Pferd bewirkt durch seine Reaktionen Handlungen, und der Umgang mit ihm ist handelnd.

Beim Heilpädagogischen Reiten lassen sich wichtige Grundzüge der allgemeinen Heilpädagogik wie auch der Pädagogik für Menschen mit einer geistigen Behinderung anwenden. Nicht nur dies – auch der Umgang mit dem Pferd selbst birgt, bedingt durch seine Wesensart, diese Prinzipien teilweise in sich.

Ich hoffe, hiermit gezeigt zu haben, dass das Heilpädagogische Reiten – beispielhaft bei A. und damit auch bei anderen Menschen mit einer geistigen Behinderung – eine sinnvolle Maßnahme für ihre Erziehung und Entwicklung sein kann.

 Literatur

Moor, P. (1974): Heilpädagogik. 3. Aufl. Huber, Bern / Stuttgart / Wien
Speck, O. (2012): Menschen mit geistiger Behinderung. Ein Lehrbuch zur Erziehung und Bildung. 11. Aufl. Ernst Reinhardt München / Basel
Speck, O. (1993): Menschen mit geistiger Behinderung und ihre Erziehung. 7. Aufl. Ernst Reinhardt, München / Basel

Weiterführende Literatur

Bach, H. (Hrsg.) (1979): Pädagogik der Geistigbehinderten (Handbuch der Sozialpädagogik, Bd. 5). Marhold, Berlin
Piaget, J. (1969): Das Erwachen der Intelligenz beim Kinde. Klett-Cotta Stuttgart
Piaget, J. (1975): Gesammelte Werke. Bd. 2: Der Aufbau der Wirklichkeit beim Kinde. Bd. 10: Entwicklung des Erkennens III. Klett-Cotta Stuttgart
Schneeberger, E. (1979): Erziehungserschwernisse. Schweiz. Zentrale für Heilpädagogik, Luzern

8 Heilpädagogisches Reiten mit einem Jugendlichen mit schwerer und mehrfacher Behinderung

8.1 Eine Beziehungsanbahnung mit Hilfe der Unterstützten Kommunikation

Von Annika Müller

Aus der Praxis für die Praxis: Heilpädagogisches Reiten mit Manuel

Biografie von Manuel

Manuel ist ein 14-jähriger Junge. Bei der Geburt erlitt er einen Atemstillstand, dadurch ist er schwer mehrfachbehindert und auf einen Rollstuhl angewiesen. Seine Mutter verstarb, als Manuel noch ein Kleinkind war. Er lebte danach bei seiner Großmutter. Seit seinem elften Lebensjahr lebt er ganzjährig in einer Wohngruppe in einem heilpädagogischen Zentrum.

Manuel ist ein fröhliches, aufgewecktes Kind. Er interessiert sich sehr für seine Umgebung. Seine visuelle Wahrnehmung ist stark eingeschränkt, dafür ist sein Hörvermögen sehr ausgeprägt. Er äußert sich durch Mimik, Gestik, verschiedene Laute bis hin zu Rufen und Schreien, und er kann klare Ja-/Nein-Antworten geben. Alles, was schnell, unerwartet oder nicht angekündet kommt, lässt ihn aufschreien. Durch Schreien äußert er seine Unsicherheiten und Ängste. Er scheint vieles zu verstehen, auch Erklärungen, welche sich auf das aktuelle Geschehen beziehen. Manuel hatte in den vergangenen Jahren mehrere Operationen, bei denen seine extremen Fehlstellungen an beiden Füßen korrigiert wurden. Dadurch kann er besser gehen, jedoch braucht er auch jetzt Unterstützung durch eine Person und durch seine Unterschenkelorthesen. Die Eigeninitiative, sich zu bewegen, verminderte sich allerdings stark nach diesen Operationen. Trotzdem kann er sich fast ohne Hilfe von der Bauchlage in die Rückenlage drehen und aus der Rückenlage den Oberkörper ins Sitzen aufrichten. Manuel zeigt stereotype Bewegungen, vor allem mit den Armen. Er hält sie oft vor sein Gesicht oder schlägt sich die Hände ans Kinn. Seine rechte Körperhälfte ist spastisch. Manuel besucht neben der Reittherapie auch Physio- und Ergotherapie und das Therapieschwimmen.

Manuels Vorgeschichte im Heilpädagogischen Reiten

Manuel hatte bereits 30 Lektionen bei mir, und so kann ich die nächsten 15 Lektionen auf diesen Erfahrungen und Kenntnissen aufbauen. In diesen ersten 30 Lektionen gewann Manuel eine intensive Beziehung zum Therapiepferd Solveig. Dank den strukturierten und immer gleich ablaufenden Stunden verbesserten sich seine Beweglichkeit und sein Gleichgewicht. Seine Muskulatur, vor allem im Rumpf- und Rückenbereich, wurde gestärkt, dadurch kann er nun viel aufrechter gehen und besser auf dem Pferd sitzen. Ortswechsel und Übergänge bereiten Manuel psychisch große Mühe, wenn es für ihn zu schnell geht und er es nicht verstehen kann. Er wird dabei oft laut. Deshalb habe ich zur Überbrückung der Wechselsituation ein Plüschpferd als Symbolgegenstand für das Heilpädagogische Reiten eingeführt. Vor der Abfahrt mit dem Taxi wird ihm dieses Plüschpferd auf den Schoß gegeben und ihm somit erklärt, was nun folgt.

Therapiestall und Infrastruktur

Das Heilpädagogische Reiten mit Manuel findet auf unserem privaten Reithof statt. Dieser liegt in ländlicher Umgebung, nahe bei einem Fluss. Die Pferde leben in einer Herde im Offenstall mit großzügigem Auslauf. Ein abwechslungsreiches Reitgebiet liegt gleich hinter dem Haus und ist gut zu erreichen. Die Infrastruktur des Hofs eignet sich gut für das Heilpädagogische Reiten. Der Hof verfügt über ruhige Ecken, in denen ungestört gearbeitet werden kann. Es gibt einen Reitplatz sowie verschiedene Orte, an denen das Pferd angebunden oder von den anderen abgetrennt werden kann. Zudem stehen mir diverse Hilfsmittel zur Verfügung, vom Voltigiergurt bis hin zur Treppe als Aufsteighilfe.

Indikation und Begründung der Zielsetzung

Ich möchte Manuel zu mehr selbstbestimmter Bewegung verhelfen, seine Bewegungskompetenzen und -ressourcen mit ihm entdecken und ihm zeigen, wie er diese nutzen kann. Er soll erfahren, dass er wesentlich mehr mit seinem Körper machen kann, als – salopp ausgedrückt – nur im Rollstuhl zu sitzen. Er soll verstehen, dass er mit seinem Körper und seinen Bewegungen seine Umwelt ebenso entdecken und erfahren kann wie mit den Augen oder den Ohren. Grundvoraussetzung dafür ist, dass er die Beziehung zu Solveig, dem Therapiepferd, aufrechterhält und vertieft. Über das Heilpädagogische Reiten soll er noch mehr Vertrauen in sich, seinen Körper und in das Therapiepferd gewinnen.

Bis jetzt ist für Manuel das Reiten nur möglich, wenn ich hinter ihm auf dem Pferderücken sitze. Das Ziel ist, dass Manuel alleine auf Solveig sitzen kann. Das ist wichtig, weil so Manuels Bewegungskompetenzen besser gefördert werden können. Zudem soll dem Pferd nicht zugemutet werden, neben dem schwerer werdenden Manuel auch noch eine zweite Person tragen zu müssen.

Tab. 8.1 gibt einen Überblick über die Grob- und Feinziele.

Tab. 8.1: Heilpädagogisches Reiten mit Manuel

Zielsetzungen **Grobziele (GZ)** und **Feinziele (FZ)**	
Diese Ziele gelten zunächst für 15 Lektionen.	
GZ 1: Emotionale Kontaktaufnahme und Vertrauensaufbau Manuel hält die entstandene Beziehung und das Vertrauen zum Pferd aufrecht und vertieft sie.	**FZ 1.1:** Freie Begegnungen mit dem Pferd, die eine Kontaktaufnahme zwischen Manuel und dem Pferd ermöglichen **FZ 1.2:** Den Pferdekörper berühren und das Fell spüren **FZ 1.3:** Das Pferd aus der Schüssel füttern
GZ 2: Wohlbefinden fördern Durch den Umgang mit dem Pferd erfährt Manuel Freude und Wohlbefinden. Ängste und Unsicherheiten werden abgebaut, seine Grundbedürfnisse nach Nähe, Wärme und Geborgenheit befriedigt. Manuel teilt sich durch verschiedene Lautäußerungen mit und differenziert seine Antworten auf Ja-/Nein-Fragen.	**FZ 2.1:** Die Nähe des Pferdes intensiv spüren, z.B. durch Umarmen des Pferdes **FZ 2.2:** Mit dem Pferd schmusen **FZ 2.3:** Das Begrüßungs- bzw. Verabschiedungsritual beibehalten **FZ 2.4:** Manuel gibt durch differenzierte Ja- / Nein-Antworten zu verstehen, was er möchte, bzw. was er nicht möchte. **FZ 2.5:** Durch klare verbale Äußerungen wird Manuel angezeigt, was nun folgt. Vor Aktionen, an denen er sich körperlich aktiv beteiligen sollte, sprich Positionswechsel neben und auf dem Pferd, zählt die Reittherapeutin auf drei.
GZ 3: Gleichgewicht fördern und Muskulatur stärken, Motorik verbessern Manuel findet durch spezielle Übungen auf dem Pferd sein Gleichgewicht, die Rumpfmuskulatur wird gestärkt, sodass er alleine auf dem Pferd sitzen kann. Er behält und erweitert seine Motivation für die eigene Bewegung. Manuel ist über die gesamte Lektion nicht mehr auf den Rollstuhl angewiesen.	**FZ 3.1:** Normaler Reitsitz im Stehen und im Schritt **FZ 3.2:** Wenn Manuel auf dem Pferdehals liegt, richtet er sich auf und legt sich wieder hin. **FZ 3.3:** Beim Reiten im Schritt gleicht Manuel Tempounterschiede und Schlangenlinien aus. **FZ 3.4:** Manuel führt Solveig gehend. **FZ 3.5:** Wenn Manuel Pausen braucht, setzt er sich auf einen Stuhl oder auf den Boden.

Lektionsaufbau

Die Lektionen mit Manuel haben den immer gleichen Ablauf. So kann er sich zurechtfinden und weiß, was jeweils folgt.

Manuel wird vom Taxi abgeholt und auf den Hof gebracht. Dort nehmen wir ihn in Empfang. Wir sind zu zweit, da es einer einzelnen Person unmöglich ist, das Pferd zu führen, es bei der Kontaktaufnahme zu lenken, festzuhalten und gleichzeitig Manuel zu unterstützen. Wir, das sind in diesem Fall Brigitte und ich. Nach Manuels Ankunft begleite ich ihn im Rollstuhl zum Stalleingang. Dort wartet Solveig aufgehalftert auf ihn. Ich lege Manuel ein paar Blätter Löwenzahn auf die Beine, damit Solveig den Kopf auf seine Höhe senkt und er so den ersten Kontakt zu ihr aufnehmen kann.

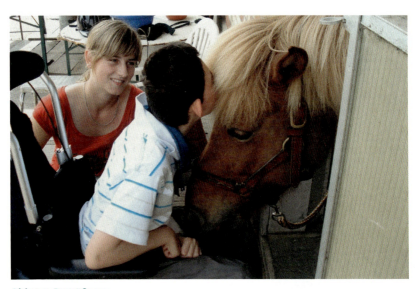

Abb. 8.1: Begrüßung

Nach dieser ersten Begegnung begleite ich Manuel in den Stall und schiebe seinen Rollstuhl ganz dicht neben Solveigs Schulter, damit er noch näher zu ihr kann. Solveig steht mit Halfter, aber unangebunden im Stall, Brigitte schaut, dass sie stehen bleibt und nicht zur Seite geht, wenn Manuel sich anlehnt. Ich nehme Manuels geschlossene Hände und führe sie übers Fell, bis er sie öffnet. Bis hierhin ist es eine Art Anfangsritual. Danach helfe ich ihm, aus dem Rollstuhl aufzustehen und zu Solveig zu gehen. Er macht ein paar

Schritte, dann gebe ich ihm den Impuls, sich an Solveig anzulehnen, bevor er weitergeht. Wenn wir Solveig so einmal umrundet haben, unterstütze ich ihn dabei, sich auf einen Stuhl zu setzen, damit er sich kurz ausruhen kann. Danach helfe ich ihm, wieder aufzustehen und den Strick in die Hände zu nehmen, damit er Solveig nach draußen führen kann. Ich unterstütze ihn beim Gehen. Brigitte führt das Pferd auf der anderen Seite, damit es nicht zu schnell oder zu langsam geht.

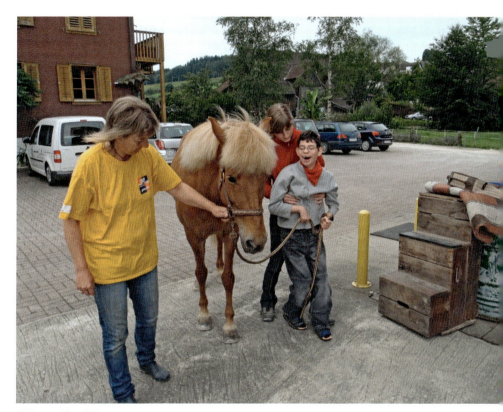

Abb. 8.2: Pferd führen

Beim Anbindeplatz wird Solveig angebunden und mit Decke und Gurt auf das Reiten vorbereitet. In dieser Zeit setzt sich Manuel auf einen Stuhl, um sich auszuruhen. Anschließend helfe ich ihm, die Treppe (drei Tritte) hochzusteigen und sich quer übers Pferd zu legen. Brigitte steht auf der anderen Seite und hält ihn fest. Danach wechseln wir die Seiten, damit ich bei Manuels Gesicht stehen und ihn beim Sprechen anschauen kann. Wenn er sich entspannt hat, drehen wir ihn so, dass er auf dem Pferdehals liegt. Dann lassen wir ihm Zeit zum Genießen, bevor ich ihn auffordere, sich hinzusetzen. Es ist notwendig, dass wir ihn die gesamte Zeit über sichern. Nun bekommt Manuel seinen Helm. Danach geht es los mit Reiten im Schritt, zunächst nur kurze Strecken, da Manuel die Kraft, länger zu sitzen, noch fehlt. Ich gehe neben ihm und halte sein Bein fest und unterstütze ihn, wenn nötig, beim Sitzen.

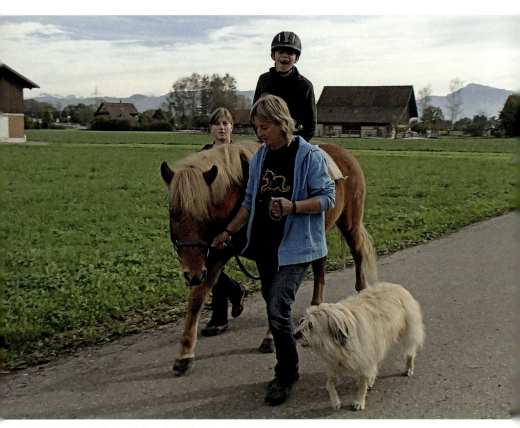

Abb. 8.3: Reiten im Schritt

Nachdem Manuel eine gewisse Strecke geritten ist, kehren wir zum Anbindeplatz zurück, er legt sich auf den Pferdehals, bevor wir ihn wieder drehen und er am Pferdekörper entlang hinuntergleitet, bis er auf seinen Füßen steht. Anschließend unterstützen wir ihn, sich in den Rollstuhl zu setzen. Nun folgt das Abschiedsritual: Manuel hält das Futterschüssel von Solveig und verabschiedet sich dann von ihr.

Abb. 8.4: Abschiedsritual

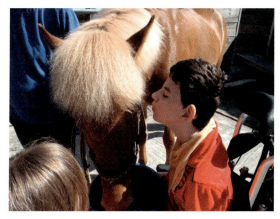

Auswertung der Ziele

GZ 1: *Emotionale Kontaktaufnahme und Vertrauensaufbau*
Manuel hält die entstandene Beziehung und das Vertrauen zum Pferd aufrecht und vertieft sie.

Abb. 8.5: Manuel genießt das Pferd.

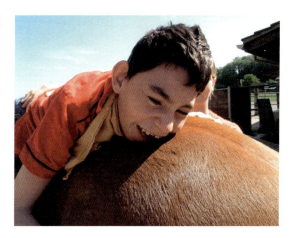

FZ 1.1: *Freie Begegnungen mit dem Pferd, die eine Kontaktaufnahme zwischen Manuel und dem Pferd ermöglichen*
Verlauf: Die Begegnungen von Manuel und Solveig wurden im Laufe der 15 Lektionen wesentlich intensiver. Er konnte schon bei der Begrüßung Nähe zulassen und sich so auf die darauffolgende Lektion einstimmen. Er ent-

wickelte verschiedene Möglichkeiten, um den Kontakt zu Solveig zu suchen, zum Beispiel lehnte er sich mit dem ganzen Oberkörper im Rollstuhl nach vorne, bis sein Gesicht den Kopf von Solveig berührt, er schaute sie konzentriert an oder genoss den Atem des Pferdes in seinem Gesicht.

FZ 1.2: *Den Pferdekörper berühren und das Fell spüren*
Verlauf: Zu Beginn benötigte Manuel noch Unterstützung, z. B. durch die „Nische"; dabei steht Manuel zwischen dem Pferd und mir. Dies schien er sehr zu genießen, und mit der Zeit begann er, sich mit dem Oberkörper selbstständig nach vorne zu neigen und sich an Solveig anzulehnen. Er schien zu spüren, dass das Stehen so einfacher ist, da er sein Gewicht an Solveig abgeben kann.

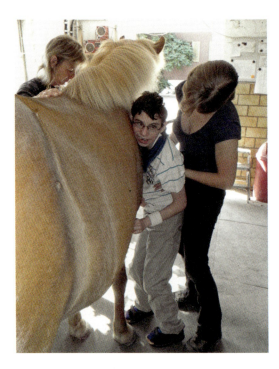

Abb. 8.6: In der „Nische" am Pferd anlehnen

Er wurde ruhig und konzentriert, wenn ich seine Hände über Solveigs Fell führte oder mit ihnen in der Mähne wuschelte. Gegen Ende der fünfzehn Lektionen wurde es sogar möglich, dass Manuel mit meiner Hilfe den Pferdekörper zu umfassen begann und sich streckte, um die Größe von Solveig zu spüren und das Pferd über seinen ganzen Körper wahrzunehmen.

FZ 1.3: *Das Pferd aus der Schüssel füttern*
Verlauf: Dies war das Abschlussritual. Hier zeigte Manuel große Schwankungen. Manchmal hielt er konzentriert die Schüssel mit beiden Händen fest und ahmte Solveigs Kau- und Schmatzgeräusche nach. Manchmal schien ihm diese Situation ganz und gar nicht zu behagen. Er wollte dann die Hände wegziehen, wollte weder hören noch schauen, was Solveig tat und wirkte sehr ungeduldig.

GZ 2: *Wohlbefinden fördern*
Durch den Umgang mit dem Pferd erfährt Manuel Freude und Wohlbefinden. Ängste und Unsicherheiten werden abgebaut, seine Grundbedürfnisse nach Nähe, Wärme und Geborgenheit befriedigt. Manuel teilt sich durch verschiedene Lautäußerungen mit und kann auf Ja-/Nein-Fragen antworten.

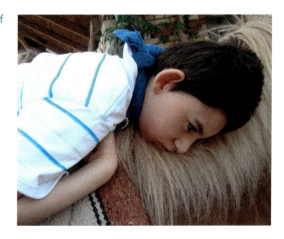

Abb. 8.7: Zufriedenheit auf dem Pferd

FZ 2.1: *Die Nähe des Pferdes intensiv spüren, z. B. durch Umarmen des Pferdes*
Verlauf: Es wurde Manuel in den vergangenen Lektionen immer mehr möglich, die Arme zu strecken und den Pferdekörper zu umarmen. Er schien es mit der Zeit sehr zu genießen und zeigte es mit einem Lächeln im Gesicht. Er entdeckte neue Bewegungen und probierte sie aus. Seine Konzentration war bei solchen Übungen hoch.

FZ 2.2: *Mit dem Pferd schmusen*
Verlauf: Manuel hatte seine eigene Art, mit Solveig zu schmusen. So suchte er mit seinem Gesicht die Nähe von Solveigs Kopf oder harrte mit seinem

Mund vor ihrem Ohr aus, als wolle er ihr etwas zuflüstern. Er genoss es sichtlich, wenn er auf dem Pferdehals lag und sein Gesicht in die Mähne drücken konnte.

FZ 2.3: *Das Begrüßungs- bzw. Verabschiedungsritual beibehalten*
Verlauf: Nicht nur das Begrüßungs- und Verabschiedungsritual wurde beibehalten, sondern der gesamte Lektionsablauf blieb immer der gleiche. Dadurch war es Manuel möglich, sich den Ablauf einzuprägen, er wusste, was aufeinander folgt und konnte so eine Verbindung zwischen den verbalen Ankündigungen und dem darauffolgenden Geschehen herstellen. Zwei Beispiele: Ich sagte ihm jeweils, dass er nun etwas Pause machen und sich auf den Stuhl setzen könne; da blieb er beim Stuhl stehen und setzte sich hin. Wenn wir beim Reiten auf den Weg einbogen, der zum Hof führt, gab Manuel einen fragenden Laut von sich. Er schien zu wissen, wo wir uns befanden.

FZ 2.4: *Manuel gibt durch differenzierte Ja-/Nein-Antworten zu verstehen, was er möchte, bzw. was er nicht möchte.*
Verlauf: Ich stellte Manuel Fragen, die er mit Ja oder Nein beantworten konnte. Er schien mich zu verstehen und gab auch jedes Mal eine Antwort. Das Ja war ein Lächeln oder eine zufriedene Lautäußerung, das Nein war ein klares, energisches „Nä-ä".

FZ 2.5: *Durch klare verbale Äußerungen wird Manuel angezeigt, was nun folgt. Vor Aktionen, an denen er sich körperlich aktiv beteiligen sollte, sprich Positionswechsel neben und auf dem Pferd, zählt die Reittherapeutin auf drei.*
Verlauf: Ich bin mir sicher, dass Manuel versteht, was man ihm sagt. Wenn ich ihm mitteilte, dass er nun reiten dürfe, lachte er. Durch den immer gleichen Lektionsablauf war es ihm auch möglich, diese Ansagen und Aufforderungen mit der darauffolgenden Aktion/Tat zu verbinden, z. B. aus dem Rollstuhl aufzustehen oder mit dem Pferd anzulaufen.

GZ 3: *Gleichgewicht fördern und Muskulatur stärken, Motorik verbessern*
Manuel findet durch spezielle Übungen auf dem Pferd sein Gleichgewicht, die Rumpfmuskulatur wird gestärkt, sodass er alleine auf dem Pferd sitzen kann. Er behält und erweitert seine Motivation für die eigene Bewegung. Manuel ist über die gesamte Lektion nicht mehr auf den Rollstuhl angewiesen.

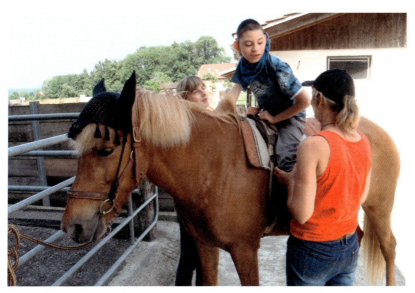
Abb. 8.8: Sich aus eigener Kraft aus dem Liegen in die sitzende Position aufrichten

FZ 3.1: *Normaler Reitsitz im Stehen und im Schritt*
Verlauf: Manuel musste sich zuerst daran gewöhnen, dass wir nun nicht mehr zu zweit auf dem Pferd saßen. Er musste das Reiten für sich fast neu entdecken. Zu Beginn benötigte er viel Unterstützung, vor allem das Fixieren der Beine war sehr wichtig. Ich unterstützte ihn auch am Rücken, damit er nicht nach hinten kippte. Diese Unterstützungsform wurde allmählich abgelöst, denn er lernte, sich mit seiner Hand am Griff des Gurtes festzuhalten. Fortschritte machte er auch beim Reiten! Er konnte sich so gut ausbalancieren, dass nur noch ein Bein festgehalten werden musste.

FZ 3.2: *Wenn Manuel auf dem Pferdehals liegt, richtet er sich auf und legt sich wieder hin.*
Verlauf: Manuel brauchte für diese Übung viel Unterstützung. Sie bereitete ihm und uns einige Mühe. Gegen Ende reichte es jedoch, seine Beine und Hände zu positionieren. Hinlegen wollte sich Manuel im Verlauf der letzten fünfzehn Lektionen immer weniger.

FZ 3.3: *Beim Reiten im Schritt gleicht Manuel Tempounterschiede und Schlangenlinien aus.*
Verlauf: Das Ausgleichen der Tempounterschiede gelang Manuel gut, er war danach aber schnell müde. Während der Übung wirkte Manuel sehr konzen-

triert, die Stereotypien nahmen ab. Die Schlangenlinien ließen wir bewusst noch aus, da sie für seinen aktuellen Stand zu viel gewesen wären.

FZ 3.4: *Manuel führt Solveig gehend.*
Verlauf: Manuel führte Solveig sehr gut. Seine rechte Hand blieb mehrheitlich geschlossen, die linke öffnete er immer wieder. Zu Beginn war es notwendig, dass ich seine linke Hand leicht (zu)hielt. Mit der Zeit reichte es jedoch aus, wenn ich seine Hand antippte und sagte, er solle sie bitte beim Führen geschlossen halten. Zum Schluss war die Aufforderung alleine ausreichend.

FZ 3.5: *Wenn Manuel Pausen braucht, setzt er sich auf einen Stuhl oder auf den Boden.*
Verlauf: Zwei Pausen auf dem Stuhl wurden fix in den Lektionsablauf integriert, immer dann, wenn Manuel eine größere Strecke zu Fuß bewältigt hatte. Dies hat sich positiv auf sein Gehen und seine Konzentration ausgewirkt.

Ausblick

Manuel wird weiterhin zu mir in die Reittherapie kommen. Wir werden an ähnlichen Zielen weiterarbeiten, damit er noch mehr Bewegungskompetenz erlangt und sich auf Solveig noch selbstständiger und freier bewegen kann, dazu werde ich eine „Reithilfe" für Manuel anfertigen. Ich stelle mir Pauschen vor, die ich vor und hinter dem Gurt befestigen kann, damit Manuels Bein nicht verrutscht und wir es nicht die ganze Zeit festhalten müssen.

Manuels Bezugsperson ist ebenfalls sehr von seinen Fortschritten überzeugt und will alles daransetzen, ihm die Reittherapie weiterhin zu ermöglichen.

Beziehungsanbahnung mit Hilfe der Unterstützten Kommunikation

Der Ursprung des Begriffes „Unterstützte Kommunikation" kommt von „Augmentive and Alternative Communication" (AAC), was bedeutet, dass die unzureichende Lautsprache ergänzt (augmentive communication) oder ersetzt (alternative communication) wird. Sie hat zum Ziel, die kommunikativen Möglichkeiten von Menschen mit einer eingeschränkten Lautsprache zu verbessern. Dazu werden vorhandene lautsprachliche Fähigkeiten ge-

nutzt und unterstützt. Erst wenn diese für die entsprechende Situation nicht mehr ausreichen, werden sie ergänzt.
Unterstützte Kommunikation befasst sich mit drei Zielgruppen:

1. Menschen, die Lautsprache gut verstehen, aber unzureichende Möglichkeiten besitzen, sich selbst auszudrücken.
2. Menschen, die Unterstützung zum Lautspracherwerb benötigen bzw. deren lautsprachliche Fähigkeiten nur dann verständlich sind, wenn sie über ein zusätzliches Hilfsmittel verfügen.
3. Menschen, für die Lautsprache als Kommunikationsmedium zu komplex ist und die daher eine geeignete Alternative benötigen (Braun et al. 2010)

Das vordergründige Ziel der Unterstützten Kommunikation ist es, nichtsprechenden Menschen aus der kommunikativen Isolation zu helfen und Frustration im Zusammenhang mit Kommunikation zu reduzieren. Es geht darum, für einen bestimmten Menschen ein multidimensionales Kommunikationssystem zu schaffen. Dabei kann die Unterstützte Kommunikation unübliche Formen annehmen, was jedoch keine Rolle spielt, denn einzig und allein zählt die Effektivität und dass es den Betroffenen möglich ist, aktiv Kommunikationserfahrungen zu machen. Unterstützt wird die betroffene Person dabei durch den Einsatz von körpereigenen Methoden und Kommunikationsformen (z. B. Gebärden, Mimik und Gestik), nichtelektronischen Hilfen (z. B. Piktogramme, Bilder und Fotos) sowie elektronischen Kommunikationshilfen (z. B. einfache Sprachausgabegeräte bis hin zu komplexen Talkern) (Braun et al. 2010).

Einsatz von Unterstützter Kommunikation im Heilpädagogischen Reiten bei Klienten mit schwerer und mehrfacher Behinderung

Bei Manuel werden Elemente der Unterstützten Kommunikation angewendet. Die Unterstützte Kommunikation hilft dem Klienten, sich auf die Reittherapie vorzubereiten, sich einzustimmen und eigene Wünsche anzubringen. Sie erleichtert den Beziehungsaufbau, da den Klienten umgekehrt vermittelt werden kann, was das Pferd ihnen „sagen möchte": So kann z. B. das Fressen des Pferdes mit Schmatzgeräuschen, das Riechen am Pferd kann durch hörbares Einatmen in Verbindung gebracht werden sowie das Schnauben nachgeahmt werden.

Das Pferd wirkt dabei als Motivationsverstärker, um Kommunikation zu erlernen und zu üben. Wichtig ist, dass im Alltag und in der Reittherapie dieselben Hilfsmittel und Kommunikationsstrategien angewendet und geschult werden und dass ein interdisziplinärer Austausch stattfindet.

Im Fall von Manuel verwende ich als Symbolgegenstand ein Plüschpferd. Dies gibt ihm zu verstehen, dass er nun in die Reittherapie darf. Außerdem übe ich mit ihm die Verbindung von verbalen Aufforderungen und Handlungen, also die Verknüpfung auf der körperlichen Ebene. Beispiel: Ich tippe die Hand an, damit er sie um den Führstrick schließt, und kombiniere dies mit der verbalen Aufforderung „Hand schließen".

Durch die Unterstützte Kommunikation wird dem Klienten die Teilhabe am Geschehen möglich. Ziel ist, dass er diese Erfahrung aus dem Heilpädagogischen Reiten auch in seinen Alltag übertragen kann.

Vergleich: ältere Menschen und Manuel

In meinem Beruf als Pflegefachfrau sehe ich viele Parallelen zwischen den Menschen im Alterszentrum und Manuel beim Heilpädagogischen Reiten. Die körperlichen Einschränkungen von Manuel, sprich Rollstuhl und Spasmen, treffe ich auch im Arbeitsalltag bei älteren Menschen an. An Demenz Erkrankte verlieren oft die Fähigkeit, sich zu äußern, auch bei ihnen wird der emotionale bzw. nonverbale Aspekt der Kommunikation immer wichtiger. Der beste Zugang zu dementen Menschen sind die direkten Wahrnehmungen über Berühren, Spüren, Hören, Riechen, Sehen, vielleicht sogar Schmecken. Im Heilpädagogischen Reiten wird die Psyche nonverbal angesprochen, wir können mit dieser Maßnahme Wohlbefinden und Lebensqualität verbessern und Freude vermitteln: Freude am Pferd, Freude an der eigenen Bewegung, losgelöst von Alter oder Einschränkung.

Bei älteren Menschen steht die Begegnung mit dem stehenden Pferd im Vordergrund, egal ob mit oder ohne Rollstuhl; beispielsweise über Berühren, Anlehnen, Umarmen und Putzen mit den Händen. Zur Vertiefung des Erlebten kann ein Spaziergang mit dem Pferd stattfinden. Zum Abschluss wird das Pferd gefüttert.

8.2 Übertragung positiven Verhaltens in den Alltag der Wohngruppe

Von Barbara Gäng

Im vorangegangenen Kapitel wurde ausführlich über das Heilpädagogische Reiten mit dem schwer mehrfachbehinderten Jugendlichen Manuel berichtet. Ich selbst habe die Stunden als Pferdeführerin begleitet und konnte so den Verlauf miterleben. Die Reitpädagogin und ich als Manuels Betreuerin in der Wohngruppe haben eng zusammengearbeitet. Meine Aufgabe bestand darin, nach der Reitstunde Manuels Verhalten im Gruppenalltag zu beobachten, zu dokumentieren und daraus ein Fazit zu ziehen, insbesondere zur Nachhaltigkeit der Maßnahme „Heilpädagogisches Reiten".

Ein Versuch

Als Sozialpädagogin ist mir in meiner langjährigen Tätigkeit immer wieder aufgefallen, dass Menschen mit schweren und mehrfachen Behinderungen bei der Kontaktaufnahme zu anderen Menschen große Schwierigkeiten haben. Als Reitpädagogin habe ich erfahren, dass Heilpädagogisches Reiten eine geeignete Maßnahme zur Kommunikationsanbahnung sein kann, insbesondere weil der Kontakt zum Pferd ein geeignetes Übungsfeld dazu darstellt.

Das Pferd als ein lebendes Wesen kann zum echten Gegenüber eines Menschen werden. Sein Körperrhythmus überträgt sich auf den Reiter. Die Bewegungen und die Wärme des Pferdeleibes sprechen wohltuend und auf direktem Weg den Gefühlsbereich an. Das Gleichgewichtsempfinden wird gefördert, und Verkrampfungen seelischer als auch körperlicher Art können sich lösen. Dadurch, dass das Pferd nicht nur seinen Körper anbietet, sondern zusätzlich mit all seinen Ausdrucksformen wie Körperhaltung, Mimik und Stimmungsäußerungen beteiligt ist, fordert es direkt zur verbalen und physischen Kontaktaufnahme und Auseinandersetzung heraus. Dadurch kann sich das Körperbewusstsein als Grundform des Selbstbewusstseins entwickeln (Gäng 1983).

Zu Beginn aller Stunden im Heilpädagogischen Reiten steht die Kontaktaufnahme zum Pferd an erster Stelle. Wir erhoffen uns von Manuel, dass er auf diesem Weg lernt, auch mit menschlichen Partnern zu kommunizieren.

Über Kommunikation und Beziehung soll Manuel zur Partizipation gelangen. Das bedeutet Beteiligung, Teilhabe, Teilnahme, Mitwirkung, Mitbestimmung und Einbeziehung.

„Zwei untrennbare Aussagen liegen der behindertenpädagogischen Maxime der Partizipation zugrunde: Die Partizipation an sozialen Ereignissen wird durch Kommunikation erleichtert beziehungsweise erst ermöglicht; erfolgreiche Kommunikation hingegen ist wiederum auf die Teilhabe, die aktive Partizipation an sozialen Ereignissen angewiesen" (Lage 2006, 184).

Die zentrale Frage lautet deshalb: Welche Fähigkeiten von Manuel sollen durch Umgang und Beziehung zum Pferd im Bereich der Partizipation, der Teilhabe gefördert werden? Und wie lassen sich diese Fähigkeiten in den Alltag übertragen?

Ich sehe mich vor der Aufgabe, Manuels Entwicklungspotenzial im emotionalen Bereich, in der Kommunikation und in der Interaktion zu fördern und ihm so Teilhabe an der „Welt" zu ermöglichen.

Die einzelnen Schritte ordne ich den folgenden Bereichen zu:

- emotionale Entwicklung
- Kommunikation
- Interaktion

Zur Feststellung und Überprüfung von Fortschritten im Laufe der Interventionen habe ich die Beobachtungskriterien entsprechend den gesetzten Zielen formuliert. Die Beobachtungen fanden nach dem Heilpädagogischen Reiten bei Manuels Ankunft in der Wohngruppe statt und wurden protokollartig aufgezeichnet. Die Behandlung / Intervention gestaltete ich folgendermaßen:

Erster Schritt: Emotionale Entwicklung

DEFINITION

„**Entwicklung** umfasst alle längerfristig wirksamen Veränderungen von Kompetenzen. Das sind sowohl die „bleibenden" einzelnen Veränderungen, als auch jene kurzzeitigen Veränderungen, die weitere nach sich ziehen". (Flammer 2009, 19)

8.2 ÜBERTRAGUNG POSITIVEN VERHALTENS IN DEN ALLTAG DER WOHNGRUPPE

Erschwernisse, die im Fall von Manuel zu beachten sind: Manuel ist in seinen Erlebnis- und Ausdrucksmöglichkeiten stark eingeschränkt, er hat emotionale, kognitive, körperliche und soziale Defizite. Sie auszugleichen, zu mildern und umzupolen ist das Ziel meiner Intervention. [Maßnahme] Im Heilpädagogischen Reiten liegt diesbezüglich großes Förderpotenzial. Voraussetzung ist jedoch, dass der Klient an Tieren, speziell an Pferden, Freude zeigt und sich sachte heranführen lässt. *Es ist dabei Wert auf interdisziplinäre Zusammenarbeit zu legen. Alle Beteiligten sollten in der gleichen Art und Weise mit dem Behinderten kommunizieren und gegebenenfalls intervenieren.* Manuel erlebt in seinem Alltag in der Regel einen zeitlich klar strukturierten Tagesablauf. Er ist auf diese immer gleichbleibende Strukturen angewiesen. Sie ermöglichen ihm Orientierung und somit psychische Zufriedenheit.

Zielführende Fragen:
Kehrt Manuel nach dem Heilpädagogischen Reiten emotional ausgeglichener, zufriedener, entspannter in den Alltag zurück? In welchem Ausmaß hat sich der Körpertonus entspannt?

Antworten:
Manuels psychisches Befinden hat sich im Verlauf der Maßnahme „Heilpädagogisches Reiten" deutlich verändert. Zu Beginn war er häufig sehr laut, verkrampft und zeigte Stereotypien. Nach einigen Stunden konnte er sich immer rascher an das „Schöne" erinnern. Er zeigte das mit Lachen, leisen Äußerungen und der Suche nach körperlichem Kontakt zum Pferd. Er erlebte offenbar eine Stunde in Ruhe, Zufriedenheit und Wohlbefinden.

Erfüllt mit diesen positiven Erfahrungen kehrte er in den Alltag zurück. *Begegnete man ihm dann mit der gleichen Ruhe und Freude, so war bei ihm auch noch Stunden nach dem Heilpädagogischen Reiten eine positive Grundstimmung spürbar.* Er lächelte und suchte Kontakt, war offen und konnte seine Bedürfnisse in angemessener Art zeigen.

Zweiter Schritt: Kommunikation

> **DEFINITION**
>
> „**Kommunikation** ist ein Austausch von Informationen über Wissen, Erkenntnisse oder Erfahrungen". (Lage 2006, 30)

Kommunikation kann auch dem Menschen mit schwerer und mehrfacher Behinderung möglich sein, wenn seine innere Zufriedenheit stimmt, wenn er sich wohlfühlt.

Erschwernisse, die im Fall von Manuel zu beachten sind: Manuel äußert sich im Alltag laut, viel zu laut, und wird deshalb von den anderen Kindern gemieden.

Zielführende Fragen:
Hat sich nach dem Heilpädagogischen Reiten die Lautstärke seiner Äußerungen beim Empfang in der Wohngruppe verändert?

Antwort:
Ja! Er gab leisere, *klarere Laute von sich und zeigte weniger Abwehr, wirkte entspannter,* wenn er angesprochen wurde. *Seine Körperhaltung signalisierte eine gewisse Bereitschaft zum Zuhören.* Erste Anzeichen einer möglichen Kommunikation waren vorhanden, es zeigte sich vermehrt ein Lächeln auf seinem Gesicht.

Als weitere Maßnahme wurden im Heilpädagogischen Reiten und im Alltag in der Wohngruppe Elemente der Unterstützten Kommunikation eingesetzt, z. B. eine gemeinsame Handlung körperlich, verbal und mit Symbolgegenständen durchführen wie beim Jacke-Ausziehen. *In der Gruppe wurden dabei Begriffe und Handlungen auf die gleiche Art und Weise kommuniziert wie beim Heilpädagogischen Reiten.* Mit der Zeit verhalf Manuel das zu einem besseren Verständnis. Begleitet wurden die Handlungsabläufe mit körperlichen und verbalen Signalen. Eingesetzt wurden auch Bilder und Symbolgegenstände (z. B. als Vorbereitung auf das Reiten ein Stoffpferdekopf, gefüllt mit einer Wärmflasche zum Ertasten). Nach dem Heilpädagogischen Reiten zeigte ich ihm eine große Fotografie seines Pferdes und versuchte, mit ihm über das Erlebte zu sprechen. Er hörte zu und gab feine, leise Laute von sich.

Dritter Schritt: Interaktion

> **DEFINITION**
>
> „**Interaktion** bezeichnet allgemein den Umstand, dass Personen miteinander (sozial bzw. gesellschaftlich gesehen) handeln, in welchen alltäglichen Lebensbereichen auch immer". (Lage 2006, 30)

Erschwernisse, die im Fall von Manuel zu beachten sind: Emotionale Entwicklung und Interaktionsverhalten stehen in dauerndem Austausch. Durch das gemeinsame Handeln von Betreuer und Klient und das Verwenden von gleichen Begriffen in gleichen Handlungen wird Kommunikation und Interaktion auch für Manuel möglich.

Zielführende Fragen:
Nimmt Manuel die Hilfestellung beim Ausziehen der Jacke an? Oder hilft er sogar aktiv mit?

Antwort:
Im Heilpädagogischen Reiten bilden Reitpädagogin, Klient und Pferd ein Beziehungsdreieck, sie kommunizieren miteinander und sind in ständiger Interaktion. Nach dem Heilpädagogischen Reiten nahm Manuel in der Wohngruppe ganz selbstverständlich die Hilfe beim Ausziehen der Jacke an. Bleibt ihm dies in guter Erinnerung, wird er seine „guten Gefühle" aus der Reitstunde auch bei weiteren gemeinsamen Verrichtungen in den Alltag übertragen können.

Zusammenfassende Auswertung zur Übertragung in den Alltag

Durch gesteigertes emotionales Wohlbefinden und verbesserte kommunikative Fähigkeiten kann Manuel Erlebtes verstehen; zusätzlich dazu beigetragen hat das gemeinsame Handeln aller Beteiligten.

Die interdisziplinäre Zusammenarbeit, die Regelmäßigkeit und Häufigkeit der Interventionen nach einheitlichen Regeln sind unabdingbare Voraussetzungen für ein solches Gelingen.

Die Anwendungen im Heilpädagogischen Reiten fanden zweimal wöchentlich statt und gingen über eine lange Behandlungszeitspanne von drei Jahren.

Bei Manuel zeigten sich Fortschritte in seinem gesamten Verhalten. Es gelang ihm, an seiner Umwelt aktiv teilzunehmen. Wir durften erleben, dass sich bei Manuel, selbst nach einer längeren Pause aus gesundheitlichen Gründen, der emotionale Bereich, besonders in der Begegnung mit dem Pferd, nachhaltig gestärkt zeigte.

Reduziert man jedoch die Interventionen oder bricht sie zu früh ab, so verliert sich das Erworbene rasch; man muss wieder von vorn beginnen. ==Menschen mit schwerer Mehrfachbehinderung brauchen langfristige und andauernde Interventionen, wenn man nachhaltige Ergebnisse erreichen will.==

Schlusswort

Die Teilhabe am Leben ist für uns eine selbstverständliche, mehr oder weniger bewusste Angelegenheit.

Für Menschen mit schwerer Mehrfachbehinderung aber ist die Teilhabe an der Welt ohne unsere Hilfe und Unterstützung am richtigen Ort und zum richtigen Zeitpunkt kaum zu erreichen. Wie unsere Hilfestellung, unsere Unterstützung, die Hilfe zur Selbsthilfe gestaltet werden kann, habe ich beispielhaft zu zeigen versucht.

Manuel hat vom Heilpädagogischen Reiten im emotionalen Bereich am meisten profitiert. Sein froher Gesichtsausdruck, sein glückliches Lächeln, wenn er ganz nah bei seinem Pferd sein konnte, haben mich immer wieder stark berührt. Seine frohe Stimmung und die kleinen Fortschritte im Gruppenalltag schenkten uns echtes gegenseitiges Teilhaben.

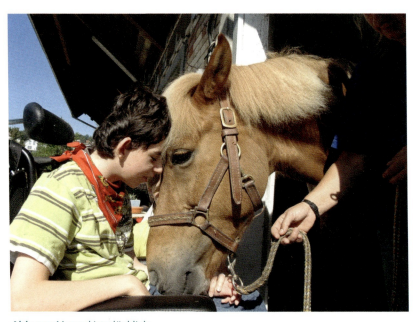

Abb. 8.9: Manuel ist glücklich.

Literatur:

Braun, U. (2010): Was ist Unterstützte Kommunikation? In: isaac-Gesellschaft für Unterstützte Kommunikation e.V. (Hrsg.), Handbuch der Unterstützten Kommunikation. Von Loeper, Karlsruhe, 01.003.001–01.005.001

Flammer, A. (2009): Entwicklungstheorien. Hans Huber Verlag, Bern

Gäng, M. (1983): Heilpädagogisches Reiten. 1. Aufl. Ernst Reinhardt, München / Basel

Lage, D. (2006): Unterstützte Kommunikation und Lebenswelt. Julius Klinkhardt Verlag, Bad Heilbrunn

9 Einblicke in das Heilpädagogische Reiten mit blinden und sehbehinderten Kindern

Von Sonja Morgenegg

9.1 Pferde als Lehrmeister

Begegnungen mit Tieren haben einen hohen Erlebniswert für uns Menschen und sind lehrreich. Tiere verfügen über sinnliche Wahrnehmungs- und Ausdrucksfähigkeiten, welche sich beim Menschen im Laufe des Zivilisationsprozesses zurückgebildet haben oder überformt wurden. Eine verstehen wollende Beziehung zu Tieren führt uns Menschen zurück zu den Wurzeln unseres eigenen Verhaltens, zu unserem Selbst. Die nähere Beschäftigung mit Tieren kann ursprüngliche sinnliche Wahrnehmungsformen, die in uns schlummern, aber in unserem Alltag sonst kaum mehr abgerufen werden, wieder wecken und beleben. Tiere üben nicht zuletzt auch eine Faszination auf den Menschen aus, weil sie stets authentisch und aufrichtig sind. Sie leben unentfremdet und unfähig, sich zu verstellen oder zu lügen, fast nur im Hier und Jetzt. Ohne dass wir uns in der Regel dessen bewusst sind, sind sie aus diesem Grund sogar indirekte Verhaltensvorbilder.

Unter den Tieren eignet sich besonders das Pferd aufgrund seiner Charaktereigenschaften und Verhaltensqualitäten in verschiedener Weise gut als Partner für die therapeutische Arbeit mit behinderten Kindern.

9.1 PFERDE ALS LEHRMEISTER

Das Pferd handelt ernsthaft und geduldig. Es strahlt eine natürliche Autorität aus und drückt ohne verbale Sprache deutlich seine Bedürfnisse aus. Es wird vom Kind ohne Hinterfragung respektiert. Sein artspezifisches Verhalten basiert auf einem unverfälschten Instinkt, anders als beim Menschen, der typischerweise fast immer auf der Grundlage eines durch vielfache Reflexion gebrochenen Standpunktes handelt und kommuniziert. Für blinde Kinder hat gerade dieser Aspekt besondere Bedeutung, weil ein sehr großer Teil ihrer Erfahrungen durch andere Menschen vermittelt ist, d. h. dass bei ihnen die Möglichkeit echter eigener Erfahrung in ungeleiteten Lernprozessen des Alltags sehr viel kleiner ist als bei sehenden Kindern. Weil ihr Aktionsradius meist eingeschränkt ist, verbringen blinde Kinder auch mehr Zeit als nichtbehinderte Kinder im Innern von Räumen. Betätigungen im Großraum, unter freiem Himmel, und speziell grobmotorische Betätigungen sind fast immer an eine Begleitperson geknüpft. Die Umwelt erkundende und sportliche Aktivitäten sind durch diese permanente Abhängigkeit generell eingeschränkt.

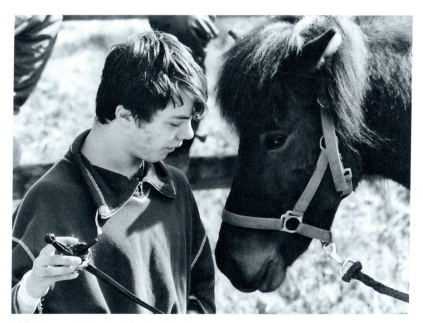

Abb. 9.1: Das Pferd als verlässlicher Partner

Das Heilpädagogische Reiten (HPR) eignet sich gut, um einige Folgen dieser Defizite und Hindernisse aufzufangen und für Momente die Erfahrungseinschränkung auszugleichen.

9.2 Körper und Sinne als vorsprachliches Mittel der Erkenntnis

Der menschliche Geist kennt nicht nur Begriffe, die in der verbalen Sprache gefasst sind, obwohl unsere Bildungstradition oft diesen Eindruck erweckt. Es gibt in der direkten körperlichen Auseinandersetzung mit der Welt gewonnene Bedeutungen unterhalb des sprachlich bewussten Wissens, die als Handlungs- und Erfahrungswissen auf der Ebene der Sinne und des Körpers, im Körpergedächtnis, festgehalten sind. Gerade da, wo Wörter nicht ausreichen, um einen Inhalt, eine Bedeutung zu beschreiben, kann eine damit verbundene sinnlich-körperliche Reaktion Bedeutungsträger sein. Das in sinnlich-körperlichen Bezügen und im Körpergedächtnis gespeicherte Wissen spielt beim Problemlösen im Alltag eine große Rolle, obwohl wir in unserem Kulturkreis eine starke Tendenz haben, Prozesse über das Mittel der Sprache zu deuten, zu regeln und zu bestimmen.

Gerade auch Menschen, die sich in Beruf, Sport oder Freizeit intensiv mit Pferden beschäftigen, können bestätigen: Das Bedeutungsfeld sinnlich-körperlicher Wahrnehmung reicht über das Bedeutungsfeld (die sogenannte „Semantik") der Wortsprache hinaus.

Die Erfahrungen des Kindes im Heilpädagogischen Reiten, welche vor allem sinnlicher und in vielfältiger Form taktil-kinästhetischer Art (= Tastsinn und Gleichgewichtssinn) sind, haben primär diese Form „körperlicher Begriffe". Das gilt ganz besonders für blinde und sehbehinderte Kinder. Die kognitive Psychologie hat die vorsprachliche körperliche Wissensart in ihrer Bedeutung lange unterschätzt bzw. nur als Übergangsstadium in der geistigen Entwicklung des Kindes auf dem Weg zum sogenannten „formalen begrifflichen Denken" des Erwachsenen betrachtet.

Das Heilpädagogische Reiten steht für die Förderung von an die Sinne und die Motorik geknüpfte Erfahrung in der Handlungs-Wirklichkeit (sogenannte „Primäre Erfahrung"). Das Kind macht in der heilpädagogischen Reitstunde körperliche Erfahrungen, erlebt den Pferdekörper und beschäftigt sich handelnd mit verschiedenen Gegenständen. Das kann die den HPR-Therapieeinheiten meist anhaftende tiefe Verarbeitung des Erfahrenen erklären.

Je weniger Möglichkeiten ein Mensch hat, abstrakt-symbolische Begriffe zu bilden, desto wichtiger ist für ihn diese Form der Erfahrung und der Begriffsbildung.

9.3 Die heilpädagogische Reitstunde mit blinden und sehbehinderten Kindern

In der heilpädagogischen Reitstunde ist das Grundthema der Kontakt zum Pferd und dessen Pflege. Die Kinder gewinnen bei der Ausführung zusammenhängender praktisch-körperlicher und intellektueller Aufgaben Sicherheit und Selbstvertrauen und üben sich gleichzeitig in der Koordination von Handlungen, in Aufmerksamkeit, Zuverlässigkeit, Verhaltenskonstanz und Durchhaltewillen. Pferde sind für diese Schlüsselkompetenzen perfekte Lehrmeister. Sie sind aufmerksam, reaktionsschnell, haben trotzdem eine gewisse Toleranz, und sie „denken mit". Der Partner Pferd hat dem Kind viel zu sagen, passenderweise ohne Worte. Die Kommunikation der Pferde erreicht so Kinder, die sich behinderungsbedingt nur beschränkt sprachlich-intellektuell ausrichten. Die Kommunikationsweise des Pferdes greift auch bei Kindern, bei denen sich die Wirkung von Worten aufgrund der komplizierten Erziehungssituation bereits abgeschliffen hat, weil Worte und Handlungen des Umfeldes einander nicht immer entsprachen. Mitteilung und Verhalten des Pferdes stimmen jederzeit überein. Das Pferd vermittelt dem Kind keine mehrdeutigen Botschaften. Das ermöglicht dem Kind, im Umgang mit dem Pferd festgefahrene Rollen und Konflikte abzulegen, die positiven Seiten seines Selbst auszuleben und authentisch zu sein. Die authentische Beziehungssituation zwischen dem Kind und dem Pferd wird auch dadurch gefördert, dass das Pferd wertungsneutral ist gegenüber den behinderungsbedingten Auffälligkeiten im Aussehen oder Verhalten des sehgeschädigten Kindes, seiner Kleidung, aber auch gegenüber seinen Schulleistungen usw. Es ist eindrücklich zu erleben, wie sich als Auswirkung dieser Tatsache in einen HPR-Nachmittag auf dem Reitplatz problemlos blinde und sehbehinderte Kinder und Jugendliche mit unterschiedlichsten intellektuellen Niveaus und Behinderungsprofilen integrieren lassen und die Unterschiede kaum mehr ins Gewicht fallen.

Weil das Pferd seinen Willen und seine Wünsche nicht mit Worten ausdrückt, werden vom Kind Einfühlungsvermögen, Rücksichtnahme und Anpassung gefordert. Das Kind lernt beim Heilpädagogischen Reiten rasch, dass ein Pferd weder ein Spielzeug noch ein Übungsgerät ist, welches nach Lust und Laune hervorgeholt und wieder zurückgestellt werden kann. Jedes Kind lernt beim Heilpädagogischen Reiten, persönlich für sein Pferd ein angemessenes Maß an Verantwortung zu übernehmen. Es besucht und pflegt sein Pferd regelmäßig bei jedem Wetter. Das fördert nicht nur sein Pflichtbewusstsein, sondern auch die Wahrnehmungssensibilität für die Ereignisse der Natur. Das Kind lernt, sich an die Natur anzupassen, statt sie z. B. umgestalten zu wollen. Das Heilpädagogische Reiten bietet unendlich viele Möglichkeiten, dass sich ein Kind im Umgang mit dem Pferd und um das Pferd herum weiterentwickeln kann. Jedes Kind ist dabei schon nach kurzer Zeit nicht mehr nur Anfänger, sondern auch Könner.

Auf dem Reithof, nahe der Natur, entdeckt das Kind eine Umwelt, die in der Regel eine in vielfältiger Weise anregende Erweiterung zu den Umweltgegebenheiten seines Alltags darstellt. Ein blindes Kind wird z. B. sofort auf ganz besondere Geräusche und Gerüche aufmerksam. Die Umgebung des Heilpädagogischen Reitens erzeugt eine spezielle Atmosphäre, die gezielt eingefangen wird. Allein schon durch diese Umgebung mit ihren besonderen Reizen kommt ein Kind, kaum nachdem es nach der Ankunft auf dem Hof aus dem Auto gestiegen ist, den Pferden, die in dieser Umgebung leben, ein Stück näher.

Auf den sorgfältigen Aufbau der Beziehung zum Pferd wird im Heilpädagogischen Reiten Wert gelegt. Ein ängstliches Kind erhält die Möglichkeit, in seinem eigenen Tempo ein Vertrauensverhältnis zum Pferd aufzubauen. Eine Variante für den Einstieg ist, die Pferde auf der Weide zuerst zu beobachten, über ihr Verhalten und ihre Gewohnheiten zu sprechen, Unterschiede in Erscheinung und Verhalten zu suchen. Das blinde Kind muss das Pferd abtasten können. Für die erste direkte körperliche Begegnung kann es wichtig sein, dass das Pferd trocken ist, damit das Kind das warme, weiche Fell, die wuschelige Mähne, die langen, rauen Schweifhaare als etwas Angenehmes empfindet. Bei dieser Art der Kontaktaufnahme ergibt sich Gelegenheit, über Leben und Eigenschaften des Pferdes zu sprechen. Findet das Kind z. B. Strohhalme am Bauch oder in der Mähne, kann es daraus schließen, dass das Pferd im Stroh gelegen hat. Findet es eingetrockneten Dung oder Erde, weist das daraufhin, dass sich das Pferd gewälzt oder auf der Weide zum Schlafen hingelegt hat. Wagt das Kind, sein Ohr an den Bauch des Pferdes zu legen, hört es interessante Geräusche, die Anlass geben, über die Ernährung des Pferdes zu sprechen usw.

In einer weiteren Lektion kann das Kind feststellen, wo sich am Pferdekörper harte und weiche Stellen befinden. Später beim Striegeln ist das Wissen um diese Merkmale wichtig. Über die knochigen, harten Stellen wird das Kind sanfter und mit weniger Druck putzen als über die muskulösen oder die weichen Teile. Auch blinde Kinder können diese Unterschiede suchen. Dadurch, dass die Therapiepferde gelernt haben, ruhig zu stehen und sich an allen Stellen des Körpers berühren zu lassen, erleichtern sie den Kindern, ohne Angst den Pferdekörper zu untersuchen. Die Therapiepferde der Blinden- und Sehbehindertenschule Zollikofen, wo ich tätig bin, präsentieren sich so geduldig, klar und empathisch, dass sie rasch zu echten Freunden auch von eher ängstlichen Kindern werden.

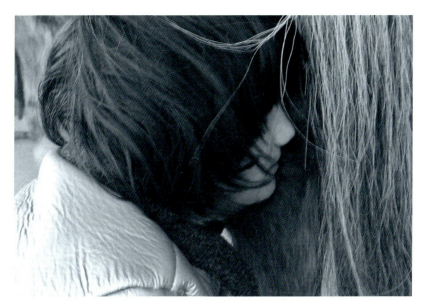

Abb. 9.2: Kontaktaufnahme durch Berühren, Hören und Riechen

Das Erkennen von Zusammenhängen und das Verinnerlichen von Abläufen sind für blinde und sehbehinderte Kinder sehr wichtig. Der Ablauf der Vorbereitungen, bis ein Pferd zum Wegreiten oder Wandern bereit ist, bietet Gelegenheit, viele Koordination erfordernde manuelle Handlungen und folgerichtiges Verhalten zu üben. Das Kennenlernen der Stallumgebung und des Materials, das für die Pflege und das Reiten des Pferdes gebraucht wird, erfordert Zeit und wird anfänglich in jede Lektion eingebaut.

Jedes Kind hilft entsprechend seinen Fähigkeiten, sein Pferd aus dem Stall oder von der Weide zu holen. Das Ziel ist, möglichst selbstständig das Pferd für den Ausritt oder für einen Spaziergang vorzubereiten.

Die Handlungsmomente, die das Kind hier lernt, ergeben einen direkten, zusammenhängenden Sinn. Fast alle Kinder sind bei der Vorbereitung ihres Pferdes ehrgeizig und wollen von sich aus alle nötigen Handgriffe möglichst schnell lernen, um dann im Umgang mit dem Pferd freier zu sein.

Nervösen Kindern kann es eine Hilfe sein, das Pferd zügig vorzubereiten und rasch den Stall zu verlassen, um auf dem kürzesten Weg in die Stille der

Natur einzutauchen. Das stetige Vorwärtsschreiten des Pferdes im klaren Rhythmus verfehlt fast nie seine beruhigende Wirkung. Kind und Pferd werden zu einer schwungvollen Einheit. Derselbe Rhythmus kann auf ein verträumtes oder ein gehemmtes Kind belebend bzw. entspannend wirken. Das Pferd bindet das Kind in seine Bewegung heilsam ein.

Weil das Pferd das Kind nicht enttäuscht, entwickelt dieses rasch Vertrauen zu seinem Partner. Die meisten Kinder sind mit Stolz und Zufriedenheit erfüllt, wenn sie ihren dreihundert Kilo schweren Partner ohne Kraftaufwand leichten Fußes durch die Gegend führen können. Selbstverständlich kommt es vor, dass ein Pferd nach dem saftigen Gras, welches am Wegrand wächst, Ausschau hält. Diese Situation verlangt vom Kind gute Beobachtung und Konzentration, damit es den richtigen Moment, in dem das Pferd vom Fressen abgehalten werden kann, nicht verpasst. Ist das Pferd dennoch schneller, ergibt sich für das Kind eine Gelegenheit, das Geben klarer Anweisungen und das Sich-Durchsetzen zu üben.

Beim lockeren Reiten auf dem geführten Pferd genießen es viele Kinder, einfach selbstvergessen auf dem Pferd zu sitzen und dabei die jedem/r Reiter/in bekannte tiefe Entspannung zu erleben. Manche Kinder haben das starke Bedürfnis, mehr über die Welt der Tiere zu erfahren. Sie stellen immer wieder Fragen, die das Leben der Pferde untereinander betreffen, und versuchen, ihre Beobachtungen einzuordnen. Oft wird ein Zusammenhang mit dem eigenen Leben hergestellt. Weil sie nicht von sich selbst sprechen müssen, stellen Kinder die Fragen direkter und ungezwungener. Es sind dies Fragen um Leben und Tod, Einsamkeit, Schmerz, Fortpflanzung, Liebe, Schönheit usw. Ein Grund, weshalb solche Fragen in der HPR-Stunde besonders häufig auftauchen, mag darin liegen, dass hier auf natürliche Weise die tiefsten Schichten des eigenen Wesens des Kindes angesprochen werden. Auf manches Kind scheint die Tatsache, dass es neben Menschen noch andere Lebewesen gibt, die ähnlich fühlen können und Neigungen haben wie es selbst, bestätigend und tröstend zu wirken. Dabei wird im Kind auch Sinn für die Bedürfnisse anderer Lebewesen geweckt. Man kann sagen, dass sich im Heilpädagogischen Reiten über das Tier ein tieferes Verständnis für das Leben überhaupt entwickelt.

Unterwegs mit dem Pferd durch Feld und Wald können Kinder prägende Eindrücke sammeln. Vielfalt und Intensität dieser Eindrücke sind uneingeschränkt, da mit wechselnder Jahreszeit die Natur immer Neues bietet.

Der Reitplatz bietet Gelegenheit, durch verschiedene Spielformen und variantenreiches Übungsmaterial mit einer ganzen Kindergruppe den Umgang untereinander und mit den Pferden zu üben. Einige Spiele und Übungen sprechen den Gefühlsbereich an. Andere fördern die Wahrnehmung im auditiven, im visuellen oder im taktil-kinästhetischen Bereich. Die Kinder erfinden zum Teil auch selbst phantasievolle Spiele, die sie vom Pferderücken aus ausführen oder bei denen der / die Pferdeführer / in eine bestimmte Aufgabe übernehmen muss. Schließlich entsteht dann ein logisches Zusammenspiel zwischen Kindern, Pferd und Führern / innen, bei dem auch die motorische Geschicklichkeit sowie das Sozialverhalten des Kindes trainiert werden.

Der Erlebnisbereich und das Wissen rund um die Pferde werden erweitert, wenn die Kinder bei besonderen Ereignissen im Stall oder auf dem Hof anwesend sein dürfen, so z. B. wenn die Pferdehufe durch den Hufschmied neu beschlagen werden, wenn der Tierarzt eines der Pferde behandelt oder wenn es darum geht, Hufe zu pflegen oder die Pferde zu waschen. Auch der Umgang mit Sattelseife und Schwamm ist für viele Kinder eine Aktivität mit besonderem Reiz. Sogar für blinde und mehrfachbehinderte Kinder sind solche Arbeiten spannend, weil sie mit speziellen Riech- und Tasterlebnissen verbunden sind.

Der Abschluss einer HPR-Stunde ist ebenso wichtig wie der gelungene Einstieg. Das Pferd wird durch das Kind allein oder mit Hilfe eines Erwachsenen von Decke und Gurt befreit und das Material, wenn nötig, zum Trocknen aufgehängt oder am richtigen Aufbewahrungsort platziert. Das Kind führt zusammen mit der Reitpädagogin das Pferd in den Stall oder auf die Weide und nimmt dort Abschied von ihm, nicht ohne ihm eine kleine Belohnung zu reichen.

9.4 Grenzen und Gefahren des Heilpädagogischen Reitens mit blinden und sehbehinderten Kindern

Damit ein blindes Kind das Pferd erleben kann, muss ein direkter Körperkontakt zustande kommen. Das bedeutet im Grunde, dass das Pferd beim ersten Kontakt angebunden im Stall steht. Der sonst übliche Annäherungsprozess, der mit der Beobachtung des Pferdes auf Distanz (z. B. auf der Weide, im Offenstall) begonnen wird, wird auf diese Weise stark verkürzt. Damit der von Anfang an schon propriozeptive (körpernahe) Kontakt zum Pferd vom blinden Kind positiv erlebt wird, ist ein entsprechendes Vertrauensverhältnis zwischen dem Kind und der Reitpädagogin und ein behutsames Vorgehen Voraussetzung.

An die Pferde werden im HPR mit blinden und sehbehinderten Kindern hohe Anforderungen gestellt. Die Pferde müssen bei der Vorbereitung sehr gut stillstehen können und eine relativ große Toleranz gegenüber unpassenden Berührungen und falschen Manipulationen haben. Da blinde und sehbehinderte Kinder in der Raumorientierung schnell an Grenzen stoßen und Gefahren nicht kommen sehen, sind von der Reitpädagogin in höherem Maß Aufmerksamkeit und Konzentration gefragt. Findet das Heilpädagogische Reiten in Gruppen statt, müssen genügend Hilfspersonen eingesetzt werden. Der Reitpädagogin fällt dann die oft komplexe Aufgabe umsichtiger Beobachtung und des blitzschnellen Reagierens zu.

Zum Abschluss dieses Berichtes erzählt der blinde Schüler Jonas (9), wie sich ein Pferd anfühlt und wie er die heilpädagogische Reitstunde erlebt:

FALLBEISPIEL

Das Heilpädagogische Reiten gefällt mir sehr gut. Meine Nase riecht die Pferde gerne. Die Pferde fühlen sich gut an. Es ist schön, sie zu berühren. Der Körper fühlt sich warm an. Wir beginnen mit dem Putzen. Wir bürsten den ganzen Körper der Pferde. Manchmal wälzen sie sich nämlich am Boden und sind dann sehr schmutzig. Die Erde ist dann in den Haaren festgeklebt, und das Fell ist dort rauer. Wenn die Pferde schwitzen, sind sie klebrig. In den Pferdeohren sind die Haare nicht so lang. Das Innere vom Ohr fühlt sich komisch an. Außen an den Ohren ist das Fell gleich wie am übrigen Körper. Unten am Mund des Pferdes ist es rau, dort stehen kleine Härchen heraus. Die Nase hat ganz feine Haare. Die Luft, die aus den Nasenlöchern kommt, ist warm. Für die Mähne und den Schweif braucht es eine Bürste mit mehr Borsten. Mähne und Schweif sind die härtesten von den Haaren. Doch noch härter und rauer anzufühlen sind die Hufe und die Kastanie. Ich putze die Pferde gern. Das Einzige, was ich nicht gern habe, ist, wenn die Pferde viele Haare verlieren und diese beim Putzen in mein Gesicht fliegen. Das finde ich unangenehm. Wenn das Pferd am ganzen Körper sauber geputzt ist, legen wir eine Decke auf den Rücken, befestigen den Gurt, ich ziehe einen Reithelm an und los geht's. Wenn sich das Pferd bewegt, tut das meinem Körper gut – ich kann mich entspannen. Am liebsten mache ich Übungen wie „Mühle", „Verkehrt herum Reiten", „Damensitz", Ohren und Schweif oder meine Fußspitzen berühren. Am liebsten habe ich es, wenn das Pferd tölt, weil es sanft ist, und es ist doch schnell. Am liebsten reite ich über Steine, weil man dann alles gut hört. Ich höre, ob das Pferd Schritt, Trab oder Tölt geht. Pass und Trab ist für mich noch schwierig voneinander zu unterscheiden.

Nach dem Ausreiten nehmen wir Gurte und Decke ab, bringen die Pferde in den Offenstall oder auf die Weide zurück. Vorher geben wir ihnen zur Belohnung Äpfel, Rüebli oder Brot in einer Plastikschüssel, nicht aus unserer Hand, damit sie nicht immer bei uns betteln kommen. Dann verabschieden wir uns. Wir streicheln sie noch einmal und sagen: „Tschüs, bis zum nächsten Mal!"

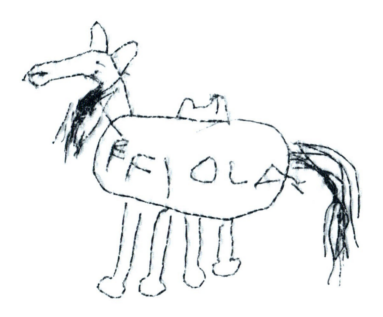

Abb. 9.3: Tastbare Zeichnung von Jonas (9, blind)

C Heilpädagogisches Voltigieren

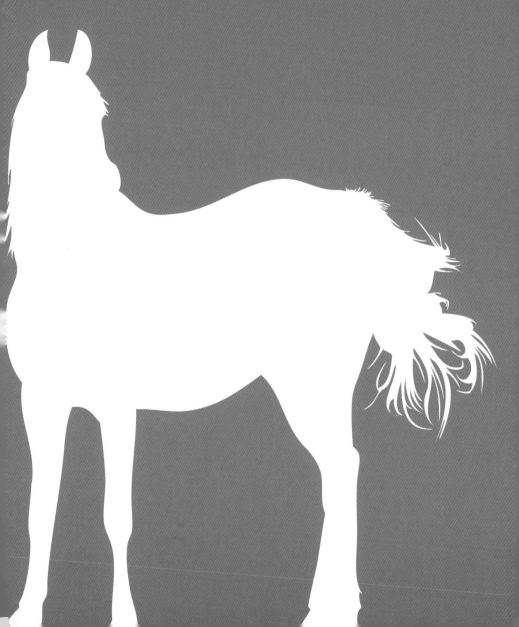

10 Heilpädagogisch-psychomotorische Aspekte der vorschulischen Förderung mit Hilfe des Pferdes

Von Marietta Schulz

Das Heilpädagogische Voltigieren und Reiten (HPV / R) erfährt als Maßnahme zur frühen Förderung von Kindern bisher seine Begründung aus noch begrenzten praktischen Erfahrungen. Immer wieder begegnet Methoden, die aus der Praxis abgeleitet und weiterentwickelt werden, der Vorwurf von Scharlatanerie, da ihre Berechtigung wissenschaftlich erst unter Beweis gestellt werden müsse. Spiess (1991, 481) zählt das HPV/R zu den „neuen Körpertherapien" und bemerkt: „Offensichtlich haben diese Methoden, insbesondere auch dort, wo es um Menschen mit schweren Behinderungen oder extremen Verhaltensauffälligkeiten geht, einen Bedarf befriedigt, den die Theorien und (praktischen) Methoden der akademischen Heilpädagogik bislang nicht hinreichend haben abdecken können". Die nachfolgenden Ausführungen werden ein Beitrag zur Evaluation der Heilpädagogik mit dem Medium Pferd sein, weil bislang zur Arbeit mit Klein- und Vorschulkindern positive Erfahrungen und Rückmeldungen betroffener Eltern vorliegen, über die aber selten (vgl. Klüwer 1994) systematisch berichtet wurde.

10.1 Zielgruppen und Indikationen

Folgende Einwände gegen den frühen Einsatz des Pferdes bei behinderten oder von Behinderung bedrohten Kindern werden vorgebracht:

- Neben der Nutzung des Pferdes gibt es in der frühen Förderung eine Fülle von alternativen Angeboten wie Physiotherapie, Schwimmtherapie, Motopädagogik, basale Stimulation etc.
- Für die Arbeit mit Kindern auf dem Pferd kann auch das Argument des leichteren „Handlings" nicht herangezogen werden: Erwachsenen, behinderten Menschen wird oft erst auf dem Pferd die Erfahrung des Bewegungsdialoges (Klüwer 1988) ermöglicht, der für diese Menschen sonst so nicht erlebbar wird. Klein- und Vorschulkinder dagegen werden – gerade bei entsprechender Behinderung – noch lange und häufig getragen, und das sogar von ihrer unmittelbaren Bezugsperson. Weder Körpergröße noch Gewicht erfordern also die Arbeit mit dem Pferd.
- Der Einsatz eines Tieres erscheint manchen bei derartig kleinen Kindern unverhältnismäßig riskant.
- Das Ausmaß an Bewegung überfordert nach Meinung einiger Autoren (Baker 1994) die physische und psychische Stabilität kleiner Kinder (unter vier Jahren).

Derart kritische Einwände können nicht einfach ignoriert werden. Vielmehr führen sie uns zu der notwendigen Einsicht, dass frühe Förderung mit Hilfe des Pferdes nur durch ihre Einbindung in ein interdisziplinäres, systemisches Zusammenwirken von Ärzten, Reitpädagogen, Physiotherapeuten und Eltern ihre gewünschte Wirkung entfalten. Stetiger Austausch und eine wechselseitige Information und Kontrolle ist unabdingbare Voraussetzung für eine verantwortliche Förderung. ==Die Überlegung, ob Förderung nicht auch mit alternativen Methoden denkbar ist, sollte in der Planung eine Rolle spielen.==

Ich kann innerhalb der Gruppe der Vorschulkinder keine Zielgruppe nennen, die ausschließlich mit Hilfe des Pferdes den angestrebten Erfolg erreicht. Wohl aber liegen Erfahrungen aus Einrichtungen des Therapeutischen Reitens vor, wonach sich bei folgenden Kindern der Einsatz des Pferdes besonders günstig ausgewirkt hat:

- Frühgeborene Kinder, die je nach Geburtsgewicht und Entwicklungsverlauf manchmal bis in das Schulalter hinein mit Dysbalancen ihrer moto-

rischen Entwicklung zu kämpfen haben und wechselnd Über- oder Unterforderungssituationen ausgesetzt sind. (Müller-Rieckmann 2013);
- Frühbehandelte Kinder, die als Risikokinder schon eine längere Therapiegeschichte haben, wobei Motivationsverlust im Hinblick auf weitere therapeutische Interventionen sowie eine Beeinträchtigung der Eltern-Kind-Beziehung einzutreten drohen;
- Kinder mit eingeschränkter Vitalität nach längeren Krankenhausaufenthalten oder schweren Krankheiten;
- Kinder mit geistiger Beeinträchtigung, insbesondere solche mit starken Berührungsängsten und Kinder mit autistischen Zügen (Kaune 1993);
- Kinder mit Behinderungen, die als Erstgeborene gegenüber einem sich gesund entwickelnden Geschwisterkind in eine resignative Verarbeitung ihrer Behinderung geraten.

Die genannten Zielgruppen und Indikationen verweisen auf die ganzheitliche, heilpädagogische Zielsetzung, die wir mit dem HPV / R verfolgen sowie auf das Setting, in dem wir arbeiten.

10.2 Setting

Das Setting der frühen Förderung im HPV / R lehnt sich an zuerst in den Vereinigten Staaten entwickelte Formen (Spink 1988, Glasow 1988) an: Das Pferd wird mit geteiltem Zügel von zwei Seiten geführt, wobei die Reitpädagogin links und eine weitere Person rechts vom Pferd mitgeht. Das Kind sitzt, liegt oder hält sich auf einer Decke, einem langfädrigem Flokati, der wiederum mit einem Deckengurt (ohne Griffe) festgeschnallt ist. Das Pferd geht mit Ausbindezügel.

Heilpädagogisch orientierte oder systemisch motivierte Modifikation dieses Settings ist die Hinzunahme einer unmittelbaren Bezugsperson des Kindes an der rechten Seite des Pferdes (anstelle der weiteren Person) (Klüwer 1994). Kinder können so – vom Pferd getragen – Bewegungsinitiative in angemessener Distanz zu (in der Regel) ihren Eltern entwickeln, ohne dass die Eltern ihr Sicherungsbedürfnis aufgeben müssen. Mit schnellem Zugriff sind sie wieder sichernd bei ihrem Kind, ohne dass sie es andauernd festhalten müssen.

Dieses Setting hat sich im flexiblen Zeitrahmen von einer Runde in der Reitbahn bis zu 20 Minuten insgesamt bewährt. Es kann – unter der Maßgabe eines ausgebildeten Reitpädagogen und Pferdes – auch von sachunkundigen Eltern mitgetragen und durchgeführt werden.

10.3 Inhaltliche Prinzipien

Inhaltliche Prinzipien der heilpädagogischen Arbeit in diesem Setting sind das der Entwicklungsorientierung und der Ganzheitlichkeit. Nun sind das sehr allgemein gültige Gesichtspunkte, die im Prinzip für jede psychomotorische Förderung – und Reiten und Voltigieren ist psychomotorisches Geschehen – gelten. Dennoch möchte ich sie kurz skizzieren, weil dadurch das Milieu, in dem wir arbeiten, erkennbar wird.

Entwicklungsorientierung beinhaltet drei Aspekte, nämlich erstens das Verständnis des Entwicklungsprozesses als psychodynamisches Geschehen. Das bedeutet, über die gesamte Lebensspanne hinweg werden Phasen relativer Balance von Krisen abgelöst, in denen oder durch die eine komplexere Balance erarbeitet werden muss (Erikson 1976). Jede Krise ist gekennzeichnet durch in Spannungspolen formulierte Lebensthemen. Die befriedigende Lösung der Spannung ist Voraussetzung zur gedeihlichen Bewältigung der nächsten, komplexeren Krise. Für den hier diskutierten Zusammenhang werden als Lebensthemen die der ersten Lebensjahre relevant, deren Spannungspole Vertrauen ÷ Misstrauen (1. Lebensjahr), Autonomie <-> Scham, Zweifel (2./3. Lebensjahr) und Initiative <-> Schuldgefühl (4./6. Lebensjahr) sind.

Zweitens bedeutet Entwicklungsorientierung die längst bekannte Tatsache, dass das Kind da abgeholt wird, wo es steht. Konkret sind für den Reitpädagogen gute Kenntnisse der Regelmäßigkeiten von Verläufen der Bewegungs- und Wahrnehmungsentwicklung sowie deren psychosozialen Entsprechungen unerlässlich.

Drittens verlangt Entwicklungsorientierung von Reitpädagogen eine heilpädagogische Haltung, die Entwicklung fördert und zulässt. Funke (1988, 120) schreibt dazu: „Bewegungsentwicklung sollte geschehen durch ein Verständigungsangebot an als zumindest potentiell kompetent und aktiv gedachte Persönlichkeiten." D. h., die Möglichkeiten eines Kindes werden mitgedacht, selbst wenn man als Erwachsener den Entwicklungsprozess durch Angebote oder Interventionen steuert. Somit verstehen sich z. B. Übungsangebote in der Heilpädagogischen Förderung mit dem Pferd als Einladung an das Kind.

Ganzheitlichkeit ist kein neues Prinzip. Nimmt man Moors (1974) heilpädagogisches Prinzip, das das Verstehen vor das Erziehen stellt, so führt dies weg von einer Defizit-Orientierung, die auch in funktional orientierten Förderansätzen der Psychomotorik lange eine Rolle gespielt hat. Es führt hin zum Verständnis eines Kindes mit seinen Stärken und Problemen.

Eltern wieder in die Verantwortung für ihr Kind einzubeziehen, statt die Förderung allein Fachkräften zu überlassen, entspricht ebenso einem ganzheitlichen Ansatz wie die Tatsache, dass HPV / R zwar von lizenzierten Fachkräften durchgeführt wird, diese aber nicht selten in Reitervereinen und Institutionen arbeiten, in denen Therapeutisches Reiten neben anderen Aktivitäten durchgeführt wird. So wird eine frühe „Aussonderung" von kleinen Kindern vermieden, und die weitgehend natürliche Umgebung, in der Pferde artgerecht leben können, garantiert ein gutes Stück Normalität. Eltern gehen mit ihren Kindern reiten und nicht in einen besonders ausgestatteten Raum (künstliche Umwelt) zur Therapie.

Bevor ich methodische Prinzipien des Arbeitens in oben beschriebenen Settings erläutere, verdeutliche ich zunächst einige exemplarische Erfahrungen, die Kinder der genannten Zielgruppen mit Hilfe des Pferdes machen können. Diese werden anhand von Beispielen aus der Arbeit mit einem autistisch behinderten Kind auf dem Pferd näher beleuchtet. Untersuchungen zum Zusammenhang der Erfahrungen und Wirkungen der Methode stehen noch aus.

10.4 Erfahrungen mit Hilfe des Pferdes

Klüwer (1984, 1988, 1994) hat in all seinen theoretischen Begründungen des Therapeutischen Reitens als das der Methode ureigenste Moment den Bewegungsdialog herausgearbeitet. Der Bewegungsdialog ist als sogenannter tonischer Dialog auch ein sehr frühes Element der Selbsterfahrung des Kindes. Im Austausch körpernaher Zeichen und Signale mit der Mutter erfährt das Kind etwas über sich und gleichzeitig über die Mutter. Der tonische Dialog kann auch als „Sensomotorisches Korrelat der Entwicklung wechselseitigen Vertrauens" gesehen werden (Kestenberg nach Romer / Sossin 1991, vergl. dazu auch Lier-Schehl 2005).

Kestenberg hat die Aspekte des Bewegungsdialogs und seine psychischen Entsprechungen sowie deren Beobachtungen aus dem Bewegungsverhalten von Säuglingen mit ihren Eltern genau untersucht. Ihre Überlegungen veranlassten Klüwer zu dem Rückschluss, dass in der Arbeit mit dem Pferd in verschiedenen Hinsichten an den frühkindlichen Bewegungsdialog in unmittelbarer Selbsterfahrung angeknüpft wird. Und es ist nur das Pferd, das auch Erwachsenen diese Erfahrung ermöglichen kann.

Welche Momente lassen sich nun aus dem frühkindlichen Bewegungsdialog auf die Situation des Bewegtwerdens durch das Pferd übertragen und analog betrachten?

(1) Zunächst sehen wir das Getragen- und Gehaltenwerden im frühkindlichen Bewegungsdialog und das Sitzen und Gehaltenwerden auf dem Pferderücken. Romer/Sossin (1991) beschreiben vier Qualitäten einer guten Haltesituation:

- Stabilisieren und Stützen des Rumpfes,
- Stabilisieren des Kopfes,
- Fördern der Beweglichkeit,
- Fördernder Wechselseitigkeit im Bewegungsfluss.

Die Qualität einer Haltesituation – psychodynamisch betrachtet – ist dann hinreichend gut (also entwicklungsförderlich), wenn genügend Stabilisierung erfolgt, ohne dass die Eigenaktivität und Bewegungsinitiative des Kindes gehemmt wird. Durch Unterstützung am Kreuzbein und Stabilisierung des Kopfes an der Schulter können Säuglinge leicht beruhigt werden. Man kann also von „Schlüsselpunkten des guten Haltens" sprechen, die ein Sicherheitsgefühl im Sinne von Urvertrauen vermitteln.

Bei genauerem Hinsehen sind diese Schlüsselpunkte beim Reitsitz eines Kindes auf dem Pferd ebenso erreicht: Der Körper ist stabilisiert durch die Reitposition, und die Wirbelsäule ist am Kreuzbein unterstützt, was im Rumpf ausreichend Anreiz zur Stabilisierung über einen wechselseitigen Anpassungsvorgang erzeugt.

Gleichzeitig erfolgt über die Bewegung ein stetiger Impuls zur Aufrichtung und Selbsthaltung des Kopfes. Man kann also auch auf dem Pferd von einer Sicherheit vermittelnden Position ausgehen. Zusätzlich wirkt sich die Tatsache der annähernd parallelen Augenhöhe, die das Kind als Reiter mit den Erwachsenen erreicht, angstreduzierend aus (Seewald 1989). Das Kind erhält in der Reitbewegung einen stetigen Impuls zum Aufrichten, Umhersehen und zur selbsttätigen Orientierung.

Folgt man Untersuchungen von Kestenberg (1954), Kalish (unveröff.) und Loman (1993) zum Bewegungsverhalten autistischer Kinder, so scheinen diese nicht den Bewegungsausdruck einer gut gelungenen Integration zu vermitteln. Mit jedem Schritt müssen sie offenbar ein fragliches inneres Gleichgewicht wieder herstellen. Im Formfluss (Veränderungen der Körperform) sind Muster des Schrumpfens und Sinkens überrepräsentiert. Daher gewinnen wir den Eindruck, dass diese Kinder Außenreize und Kontakt abwehren. (Auch in der Sprache der Tanztherapie sind „Sinken" und „Schrumpfen" zur Defensive eingesetzte Bewegungsmuster.)

Durch das Sitzen und Getragenwerden auf dem Pferd werden autistische Kinder „dem Boden entrissen". Diese Loslösung vom Boden formulierte eine

Motologin als eines der schwierigsten Probleme für die Mototherapie mit diesen Kindern. Weiter stimuliert das Sitzen in der Bewegung, in die sich diese Kinder oft erstaunlich gut einfühlen können, ein Umhersehen im Raum und erlaubt so Blickkontakte.

Zudem finden sich die Kinder im Reitsitz in der beschriebenen Position des guten Haltens. Diese Einladung, sich sicher zu fühlen, erlaubte in dem hier zugrunde liegenden Fall einen ersten Kontaktaufbau über Berührung des Kindes im Kreuzbeinbereich. Dieser Kontakt mit der Handinnenfläche der Reitpädagogin wurde vom Kind später auch dann nicht abgewehrt, wenn neue, beunruhigende Situationen eintraten. Im Sinne eines Rituals konnte so immer wieder Sicherheit und Vertrauen angebahnt werden.

Insgesamt gesehen kann man wohl das Gehalten- und Getragenwerden auf dem Pferderücken als eine Einladung zu Balance und Kontakt verstehen (Glasow 1988).

(2) Ein weiterer Aspekt des Bewegungsdialogs ist das Erleben von Rhythmus. Aus der Säuglingsbeobachtung von Kestenberg / Sossin (1979) ist bekannt geworden, dass sich in der beginnenden Entwicklung Spannungen und Form des Körpers in für bestimmte Lebensphasen typischen und dann auch dominanten Rhythmen abwechseln. Auch die Mutter stimmt in den Dialog mit dem Kind über (ihr unterschiedlich verfügbare) Rhythmen ein. Die Erlebnisqualität einer guten Einstimmung kann man sich am besten anhand einer Mutter vorstellen, die ihr Kind in den Schlaf singt und wiegt.

In dieser Einstimmung untereinander kann es Irritationen geben, wenn z. B. eine Mutter ihren Rhythmus häufig und abrupt wechselt und das Kind dem nicht folgen kann. Dichte und Häufigkeit der Irritationen können in einem Bewegungsdialog zum Abbruch führen, das Kind schreit beispielsweise oder stemmt sich von der Mutter weg. Beide müssten sich dann neu einstimmen.

Aus der Pferdebewegung im Schritt erreichen ca. 100 Bewegungsimpulse pro Minute das reitende Kind. Diese erfolgen in rhythmischer Qualität und fordern adaptive und balancierende Reaktionen sowie eine Einstimmung, ohne die ein subjektiv angenehmes Bewegungsgefühl nicht entstehen würde.

Wie bewusst dem Kind alle Impulse werden, ist ungewiss, auf jeden Fall scheinen Kinder in der Lage zu sein, die rhythmische Gestalt der Bewegungen des Pferdes herauszufiltern. Zur Bedeutung des Rhythmus für die menschliche Bewegungserfahrung sagt Laban (1988, 135): „In der Bewegung wird durch Rhythmus, der Steigerung und Minderung einschließt, die innere Beteiligung und das Bewusstsein für Wechsel geweckt. Dies kann von höchster Erregung bis zu tiefster Ruhe und Stille reichen und all die verschiedenen Stimmungen einbeziehen, die in einer Mischung der beiden Extreme zum Ausdruck kommen."

Die rhythmische Gestalt der Schrittbewegung des Pferdes knüpft möglicherweise an vorgeburtliche Erlebnisspuren des Getragen-, Geschaukelt- und Gewiegtwerdens wieder an, also eigentlich an Vorerfahrungen rhythmischen Bewegtwerdens im Mutterleib, „die den Beigeschmack des Getröstet- und Umsorgtwerdens durch eine höhere wohlwollende Macht erhalten" (Mittelmann, n. Seewald 1989; Beetz et. al. 2012). Wahrscheinlich können wir davon ausgehen, dass die rhythmische Erfahrung, die ein Kind mit dem Pferd macht, zunächst unbelastet von Irritationen wahrgenommen wird und die innere Beteiligung des Kindes verstärkt sowie seine Bereitschaft zur Einstimmung erhöht.

Auch hier wieder eine Beobachtung aus dem zugrunde liegenden Fall: Trotz anfänglich vorherrschender Stereotypien im Bewegungsverhalten (Schaukeln) des Kindes hörten die Schaukelbewegungen nach kurzer Schrittphase auf. Später konnte man bei dem Kind ein deutliches Nachspüren der Bewegung des Pferdes auch im Halten sehen, ohne dass sich daraus eine Schaukelbewegung entwickelte. Beim erneuten Antreten des Pferdes nahm das Kind den Schrittrhythmus spontan wieder auf. Während zu Beginn ein Anhalten des Pferdes dem Kind unerträglich war, konnten im weiteren Verlauf die Haltezeiten verlängert und mit anderen Interventionen (z. B. Sich-Selbst-Entdecken im Spiegel, Kontaktaufnahme zur Reitpädagogin etc.) verbunden werden. Aus dem Anhalten und Losgehen entwickelten sich erste Versuche, das Pferd initiativ wieder in Gang zu bringen. Durch Wechsel von Schritt-, Trab- und Haltephasen, also auch durch das Spiel mit Verlangsamung und Beschleunigung entwickelte das Kind auch im freien Laufen Unterschiede zwischen Gehen, Stehenbleiben und Laufen. Diese völlig neuen Bewegungsmöglichkeiten entwickelte es zunächst neben dem geführten Pferd, dann an der Hand der Reitpädagogin oder der Mutter und später selbstständig übend in der Reithalle.

Autistische Kinder bilden Stereotypien möglicherweise deswegen aus, weil sie Gleichförmiges bevorzugen, wo sie Lebendigkeit und Variation nicht ausreichend bewältigen können. Wahrscheinlich bieten wir solchen Kindern mit dem rhythmischen Getragenwerden auf einem warmen, lebendigen Wesen ein senso-psychomotorisches Niveau an, das sie zum Einlassen in einen lebendigen Dialog einlädt und sie gleichzeitig eine basale Stimulation ihrer inneren Beteiligung erleben lässt, was ihnen andere Erfahrungen eröffnet (Schulz 2008).

(3) Eine dritte exemplarische Erfahrung, die das kleine Kind mit Hilfe des Pferdes machen kann, ergibt sich aus der Grundgestalt des sozialen Lernens, die in der Situation des HPV/R mit dem lebendigen Medium Pferd immer gegeben ist (Klüwer 1988). Das Pferd kann die Qualität eines Übergangsobjektes erhalten.

Das Übergangsobjekt gewinnt in der beginnenden Loslösung des Kindes aus der symbiotischen Verbindung mit der Mutter (im 1. bis 3. Lebensjahr) an Bedeutung. Es steht als neutraler Erfahrungsbereich zwischen innerer und äußerer Realität eines Kindes. Es ist hauptsächlich bedeutsam in jener Phase, bevor psychische Inhalte und äußere Realität durch die Initiative und Aktivität des Kindes Konturen erhalten, die das Kind handhaben kann. Das Übergangsobjekt wird mit all den Bedeutungen und Erfahrungen belegt, die das Kind zum Verstehen und Verflechten von subjektivem Erleben und äußerer Einwirkung braucht (Winnicott 1984). Im Spiel als intermediärem Raum kann es sowohl die gute als auch die böse Mutter repräsentieren.

In der Arbeit mit dem Pferd ist es dem Kind immer möglich, zu beobachten und zu agieren. Der Umgang mit dem Pferd eröffnet dem Kind auf der Ebene der konkreten Handlung das sogenannte praegestische Verstehen (Klüwer 1988), d.h. alles, was das Kind mit und auf dem Pferd tun kann (Einwirkung und Umgang wie Heranholen und Wegschieben des Pferdes, Anhalten und Losgehen usw.) wird – als Vorläufer der Geste in der Kommunikation – handelnd erbracht und erlebt.

Weiter lädt das Pferd in den unterschiedlichen Sinnesbereichen zur Nachahmung über den Weg der kinästhetischen Identifikation (Romer 1992) ein. Z.B. kann das Klappern der Hufe auf dem Asphalt Gehbewegungen im Rhythmus des Pferdes auslösen oder das geräuschvolle Kauen eines getrockneten Brötchens Nachahmung dieser Kaubewegungen durch das Kind erzeugen.

Folgt man Kalish (unveröff., Sinzig 2011) so fehlen im Spielverhalten autistischer Kinder symbolische Handlungen. Die Kinder ahmen nicht nach und spielen häufig dasselbe Spiel immer wieder. Aufgrund einer oft ausgeprägten Übersensibilität ihrer Sinnesorgane (Haut, Gehör) erfahren sie über sich und ihre Umgebung weniger, weil sie die Intensität und Vielfältigkeit von Reizen nicht ertragen können und ihre Umwelt daher auch weniger mit ihrem Körper oder durch motorische Aktivität erspüren.

Im konkreten Fall konnten wir im Zusammenhang einer Sicherheit vermittelnden guten Trage- und Haltesituation und des beruhigenden Rhythmus über den Weg der kinästhetischen Identifikation und des praegestischen Verstehens Stereotypien im Bewegungsverhalten in ein Spiel mit Körpererfahrung und Aktivität (z.B. sich mit Sand bedecken, nachdem das Pferd sich gewälzt hatte; kauen von Nahrung nach Beobachtung des Pferdes etc.) überführen. Weiter wurden durch rhythmisch induzierte Tondialoge – z. B. durch Mitsummen im Schritt, Töne produzieren in der Resonanzerfahrung des Trabes – das Nachsprechen und Entdecken erster Worte in der Kommunikation angeregt. Die Mutter berichtet, dass sie Unterbrechungen und Übergänge von einer Tätigkeit zu einer anderen leichter gestalten kann und dass sie beginnendes Spiel mit Geschwisterkindern im Alltag beobachtet. Auch erspürt und probiert das Kind mit dem Körper viel mehr und erobert sich einen immer größeren Aktionskreis.

10.5 Methodische Prinzipien

Die oben beschriebenen Erfahrungen werden mit Hilfe der methodischen Prinzipien der vorschulischen Förderung mit dem Pferd ermöglicht. Diese – im Folgenden nur skizzierten – methodischen Prinzipien müssen von der Reitpädagogin als Teil eines entwicklungsförderlichen Erziehungsstiles realisiert werden:

Klima

Das o. g. Setting ist häufig Voraussetzung, damit ein relativ belastungsfreies Interaktionsklima zwischen Eltern und ihren Kindern erreicht wird. Dadurch, dass Eltern an der Pferdeführung verantwortlich beteiligt sind, können sie ihr Kind auf dem Pferd beobachten und Erfahrungen zulassen, die sie im direkten Dialog mit dem Kind vielleicht verhindern würden. Die Reitpädagogin wirkt als Modell und greift selbst nur in das Geschehen ein, um eine Erfahrung des Kindes zu unterstützen. Es gelingt Eltern erstaunlich gut, dieses anzunehmen.

Manche erleben das Mitgehen neben dem Pferd und die zeitgleiche räumliche Distanz zu ihrem Kind als Entlastung für sich und Chance zur affektiven Distanzierung sowie einem Wechsel zwischen Anspannen und Loslassen. Die Eltern lernen beim Zusehen, dass Lernen für ihr Kind „Erfahrungen machen" bedeuten kann und können das auch im Alltag wiedererkennen und beschreiben. Dieser Prozess erfolgt eher beiläufig und ohne besondere Aufmerksamkeit.

Die Bewegungsinitiative liegt beim Kind. So kommt es vor, dass Kinder zu Anfang der Reiteinheit sich für ein reines Sitzen und Ausruhen (Liegen) auf dem Pferd entscheiden und das auch deutlich sagen können. Es kommt auch vor, dass sie je nach ihrer Tagesform auch ein größeres oder kleineres Pferd wählen. In der Regel aber bleiben sie bei ihrer Wahl, wenn sie positive Erfahrungen machen konnten. Eltern und Reitpädagogen überreden die Kinder nicht, weiter zu reiten, wenn das Kind ermüdet. Auf frühe Anzeichen von Müdigkeit zu achten, ist Aufgabe der Reitpädagogin, wenn das Kind dieses nicht ausdrücken kann. Gerade bei frühgeborenen und frühbehandelten Kindern müssen derartige Überforderungen, die unmerklich strafend wirken, vermieden werden. Manchmal ist schon eine Runde genug, manchmal reichen 20 Minuten nicht. Man bewegt sich mit flexiblen Grenzen in einem Zeitraum, der erfahrungsgemäß ausreicht. So können die Kinder z. B. mit wechselnder Tagesform umgehen lernen und Erfahrungen damit machen, was ihnen gut tut und was nicht.

Übungen

Alle Übungen, die natürlich nach heilpädagogischen und psychomotorischen Gesichtspunkten gestaltet werden (Kurz 1993; Schulz 1993; Beudels 2001), sind wie eine Einladung an das Kind einzubringen. Entdecken, Ausprobieren, Ablehnen und Wahrnehmen mit dem ganzen Körper sind Erfahrungen, die es in erster Linie zuzulassen oder anzuregen gilt.

Rituale

Rituale sind wieder erkennbare Handlungen in einer Interaktion, z. B. das Begrüßen und Verabschieden des Pferdes durch das Kind, die Gestaltung der Kontaktaufnahme zu Beginn einer Stunde mit einem Lied oder das Abstreichen einzelner Körperteile zu Beginn jeder Maßnahme sowie das Klopfen einzelner Körperteile zum Ende jeder Maßnahme. Welche Rituale individuell für ein Kind wichtig sind, hängt von den Erfahrungen der Reitpädagogin im Hinblick auf die jeweilige Zielgruppe ab und davon, wie sie sich mit dem Kind über ein Ritual verständigen kann. Die Einführung von Ritualen gibt dem Kind die Möglichkeit, Strukturen der Stunde wieder zu erkennen.

Übergänge

Nicht zuletzt sollte die Gestaltung von Übergängen im Augenmerk der Reitpädagogin liegen. Dieses ist erforderlich, weil Kinder nicht abrupt von einer Aktivität in eine andere wechseln können, ohne dass Irritationen verursacht werden (wie man das z. B. aus dem Verhalten hyperaktiver Kinder kennt). Wechsel von Trab zu Schritt und umgekehrt sollten vorbereitet und stimmlich begleitet werden oder durch die Verdeutlichung eines Zeitrahmens, innerhalb dessen sich das Kind orientieren kann, ermöglicht werden.

 Literatur

Baker, E. (1994): Precautions and Contraindications to Therapeutic Riding: A Frame Work for Decision-Making. In: The 8. International Therapeutic-Riding Congress. The complete papers. National Training Resource Centre. Kimberley, NZ 1994

Beetz, A., Uvnäs-Moberg, K., Julius, H., Kotrschal, K. (2012): Psychosocial and Psychophysiological Effects of Human-Animal Interactions: The Possible Role of Oxytocin. Frontiers in Psychology 3, 1–15

Beudels, W. (2001): Grundlagen der Gestaltung psychomotorischer Entwicklungsförderung. DKThR Therapeutisches Reiten 3/01, 6–10

Erikson, E. H. (1976): Identität und Lebenszyklus. Suhrkamp Frankfurt/M

Funke, J. (1988): Psychomotorik in der Schule. Motorik 11, 4, 119–128

Glasow, B. (1988): An Invitational Treatment Approach Utilizing Horses. Vortrag auf dem 6. Internat. Kongress für Therapeutisches Reiten Toronto Kanada

Kalish, B.: Body Movement Therapy for Autistic Children. (unveröffentlicht)

Kaune, W. (1993): Das Heilpädagogische Voltigieren und Reiten mit geistig behinderten Menschen. FN-Verlag, Warendorf

Kestenberg, J. (1954): The History of an „Autistic" Child. The Journal of Child Psychiatry Vol. 2, 1, 5–50

Kestenberg, J., Sossin, K. M. (1979): The Role of Movement Patterns in Development Vol 2. Dance Notation Bureau Press, New York

Klüwer, C. (1984): Zur Psychomotorik des Heilpädagogischen Voltigierens und Reitens. (Vortrag in Wien)

Klüwer, C., (1988): Die spezifischen Wirkungen des Pferdes in den Bereichen des Therapeutischen Reitens. Therapeutisches Reiten 3, 4–12

Klüwer, C., (1994): Selbsterfahrung durch das Medium Pferd. In: Gäng, M. (Hrsg.): Heilpädagogisches Reiten und Voltigieren. 3. Aufl. Ernst Reinhardt, München/Basel

Kurz, F. (1993): Zur Sprache kommen – psychoanalytisch orientierte Sprachtherapie mit Kindern, Ernst Reinhardt, München/Basel

Laban, R. von (1988): Der moderne Ausdruckstanz in der Erziehung. Florian Noetzel, Wilhelmshaven

Lier-Schehl, H. (2005): Bewegungsdialoge bei frühkindlichen Mutter-Kind-Beziehungen und Beziehungsstörungen, DKThR Therapeutisches Reiten 3/05

Loman, S. (1993): The Kestenberg Movement Profile Approach to Dance/Movement Therapy as Applied with an Autistic Child: A Case Study. (unveröffentlicht)

Moor, P. (1974): Heilpädagogik. 3. Aufl. Huber, Bern/Stuttgart/Wien

Müller-Rieckmann, E. (2013): Das frühgeborene Kind in seiner Entwicklung. 5. Aufl. Ernst Reinhardt, München/Basel

Romer, G. (1992): Choreographie der haltenden Umwelt: Die frühe Mutter-Kind-Beziehung in Bewegungsmustern. In: Hörmann, K. (Hrsg.): Tanztherapie. Hogrefe, Göttingen

Romer, G., Sossin, K. M. (1991): Psychische Aspekte des Haltens und Tragens beim Säugling. Psychosozial 14, Heft II (Nr. 46), 38–46

Schulz, M. (1993): Betrachtungen zu Dimensionen der Bewegung aus heilpädagogisch-psychomotorischer Sicht. Therapeutisches Reiten 1, 4–8

Schulz, M. (2008): Therapeutische Arbeit mit Pferden. EHK, Band 57, 612–616

Seewald, J. (1989): Leiblichkeit und symbolische Entwicklung. Dissertation Marburg

Sinzig, J. (2011): Frühkindlicher Autismus – Manuale psychischer Störungen bei Kindern und Jugendlichen. Springer Verlag, Berlin Heidelberg

Spiess, W. (1991): Die „neuen" Körpertherapien in der heilpädagogischen Lehre: Kompetenzerweiterung für Fachleute in der Praxis oder Verbreitung von Scharlatanerie? Vierteljahrsschrift für Heilpädagogik und ihre Nachbargebiete 4, 481–494

Spink, J. (1988): A Four Phase Construct for Therapeutic Riding. Vortrag auf dem 6. Internat. Kongress für Therapeutisches Reiten Toronto Kanada

Winnicott, D. W. (1984): Reifungsprozesse und fördernde Umwelt. Fischer TB Verlag, Frankfurt/M.

Weiterführende Literatur

Buschmann, A., Jooss, B. (2010): Kommunikationsförderung und Sprachanbahnung bei Kindern mit globaler Entwicklungsstörung. Frühförderung interdisziplinär, 29. Jg., 51–61

Blakemore, S. J, Frith, U. (2005): Wie wir lernen – Was die Hirnforschung darüber weiß. Deutsche Verlagsanstalt, München

Koegel, R. L., Kern-Koegel, L. (2012): The PRT Pocket Guide – Pivotal Response Treatment for Autism Spectrum Disorders. Paul. H. Brookes, Baltimore / London / Sydney

Leyendecker, C. (1998): „Je früher, desto besser?" Konzepte früher Förderung im Spannungsfeld zwischen Behandlungsakteuren und dem Kind als Akteur seiner Entwicklung. Frühförderung interdisziplinär, 17. Jg., 3–10

Ohrt, B. (2006): Motorisches Lernen und seine Beziehung zu weiteren Dimensionen der kindlichen Entwicklung. Frühförderung interdisziplinär, 25. Jg., 145–158

Rauh, H. (2014): Erkenntnisse aus der vorsprachlichen Kommunikationsentwicklung – Anregungen für die Frühförderung. Frühförderung interdisziplinär, 33. Jg., 194–218

Schulz, M. (2014): Bewegung im Dialog – Frühe Heilpädagogische Förderung mit dem Pferd bei Kindern mit Autismus-Spektrums-Störungen. DKThR Sonderheft „HFP – spezielle Aufgabenfelder". 2., aktualisierte Auflage, 10–17

11 Begabungsförderung mit dem Pferd

Von Henrike Struck und Rebecca Veith

„The childhood shows the man as morning shows the day".

Dieses Wort von John Milton ist die Hoffnung zahlreicher Wissenschaftler, vieler Praktiker und ungezählter Betroffener der modernen Hochbegabtenforschung mit Kindern.

11.1 Über die Entwicklung von Definitionen in der Begabungsforschung

Führende Wissenschaftler und Vertreter der Begabungsforschung gehen davon aus, dass Begabung oder Hochbegabung (die Begriffe Begabung, Hochbegabung und Talent werden in der internationalen Fachliteratur im Allgemeinen synonym verwendet) ein individuelles Potenzial für gute oder ausgezeichnete Leistungen in einem oder mehreren Bereichen ist. Jedoch finden sich in der Fachliteratur Unmengen von Begriffsklärungen. „Eine endgültige Definition der menschlichen Intelligenzen werden wir nicht finden", stellt dagegen Howard Gardner fest. Die Grenze zur „Hochbegabung" wurde je nach Wissenschaftler ab einem IQ-Wert von 120, 130 oder auch 140 angesetzt. Inzwischen sind sich die Experten weitgehend darin einig, dass Intelligenz sich in einer ständigen Entwicklung befindet und allein durch den IQ nicht zu messen ist.

Die Frage „Was ist nötig, um Wasser zum Kochen zu bringen?" wird für normal begabte Kinder häufig ausreichend beantwortet, indem man einen Topf mit Wasser auf die Herdplatte stellt. Viele hochbegabte Kinder dagegen bemühen sich darum, die ablaufenden physikalischen Prozesse zu verstehen. Dies ist eines von zahllosen Beispielen, die man anführen könnte, um zu zeigen, dass begabte Kinder oft andere Denkwege gehen als normal begabte Kinder des gleichen Alters. Das begabte Kind erlebt dieses kreative Denken als normal und bereichernd. Für Außenstehende sind kreative Gedanken oft erstaunlich und nicht nachvollziehbar, was zu Missverständnissen und Problemen führen kann.

Schon Kasimierz Dabrowski (1902–1980), polnischer Psychiater und Psychologe, verdeutlichte in seiner Theorie, dass Hochbegabung im Zusammenspiel von Anlage- und Umweltfaktoren entsteht. Die „Anlage-Elemente", die Voraussetzung für eine Entwicklung einer „Hochbegabung" sind, bezeichnet man als „overexitabilities" (freie Übersetzung: hohe Sensibilität der Sinne). Sie erweitern die allgemeine Intelligenz-Talent-Diskussion um emotionale, soziale und moralische Inhalte. Dabei gewinnt der Prozess der emotionalen Entwicklung des Menschen in seiner Gesamtpersönlichkeit von Bedeutung.

Der amerikanische Intelligenzforscher und Psychologieprofessor Howard Gardner hat aufgrund von neurobiologischen und neuropsychologischen Erkenntnissen die Theorie der vielfachen Intelligenzen entwickelt. Nach Gardner wird Intelligenz als die Fähigkeit verstanden, Probleme zu lösen oder Produkte zu schaffen, die einen Wert für eine bestimmte Gemeinschaft oder Kultur darstellen (Gardner 1998). Er unterscheidet die sprachliche, musikalische, logisch-mathemathische, räumliche, körperlich-kinästhetische, intrapersonale, interpersonale und naturalistische Intelligenz.

Robert J. Sternberg sagt: „Intelligent ist, wer Herz und Verstand so mit Kreativität zu paaren weiß, dass daraus der entscheidend praktische Erfolg wird." Sternberg hat 20 Leitsätze formuliert, z. B. „Menschen mit Erfolgsintelligenz […] motivieren sich selbst, […] bringen Aufgaben zu Ende, […] können den Wald und die Bäume sehen", die zeigen, was Erfolgsintelligenz ausmacht (Sternberg 1997, 275 ff.).

Ein weiteres Begabungsmodell ist das Konzept der drei Ringe von Joseph Renzulli, in dem er außergewöhnlich hohes Leistungsverhalten als Ergebnis von drei ineinander fließenden Faktoren definiert: Überdurchschnittliche Fähigkeiten, Kreativität und Motivation (konkreter: Aufgabenverbundenheit oder Durchhaltevermögen). 1986 erweiterte Renzulli dieses Konzept um Persönlichkeitsfaktoren, wie Mut und Ich-Stärke, sowie um Umweltaspekte, beispielsweise die sozioökonomische Situation und der Einfluss Gleichaltriger (Renzulli 2004).

Auch Mönks (Mönks/Ypenburg 2012) macht mit seinem Mehr-Faktoren-Modell der Hochbegabung deutlich, dass individuelle Begabungen nur dann in außergewöhnlichen Leistungen zum Ausdruck kommen, wenn die drei Persönlichkeitsmerkmale (hervorragende Fähigkeiten, Kreativität und Motivation) und die drei Sozialbereiche (Familie, Schule und Freundeskreis) gut zusammenspielen.

Betrachtet man diese unterschiedlichen Ansätze, „Hochbegabung" zu beschreiben, wird schnell deutlich, dass – obwohl sich nach wie vor zumeist an den Ergebnissen der IQ-Tests orientiert wird, wenn es darum geht, begabte Kinder zu identifizieren – der Begabung eine wesentlich komplexere Struktur zugrunde liegt, als in einer einzigen Zahl ausgedrückt werden kann. Deshalb ist es einen Versuch wert, die Förderung dieser Kinder ganzheitlich zu gestalten und über der Fokussierung auf die kognitiven Fähigkeiten die Förderung der emotionalen Entwicklung nicht aus den Augen zu verlieren.

„Hochbegabte Grundschüler sind zuerst und vor allem Kinder, wie alle anderen Kinder auch, mit ähnlichen Vorlieben, mit ähnlichen Abneigungen, mit ähnlichen Schwierigkeiten, mit ähnlichen Vorzügen" (Rost / Hanses 1997, 167 ff.).

Wie bei allen Kindern, gibt es auch bei begabten Kindern spezielle Themen, die zu Problemen im alltäglichen Leben führen können. Begabte Kinder, die in einem empathischen Umfeld, einer aufmerksamen Familie, mit ihnen angemessenen Freunden und in einer entspannten Schulsituation leben, werden sicherlich seltener beim Heilpädagogischen Voltigieren bzw. Reiten erscheinen als begabte Kinder, die beispielsweise weniger leisten, als aufgrund ihrer Intelligenz plausibel oder statistisch zu erwarten wäre („underachiever"). Es wäre jedoch realitätsfern, das Thema „Hochbegabung" generell mit dem Problem „underachievement" zu assoziieren. Alle seriösen Untersuchungen sprechen gegen eine Pathologisierung der „Hochbegabten" und gegen eine Verallgemeinerung des „underachievement"-Phänomens zu einem „Hochbegabten"-Syndrom. Dennoch gibt es auch unter „Hochbegabten" Kinder mit Schwierigkeiten; es gibt „Hochbegabte", die sich zu „Problemkindern" entwickeln. Diese bedürfen einer sozial-pädagogischen Fürsorge, psychologischer Unterstützung und der therapeutischen Hilfe (Weinert 2000).

11.2 Begabte Kinder im Heilpädagogischen Reiten / Voltigieren

Um eine Idee von verschiedenen Entwicklungsthemen begabter Kinder zu bekommen, werden im Folgenden einige Beispiele erläutert.

Nach Mönks (Mönks / Ypenburg 2012) zeigen begabte Kinder häufig eine asynchrone Entwicklung im sozial-emotionalen und im kognitiv-emotionalen Bereich. Beispielsweise kann ein 6-Jähriger eine Zeitungsnachricht über ein Attentat kognitiv durchaus erfassen, ist aber eventuell noch nicht in der Lage, diese Information emotional adäquat einzuordnen. Das Interesse an nicht altersgemäßen Themen führt häufig zu fehlender sozialer Akzeptanz, zu einem „Randfiguren-Dasein" unter Gleichaltrigen. Begabte Kinder definieren sich häufig über Leistung und haben deshalb Probleme, Schwächen einzugestehen und Hilfe anzufordern. Sie neigen zu ausweichenden oder sich überfordernden Reaktionen (mangelnde Selbsteinschätzung). Dadurch, dass sie einen größeren Überblick haben als Gleichaltrige, den sie emotional aber noch nicht einordnen können, sind sie zuweilen durch Ängste gehemmt (mangelndes Selbstvertrauen). Da sie es nicht gewöhnt sind, sich Dinge erarbeiten zu müssen, ordentlich, strukturiert und konsequent zu arbeiten, verweigern sie oft das Lernen durch Üben (geringes Durchhaltevermögen, geringe Frustrationstoleranz). Sie neigen zu einer fahrigen, flüchtigen Arbeitshaltung, was dazu führt, dass sie durch zu viele Flüchtigkeitsfehler in der Schule hinter ihrer Leistungsfähigkeit zurückbleiben (mangelnde Konzentrationsfähigkeit).

Beim HPV können Kinder lernen, Lösungsstrategien für ihre speziellen Themen zu entwickeln. Durch das Pferd bzw. durch Voltigieren als gemeinsamen Interessenmittelpunkt ist die soziale Integration in eine Gruppe unkompliziert möglich. Die Einschätzung der eigenen Möglichkeiten (Was habe ich versucht? Was traue ich mir zu?) und eine nachfolgende Reflexion (Was habe ich versucht? Was habe ich geschafft?) können zu einer realistischen Bewertung der eigenen Leistungsfähigkeit führen. Das Beobachten anderer Voltigierer ermöglicht es, die Leistung Anderer zu akzeptieren und anzuerkennen. Durch kleinschrittiges Annähern an eine scheinbar nicht zu schaffende Übung (z. B. das Stehen auf dem Pferd), werden Strategien zur Überwindung von Ängsten entwickelt, und es wird die Erkenntnis gewonnen, dass man manche Ziele nur durch Üben erreicht. Es gibt viele Situationen (z. B. beim gemeinsamen Putzen, Trensen und Gurten), in denen gelernt werden kann, Hilfe anzufordern. Durch die Steigerung des Schwierigkeitsgrades bei Aufgaben, lassen sich Konzentrationsfähigkeit, Frustrationstoleranz und Durchhaltevermögen steigern.

Bei der Arbeit mit begabten Kindern sollten einige Punkte speziell bedacht werden:

- Die asynchrone Entwicklung der Kinder führt nicht selten dazu, dass man sie überschätzt und deshalb emotional überfordert.
- Da diese Kinder häufig einen ausgeprägten Gerechtigkeitssinn haben, ist es umso wichtiger, Regeln und „Sanktionen" kindgerecht, d.h. klar, zeitnah und in einen erkennbaren Kontext zu setzen.
- Hochbegabte neigen zu Machtspielen. Es kostet häufig sehr viel Disziplin und Eigenreflexion, sich nicht darauf einzulassen, weil diese Kinder ein gutes Gespür dafür haben, wo sie einen treffen können.
- Hochbegabte brauchen viel Struktur und klare Regeln.
- Der Transfer ins Elternhaus ist umso schwerer, als dass Hochbegabte clever genug sind, verschiedene Settings für sich deutlich zu trennen, d.h. auch wenn beim Heilpädagogischen Reiten/Voltigieren die Ziele erreicht sind, werden sie nicht unbedingt auch im Alltag umgesetzt.

11.3 Das Projekt

Aus diesem Ansatz heraus ist im Rahmen einer wissenschaftlichen Arbeit eine Projektgruppe mit begabten Kindern entstanden. Hier sollte der Frage nachgegangen werden, wie wirkungsvolle Begabungsförderung mit dem Pferd aussehen kann und welche Gruppenzusammensetzung sinnvoll ist.

Das Projekt wurde im Zentrum für Therapeutisches Reiten der Werkstätten der Arbeiterwohlfahrt Dortmund durchgeführt, das eine Anlage mit Reithalle, entsprechende Nebenräume und gut ausgebildete Pferde besitzt. Für das Projekt stand eine erfahrene Voltigierpädagogin des DKThR zur Verfügung. Die Dortmunder Elterngruppe der Deutschen Gesellschaft für das hochbegabte Kind (DGhK) war darüber hinaus zu einer engen Zusammenarbeit bereit. Aus den 22 Kindern, die sich auf eine E-Mail der Elterninitiative hin bewarben, wurden vier Kinder ausgewählt. Dabei sollten folgende Kriterien erfüllt sein: Besuch der Primarstufe einer Regelschule, getesteter IQ von mindestens 130, wenig bis keine Vorerfahrung im Voltigieren. Die Gruppe sollte darüber hinaus möglichst geschlechtsheterogen sein. Letztlich wurden zwei Jungen und zwei Mädchen im Alter zwischen sieben und acht Jahren ausgewählt, die diesen Kriterien am besten entsprachen.

Als geeignetes Pferd wurde Tom, ein 11-jähriger Norweger-Kaltblut-Mix mit 1,58 cm Stockmaß gewählt. Aufgrund seines kräftigen Körperbaus und seiner ruhigen, freundlichen Ausstrahlung stellte er das ideale Pferd für dieses Projekt dar, das zum einen durch seine Größe beeindruckt, zum anderen aber Vertrauen erweckend wirkt.

Der zeitliche Rahmen des Projekts war auf zwölf Wochen begrenzt. Im Vorfeld fanden Anamnesen in Form von geleiteten Elterngesprächen und die erste Erhebung mit dem Elternfragebogen des CBCL (Child Behaviour Checklist 4–18, 2001) sowie Aufgaben aus dem Selbstkonzeptinventar (SKI; Eggert et al. 2003) und eine „Schnupperstunde" als Eisbrecher statt.

Im Rahmen einer Förderplanung wurden aus diesen Ergebnissen individuelle Förderziele entwickelt. In den ersten zehn Einheiten wurde an diesen Förderzielen sowie an der Gruppendynamik als übergreifendes Ziel gearbeitet. Dabei wurde der in der heilpädagogischen Arbeit mit dem Pferd übliche Stundenablauf (Schulz 2005) genutzt.

Die 11. Stunde wurde zur gemeinsamen Erarbeitung eines kurzen Theaterstücks verwendet, das in der 12. Stunde als Abschlussprojekt Eltern und Interessierten vorgeführt wurde.

Nach Ende des Projekts wurden in einer weiteren Erhebung der Elternbogen des CBCL und Aufgaben des SKI wiederholt. Zusätzlich wurden geleitete Auswertungsgespräche mit Eltern und Kindern geführt.

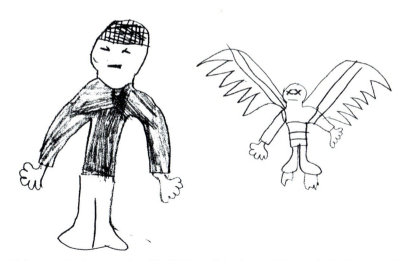

Abb. 11.1: Aufgaben aus dem SKI: Zeichne dich wie du bist ... und wie du gern sein möchtest.

Praktische Durchführung: Wie sah die (heil-)pädagogische Arbeit mit den Hochbegabten in der Praxis aus? Ein Beispiel für die oben erwähnte andere Herangehensweise der hochbegabten Kinder an Probleme war das Festlegen der Reihenfolge. Wie im (heil-)pädagogischen Bereich der Arbeit mit dem Pferd üblich, sollten die Kinder die Reihenfolge, in der sie auf das Pferd gehen, selbst festlegen. Hier entstanden zum Teil lange Diskussionen, die sich aber im Gegensatz zu den von uns gewohnten Diskussionen nicht um „Platz 1" rankten, sondern eher darum, wie ein sozial möglichst gerechtes System eingeführt werden könnte, das allen die gleichen Chancen gibt. Diese Diskussion wurde zum Teil sehr lang und hitzig geführt. Um diese Problematik aufzufangen und das „Thema" der Kinder aufzugreifen, wurde z. B. eine „Partnerstunde" eingeführt, bei der in allen Phasen der Stunde jeweils Partner- oder Gruppenübungen geplant waren. Die Kinder bekamen die Aufgabe, sich so zu organisieren, dass jeder in jeder Runde einen neuen Partner hatte und am Ende der Stunde jeder mindestens einmal mit jedem auf dem Pferd war. Da auch die Galopprunde zu zweit durchgeführt werden sollte und zwei der vier Kinder zu diesem Zeitpunkt noch nicht galoppierten, waren einige Rahmenbedingungen bei der Einteilung zu bedenken, die die Kinder sehr gefordert haben. Diese „Reihenfolge unter erschwerten Bedingungen" wurde aber in der Hälfte der üblichen Zeit festgelegt und führte dazu, dass die Kinder Handlungsstrategien entwickelten, die sie auch auf die „normale", also die von ihnen selbst festgelegte Einzelreihenfolge übertragen konnten.

Weitere Schwerpunkte der Praxis waren z. B. Gleichgewichts- und Wahrnehmungsübungen, nachdem deutlich geworden war, dass zumindest zwei der vier Kinder in diesem Bereich deutliche Defizite zeigten. Während es ihnen im Alltag und bei Übungen am Boden relativ problemlos gelang, diese Defizite zu überspielen, traten sie bei der Arbeit auf dem Pferd deutlich zutage und stellten für diese beiden Kinder schnell einen limitierenden Faktor dar.

So reagierte einer der Teilnehmer anfangs auf schnellere Gangarten mit lautem „Aua, aua"-Geschrei, woraufhin die Pädagogin natürlich jedes Mal das Pferd durchparierte. Auf die Nachfrage, ob er Schmerzen habe, antwortete er, dass ihm nichts wehtue, sondern es nur „geschüttelt" habe und er weiter traben wolle. Da der Junge bereits im Anamnesegespräch als „wehleidig und empfindlich" beschrieben wurde, schien es angebracht, dieses Verhalten mit ihm zu thematisieren. Die Pädagogin erklärte ihm, dass sie ihn so (schreiend) nicht traben lassen könne, weil sie nicht unterscheiden könne, ob ihm tatsächlich etwas wehtue. Weiterhin wurde vereinbart, dass er sofort eine Rückmeldung bekommt, wenn er beginnt zu schreien, da ihm dieses Verhalten nach eigenen Aussagen nicht bewusst war. Mit Hilfe dieser beiden

Maßnahmen konnte er das Verhalten innerhalb weniger Einheiten selbst regulieren. Wichtig war neben der Verhaltensregulierung aber auch, dass die dem Verhalten offensichtlich zugrunde liegende Überempfindlichkeit im Bereich der sensorischen Integration in verschiedenen Übungen aufgenommen und ebenfalls verbessert wurde. Ein Elterngespräch, das deutlich machte, dass es sich bei diesem Verhalten nicht um „Wehleidigkeit", sondern um subjektiv als unangenehm empfundene Wahrnehmungseindrücke handelte, entspannte auch die familiäre Situation deutlich.

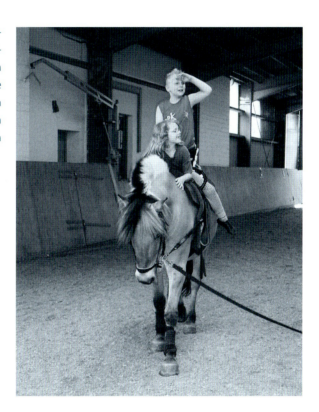

Abb. 11.2: Partnerübung: Kooperation auf engstem Raum – soziale Erfahrungen in einem neuen Setting erleben

11.4 Ergebnisse des Projekts

In den Eingangsgesprächen zeigte sich, dass von den Eltern homogene (Begabten-)Gruppen gewünscht werden. In der Praxis hat sich die Homogenität der Gruppe in der (heil-)pädagogischen Arbeit mit dem Pferd eher als ungünstig erwiesen, da im motorischen und sozial-emotionalen Bereich Rollenmodelle fehlen und die Kinder sich in ihren Stärken und Schwächen nicht ergänzen und an anderen orientieren können. Drei der vier Kinder voltigieren bzw. reiten auch nach dem Projekt weiter in pädagogisch geleiteten Breitensportgruppen und gewinnen dort durch die Heterogenität der Gruppe deutlich. Die Eltern zweier Kinder gaben im Nachgespräch an, dass auch sie heterogene Gruppen mittlerweile sinnvoller finden.

11.5 Auswertung der Untersuchung

Die Anamnese und Eingangsuntersuchung zeigte bei einzelnen Kindern unterschiedlichen Förderbedarf im sozial-emotionalen Bereich. Die Ergebnisse des Elternbogens des CBCL ergaben trotz der kurzen Projektdauer insgesamt leichte Verbesserungen, insbesondere in als deutlich auffällig eingestuften Bereichen. In der ersten Erhebung zu Beginn des Projekts zeigte ein Kind auffällige Werte in der Skala „schizoid / zwanghaft", zwei Kinder im Bereich „aggressives Verhalten", ein Kind im Bereich „soziale Probleme" und ein Kind im Bereich „Aufmerksamkeitsprobleme". Bei allen Kindern gingen die Werte in den auffälligen Bereichen bei der Nachuntersuchung in den unauffälligen oder zumindest in den Grenzwertbereich zurück.

In der Praxis war bei der (heil-)pädagogischen Arbeit mit dem Pferd eine stärkere Fokussierung der Kinder auf sozial-emotionale Bereiche möglich. Dies wirkte sich positiv aus, da es einen Perspektivwechsel der Kinder wie auch der Eltern weg von der im Alltag vorherrschenden Fokussierung auf den kognitiven Bereich ermöglichte. Hier zeigte sich allerdings, dass der Zeitfaktor eine entscheidende Rolle dabei spielt, inwiefern Entwicklung nur initiiert wird oder eine feste Verankerung im „normalen" Leben erreicht werden kann.

In den Aufgaben des SKI wurden bei einem Teil der Kinder Veränderungen im Bereich der Eigenwahrnehmung und realistischen Selbsteinschätzung deutlich. Im psychomotorischen Bereich zeigten sich Entwicklungsschwerpunkte besonders in den Bereichen Gleichgewicht, Kraft / Ausdauer und Körperwahrnehmung. Hier konnten bei zwei der vier Kinder deutliche Fortschritte erzielt werden (eines der Kinder erlernte z. B. im Projektzeitraum das Inline-Skaten, nachdem es vorher bereits zwei Jahre mit Unterstützung der Eltern vergebens versucht hatte, diese Fähigkeit zu erlernen). Auch hier war der Untersuchungszeitraum allerdings zu kurz, um Ergebnisse festigen und statistisch messbar machen zu können. Insgesamt wurde das Projekt von den Eltern als hilfreich und sinnvoll bewertet. Alle Kinder äußerten den Wunsch, weiter voltigieren zu wollen.

Obwohl wir der Meinung sind, dass die Zielsetzungen und die Entwicklungen, die man mit dem Pferd bei Kindern in Gang setzen und festigen kann, für alle Kinder gültig sind, ist die Arbeit mit begabten Kindern in einigen Punkten etwas Besonderes gewesen. Unser Fazit des Projekts soll daher sein, dass auch hochbegabte Kinder durch eine ganzheitliche Förderung mit dem Pferd angesprochen werden, dass sich hier zusätzlich eine effektive Möglichkeit bietet, auch bei hochbegabten Kindern eine Entwicklung in allen Bereichen anzustoßen.

 Literatur

Eggert, D., Reichenbach, C., Bode, S. (2003): Das Selbstkonzeptinventar (SKI) für Kinder im Vorschul- und Grundschulalter. Verlag modernes lernen, Dortmund

Gardner, H. (1998): Abschied vom IQ. Die Rahmentheorie der vielfachen Intelligenzen. Klett-Cotta, Stuttgart

Huser, J. (2000): Lichtblick für helle Köpfe. Lehrmittelverlag des Kantons Zürich

Mönks, F. J., Ypenburg I.H. (2012): Unser Kind ist hochbegabt. 5., neu gestaltete und aktualisierte Aufl. Ernst Reinhardt, München / Basel

Renzulli, J. S. (2004): Eine Erweiterung des Begabungsbegriffs unter Einbeziehung co-kognitiver Merkmale. In: Fischer, Ch., Mönks, F. J., Grindel, E. (Hrsg.): Curriculum und Didaktik der Begabungsförderung. Lit, Münster, 54–82

Rost, D. H., Hanses, P. (1997): Wer nichts leistet ist nicht begabt? Zur Identifikation hochbegabter Underachiever durch Lehrkräfte. Zeitschrift für Entwicklungspsychologie und pädagogische Psychologie 24, 167–177

Schulz, M. (2005): Prinzipien der Gestaltung von Fördereinheiten. In: Kröger, A.: Partnerschaftlich miteinander umgehen. FN Verlag, Warendorf

Sternberg, R. J. (1997): Selbstaktivierung statt Selbstsabotage. In: Sternberg, R. J.: Erfolgsintelligenz. Lichtenberg, München, 275–295

Weinert, F. E. (2000): Lernen als Brücke zwischen hoher Begabung und exzellenter Leistung. Vortrag gehalten anlässlich der zweiten internationalen Salzburger Konferenz zu Begabungsfragen und Begabungsförderung. Salzburg, 13. Oktober 2000

12 Weiterentwicklungen in Terminologie und Konzepten – Heilpädagogische Förderung mit dem Pferd

Von Rita Hölscher-Regener

12.1 Entwicklung der Terminologie

Mit der Einführung der Ausbildung zur staatlich anerkannten „Fachkraft für Heilpädagogische Arbeit mit dem Pferd" im Jahr 2008 hat sich der entsprechende Arbeitskreis des DKThR ebenfalls zu einer Umbenennung in „Arbeitskreis für die Heilpädagogische Förderung mit dem Pferd" (HFP) entschlossen.

Damit hat sich der Name, der die pädagogische Arbeit mit dem Pferd beschreibt, innerhalb von fast 50 Jahren dreimal verändert. Antonius Kröger nannte die Arbeit zunächst „Erziehungshilfe mit Pferden". Es sollte mit diesem Begriff deutlich zum Ausdruck kommen, dass es bei dieser Arbeit, die das Medium Pferd als „Erziehungshelfer" nutzt, offensichtlich darum gehen soll, die Persönlichkeit von Kindern durch Erziehung positiv zu beeinflussen.

Gleichzeitig gab es aber mit der Rebellion der 1968er-Jahre und der „antiautoritären Phase" immer größere Auseinandersetzungen mit dem „Erziehungsbegriff". Eine Pädagogik, in der Erziehungsprinzipien mit Gehorsam, Triebunterdrückung, Gefühlskälte, Härte und Bindungslosigkeit assoziiert wurden, war nicht mehr vorstellbar. Der Begriff der Erziehung wurde in dieser Zeit zunehmend kritisch diskutiert.

Seit 1977 wurde die pädagogische Arbeit mit dem Pferd dann als „Heilpädagogisches Voltigieren und Reiten" bezeichnet. Der Titel wurde auf einem Symposium in Wettringen gewählt, weil der Begriff „Heilpädagogik" damals stark verbreitet war. Allein die Zeitschrift „Heilpädagogik" war sehr bekannt und lag an jeder Sonderschule aus. Der Begriff „Sonderpädagogik" war noch nicht so geläufig, und auch der psychomotorische Ansatz war noch im Aufbau begriffen, sodass eine Anbindung an diese Begriffe seinerzeit nicht in die engere Auswahl kam. Der Begriff „Heilpädagogisches Voltigieren und Reiten" ist in den letzten Jahren wieder und wieder diskutiert und inhaltlich weiterentwickelt worden. Im Hinblick auf immer größere Berufsvielfalt in den Ausbildungslehrgängen und die zunehmend differenzierter werdenden Tätigkeitsfelder gibt es dazu auch recht unterschiedliche Standpunkte.

Der Begriff der Heilpädagogik impliziert auch einen Krankheitsbegriff, der aber die pädagogische Arbeit mit dem Medium Pferd aus einer ressourcenorientierten Unterstützung der zyklisch fortlaufenden Persönlichkeitsentwicklung mit der Integration von persönlichen Erfahrungen, Grenzen und Fähigkeiten der teilnehmenden Menschen nicht ausreichend definiert. Auf der Suche nach einem Begriff, der die Arbeit zutreffender beschreiben würde, stolpert man automatisch über weitere Begriffe der Separation wie „Sonderpädagogik" und „Rehabilitationspädagogik".

Und auch der Begriff der „Förderung" mit dem Pferd ist nicht ganz unstrittig, da Förderung im Sinne von „Veränderung" verstanden werden kann. Dies führt zwangsläufig zu der Frage, mit der sich u. a. C. R. Rogers beschäftigt hat, nämlich, ob der Mensch sich nur selber verändern kann oder ob er auch von außen beeinflusst sein Verhalten ändert. Antonius Kröger sagt, dass den Anderen zu verändern bedeutet, ihn zu manipulieren. Daher will man in der modernen Pädagogik und insbesondere auch in unserer Arbeit den Begriff „Förderung" eher als Entwicklungsbegleitung verstehen.

„Erhalten wird aber auch über den Begriff der Heilpädagogik die Anmutung, dass sich etwas Heilendes vollzieht, wenn in diesen Bereichen gearbeitet wird." (Schulz 2005, 19)

Dabei sollte der Begriff „heilend" m. E. allerdings nicht nur im Sinne von „gesund machend", sondern „im umfassenden Sinne der Verganzheitlichung und Sinnerfüllung des Lebens" verstanden werden, das heißt, dass wir den Gegenstand unserer Bemühungen nicht mehr nur im behinderten Kind als solchem sehen, sondern in bedrohten oder beeinträchtigten Erziehungsverhältnissen, denen wir reduzierend, erleichternd, positiv verändernd zu begegnen haben (vgl. Kobi 1983, zit. nach Vernooij / Schneider 2008, 201).

Konkretisiert wurde der Begriff „Heilpädagogisches Voltigieren und Reiten" (HPV / R) durch die 1999 vom Arbeitskreis HPV / R des Deutschen Kuratoriums für Therapeutisches Reiten ausgearbeitete Definition:

> **DEFINITION**
>
> „Unter dem Begriff **heilpädagogisches Voltigieren und Reiten** werden pädagogische, psychologische, psychotherapeutische, rehabilitative und soziointegrative Angebote mit Hilfe des Pferdes bei Kindern, Jugendlichen und Erwachsenen mit verschiedenen Behinderungen oder Störungen zusammengefasst. Dabei steht nicht die reitsportliche Ausbildung, sondern die individuelle Förderung über das Medium Pferd im Vordergrund, d. h. vor allem eine günstige Beeinflussung der Motorik, der Wahrnehmung, des Lernens, des Befindens und Verhaltens."

Es gibt aber offensichtlich einen Erklärungsbedarf hinsichtlich der Frage, ob es beim HPV / R (auch) um eine mögliche reitsportliche bzw. voltigiersportliche Tätigkeit gehen kann. Diese Schwierigkeit einer grundsätzlichen Erklärungsnotwendigkeit begegnet dem Praktiker immer wieder in Verhandlungen gegenüber Kostenträgern, die ein breitensportliches Angebot nicht so ohne Weiteres von einem heilpädagogischen Angebot unterscheiden können oder wollen. Man muss immer wieder herausstellen, dass es bei der Arbeit mit in irgendeiner Form beeinträchtigten Menschen nicht darum geht, dass diese Reiten oder Voltigieren lernen sollen. Vielmehr werden diese beiden Grundformen lediglich häufig eingesetzt, um eine Entwicklungsförderung zu initiieren.

Unter anderem aus dieser Problematik heraus wurde die Umbenennung in „Heilpädagogische Förderung mit dem Pferd" beschlossen. Gleichzeitig macht die neue Bezeichnung deutlich, dass nicht nur im Setting des Voltigierens oder Reitens gearbeitet wird, sondern das Pferd in ganz unterschiedlichen Bereichen, wie in der Bodenarbeit oder in geführten Formen, eingesetzt wird. Ebenso können z. B. auch die Verhaltensbeobachtung von Pferden in der Herde, Handpferdereiten und erlebnispädagogische Elemente Bestandteile einer Förderung sein. Durch die Begriffsänderung in „Heilpädagogische Förderung mit dem Pferd" wurde somit nicht „das Rad neu erfunden", sondern es wurde der Tatsache Rechnung getragen, dass auch andere Arbeitsformen möglich und sinnvoll sind.

Seit der Begriffsbildung „Heilpädagogisches Voltigieren und Reiten" im Jahr 1977 bis heute hat es einen enormen Erfahrungszuwachs und damit einhergehend auch eine Spezialisierung bzgl. der Menschen, mit denen im Setting der Heilpädagogischen Förderung mit dem Pferd gearbeitet wird, gegeben. Es gibt inzwischen sehr viele unterschiedliche Zielgruppen und Themen: Man denke nur an schwerstmehrfachbehinderte oder blinde Kinder, an Traumaarbeit mit Kindern und Jugendlichen, an systemische Familienarbeit, an theaterpädagogische Projekte, an die Arbeit mit krebskranken Kindern, an sportwissenschaftliche Ansätze, an Projekte mit Schulen, an den Einsatz von musikalischen Elementen etc. Allein dadurch wird schon deutlich, dass die Begriffe „Reiten und Voltigieren" nicht allein mehr die Arbeit kennzeichnen können, sondern vielmehr das Medium Pferd in allen Ansätzen die Teilnehmer an einer HFP unterstützt.

12.2 Abgrenzung zum Therapiebegriff

Aus dieser Beschreibung unterschiedlicher Zielgruppen wird deutlich, dass eine Vermischung von (heil-)pädagogischen Ansätzen mit therapeutischen Ansätzen, wie systemischen oder verhaltenstherapeutischen Elementen, möglich ist, sodass die Grenzen zwischen Pädagogik und Therapie nicht immer eindeutig sind. Zu einem professionellen Handeln gehört es aber, dass diese Grenzen sowohl in der Ausbildung von Fachkräften als auch in der praktischen Arbeit deutlich bleiben.

„Die komplexe Aufgabe der ‚heilpädagogischen Förderung mit dem Pferd' erfordert es, die eigene Arbeit zum Einsatz des Pferdes in der Hippotherapie, im Sport für Menschen mit Behinderungen, in der Ergotherapie und in der Psychotherapie abgrenzen zu können und in den Überschneidungsbereichen mit den Fachkräften der oben aufgeführten Bereiche zusammenzuarbeiten. Vorhandene Kompetenzen und persönliche Ressourcen in der Arbeit mit Pferden und dem Klientel müssen genutzt und erweitert werden, um die theoretischen und praktischen Grundlagen der heilpädagogischen Förderung mit dem Pferd im eigenen Handlungsfeld umsetzen zu können. In der theoretischen Auseinandersetzung mit den heilpädagogischen, pädagogischen und psychologischen Konzepten sowie des Rollenverständnisses als Fachkraft in der Heilpädagogischen Förderung mit dem Pferd werden die Grundlagen für eine Umsetzung in die eigene praktische Tätigkeit gelegt." (DKThR 2010)

12.3 Projektbeispiel „Starke Jungs"

Als Praxisbeispiel zur Veranschaulichung des Ansatzes der Heilpädagogischen Förderung mit dem Pferd habe ich bewusst ein Beispiel gewählt, das auch Voltigieren und Reiten als wesentliche Bausteine einer Förderung von Jungen mit traumatisierenden Erfahrungen zeigt. Gleichzeitig sollen aber auch die methodischen Ansätze innerhalb der Förderung beschrieben werden, die erst seit einiger Zeit vermehrt im Fokus der pädagogischen Arbeit mit dem Pferd stehen.

Rahmenbedingungen

Ich arbeite seit 1993 als Reit- und Voltigierpädagogin (DKThR) freiberuflich auf der Anlage des Kultur Aktiv e.V. in Dortmund, der sich im südwestlichen Teil Dortmunds auf einem alten Zechengelände befindet und naturnah angelegt ist. Der Kultur Aktiv e.V. ist ein Reit- und Fahrverein, den ich gemeinsam mit meinem Mann und vielen ehrenamtlichen Mitstreitern in über 20-jähriger Arbeit aufgebaut und mitentwickelt habe. Der Verein verfügt über eine Reithalle von 20 x 47 m, einen 30 x 60 m großen Außenreitplatz, einen Paddock und Weideflächen von ca. 2,5 ha.

Ziel dieses Vereins war es zunächst, Großstadtkindern den Kontakt zum Lebewesen Pferd zu ermöglichen und ein Angebot zu schaffen, das auch finanziell schwächer gestellten Familien diesen Zugang ermöglichen sollte. Auch heute noch sind die Kosten für die Reitstunden sehr moderat, was die Beteiligung sozial schwacher Familien zulässt. Der Verein finanziert sich weiterhin durch viel ehrenamtliche Arbeit selber, kann aufgrund seiner hohen Außenwirkung auch Spenden akquirieren.

Eltern, die ihre Kinder heute im Verein anmelden, müssen zu einer praktischen Mitarbeit bereit sein, da so die Kosten für Verschönerungs-, Umbau- und Weidebauarbeiten etc. gering gehalten werden können. Gleichzeitig soll das gemeinsame Arbeiten den Kontakt der Erwachsenen untereinander fördern, aber auch den Kindern das Interesse ihrer Eltern an ihrem Hobby verdeutlichen und ein gemeinsames Arbeiten möglich machen. Der Verein bietet heute neben breitensportlichen Angeboten im Voltigieren, Reiten und Fahren auch Kooperationsprojekte für verschiedene Institutionen der Jugendarbeit an. Förderschulen, Kitas und Jugendhilfeeinrichtungen unterschiedlicher Schwerpunkte nutzen die Einrichtung.

Die Einrichtung verfügt über 20 Pferde und Ponys, die je nach Ausbildungsstand, Interieur und Exterieur auch in der Heilpädagogischen Förderung mit dem Pferd eingesetzt werden. Die Pferde arbeiten alle auch im breitensportlichen Voltigieren oder Reiten und erhalten zusätzlich Beritt. Dadurch sind die Pferde auch bei Teilnehmern, die überwiegend im Schritt reiten, ausgeglichen. Der Verein ist seit 2008 eine anerkannte Einrichtung des DKThR für den Bereich HPV/R.

Neben den Vereinsangeboten findet die Heilpädagogische Förderung mit dem Pferd durch Angebote meiner Praxis statt. Hier arbeite ich in unterschiedlichen Kontexten mit geistig und/oder körperbehinderten, entwicklungsverzögerten und verhaltensauffälligen Kindern, Jugendlichen und Erwachsenen. Zurzeit nutzen ca. 100 Teilnehmer wöchentlich die Angebote, die aus Einzel- und Gruppenaktivitäten bestehen. Der jüngste Teilnehmer ist ein frühgeborenes Kind von 2,5 Jahren, der älteste ein 56 Jahre alter Mann mit einer geistigen Behinderung. In der Regel haben die einzelnen Teilnehmer nichts direkt miteinander zu tun; es gibt allerdings auch Gruppenangebote. So nimmt die Drogenberatungsstelle in Dortmund ein wöchentliches Angebot für Kinder substituierter Mütter wahr; die Christopherusschulen kommen mit Klassen von meist fünf bis sechs geistig behinderten Kindern.

Unterstützt werde ich in meiner Arbeit stundenweise von fünf MitarbeiterInnen, die alle über eine Zusatzqualifikation in der Heilpädagogischen Förderung mit dem Pferd (HFP) verfügen. Durch die Anbindung an die Universität Dortmund und den dortigen Fachbereich Bewegungserziehung und Rehabilitation kommen regelmäßig auch PraktikantInnen und andere Interessierte zu uns.

Seit über 10 Jahren leite ich auf der Anlage auch die Weiterbildungskurse für das DKThR für den Bereich HFP und seit 2009 den staatlich anerkannten Aufbaubildungsgang gemeinsam mit einem Dortmunder Berufskolleg.

Das Projekt „Starke Jungs?!"

Im Jahr 2006 initiierte das Bewegungsambulatorium an der Universität Dortmund e.V. eine körper- und bewegungsorientierte Maßnahme für Jungen, die Opfer seelischer und körperlicher Gewalt geworden waren. Das Projekt wurde in Kooperation mit den lokalen Einrichtungen der stationären Jugendhilfe und einer Klinik für Kinder- und Jugendpsychiatrie durchgeführt.

Zielsetzungen

Zielsetzung dieses Projektes war es, traumatisierte Jungen im Alter von 6 bis 12 Jahren, die auf Gewalterfahrungen mit einer klinisch relevanten psychischen Symptomatik reagiert hatten, wieder „stark" zu machen. Besonderes Augenmerk sollte darauf gerichtet werden, die verschütteten innewohnenden Kräfte der Jungen wieder zur Entfaltung zu bringen und sie beim Aufbau eines positiven Selbstbildes zu unterstützen. Nach Abschluss der Maßnahme sollten die Jungen in der Lage sein, sich abzugrenzen und eine eigene Haltung aufzubauen, sich also positive Erfahrungen aktiv zu holen. Ebenso sollten sie das Selbstbewusstsein besitzen, andere nicht erniedrigen zu müssen, um sich selber stark zu fühlen. Sie sollten zur angemessenen Anstrengung und Beharrlichkeit angeregt und dazu ermutigt werden, an sich selbst zu glauben.

Ergebnisse aus der Resilienzforschung zeigen, dass bei Kindern, die wenig Zuwendung und Akzeptanz erleben, schützende Faktoren außerhalb der Familie in personalen und sozialen Faktoren liegen (vgl. Vernooij / Schneider 2008, 67–73). Dazu gehören neben der stabilen emotionalen Unterstützung einer zuverlässigen Versorgungsperson auch soziale Modelle, die Kinder zu konstruktivem Bewältigungsverhalten ermutigen. Dies sollte u. a. durch dieses körper- und bewegungsorientierte Projekt erreicht werden. Die Settings des Projekts bestanden aus einem psychomotorischen Angebot in den Räumen des Bewegungsambulatoriums an der Universität Dortmund und aus dem Angebot der HFP auf dem Reiterhof.

Die Aufarbeitung der traumatischen Erlebnisse war nicht das Ziel und wäre auch in dem Setting gar nicht möglich gewesen. Übergeordnetes Ziel der Maßnahme war vielmehr der Umgang mit und Ausdruck von eigenen Gefühlen und das Finden der eigenen männlichen Rollenidentität als Voraussetzung zur Bearbeitung eines Traumas.

Erleben von Selbstwirksamkeit: Den Erlebnissen von Gewalt und Vernachlässigung müssen Erfahrungen von Wertschätzung und Achtung, der erlebten Ohnmacht Erfahrungen der Selbstwirksamkeit gegenüber gestellt werden, damit traumatisierte Erlebnisse ihren prägenden Schatten verlieren. Die Kinder sollen sich als Akteure ihrer Handlungen erleben können.

Verbesserung des Körpererlebens: Der Bezug zum eigenen Körper ist bei Gewaltopfern in der Regel erheblich gestört. Elterliche Gewalt gegen den Körper erlebt das Kind als Verachtung und Ablehnung des eigenen Körpers, was letztlich dazu führt, den eigenen Körper zu hassen, ihn zu entwerten. Ein weiteres Ziel des Projektes war es deshalb, den Jungen einen positiven Zugang zum eigenen Körper und der eigenen Körperlichkeit zu ermöglichen.

Verbesserung des Sozialverhaltens: Da die Versuche, den Kontakt mit anderen Menschen zu gestalten, vor dem Hintergrund der traumatischen Erlebnisse häufig fehlschlagen, sollte im Setting einer Kleingruppe (je vier Kinder) durch Kooperation eine Verbesserung des Sozialverhaltens bewirkt werden.

Modulform des Projekts

Das Projekt bestand aus vier Modulen, wobei das Thema „Achtsamkeit" in jedem Modul vorkam: Achtsamkeit mit sich selbst, Achtsamkeit mit dem Partner, Achtsamkeit im sozialen Handeln und Achtsamkeit im Umgang mit dem Lebewesen Pferd. Die ersten drei Module wurden thematisch an eine psychomotorische Förderung von einem Motopäden und einer Rehabilitations-Pädagogin im Bewegungsambulatorium an der Universität Dortmund e.V. angebunden, kamen aber natürlich auch im Kontext mit der Arbeit mit dem Pferd sozusagen „automatisch" immer wieder vor.

Das Modul „Achtsamkeit im Umgang mit dem Pferd" sollte auf der Anlage des Kultur Aktiv e.V. durchgeführt werden und hatte die entdeckende Auseinandersetzung mit dem Lebewesen Pferd zum Mittelpunkt.

Neben den eher unspezifischen Wirkfaktoren wie einem natur- und erlebnisnahen Umfeld, dem häufig hohen Aufforderungscharakter des Pferdes und der damit verbundenen Tätigkeiten sowie der als therapiefern empfundenen Situation beinhaltet der Umgang mit dem Pferd einige spezifische Wirkfaktoren in Bezug auf die Zielgruppe. Hierbei spielen das Erleben von Macht und Ohnmacht bei der Begegnung mit dem großen Lebewesen Pferd eine entscheidende Rolle. Weckt das Pferd zunächst durch seine Größe und Kraft Respekt, so lässt es sich bei artgerechtem Umgang als Partner gewinnen und Vertrauen herstellen. Viele Opfer von Gewalt haben massive Probleme bei der Beziehungsgestaltung. Im Umgang mit dem Pferd können Dialogfähigkeit und Handlungskompetenz, die dann die Basis für tragfähige Beziehungen schaffen, initiiert und gefördert werden. Der Erwachsene dient hier als Mediator für die Selbsterfahrung mit dem Pferd. Das Erleben von Selbstwirksamkeit im Umgang mit dem „mächtigen" Lebewesen Pferd ist das Ziel, das Gefühl von Ohnmacht kann weichen. Dann sind auch die Jungen in der Lage, sich auf dem Rücken des Pferdes fallen zu lassen; ein Gefühl von Geborgenheit und Wärme kann entstehen. Für Jungen wird es möglich,

12 TERMINOLOGIE UND KONZEPTE

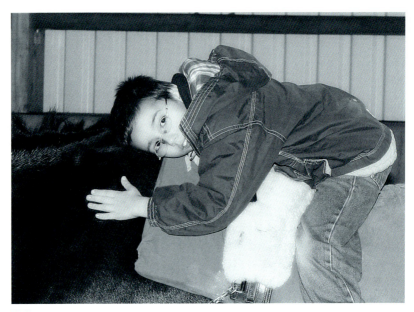

Abb. 12.1

Gefühle zu zeigen, sie streicheln die Pferde liebevoll, nehmen sie von oben in den Arm, kuscheln und schmusen mit ihnen, ohne dass es ihnen unangenehm oder peinlich wäre (Abb. 12.1).

Durchführung

Das Projekt wurde phasenweise mit zwei Gruppen, die aus jeweils vier Jungen bestanden, durchgeführt. Die Gruppen kamen jeweils 14-tägig im Wechsel für zwei Stunden auf den Hof. Jede Projektphase war auf insgesamt 20 Wochen angelegt.

In den ersten Einheiten war es wichtig, dass die Kinder den Hof kennenlernen konnten. Die Pferde mit ihren eigenen Lebensgeschichten wurden von mir vorgestellt, die Möglichkeiten des gemeinsamen Tuns wurden beschrieben, Arbeitsmaterialien erklärt, etc.

12.4 Handlungsweisen in der Heilpädagogischen Förderung mit dem Pferd

Gemeinsame Absprache über die Gestaltung der Einheit

Ein wichtiges Prinzip der heilpädagogischen Förderung mit dem Pferd ist, dass die Kinder ein Mitwirkungsrecht an der Gestaltung der Stunden haben. Es wird nicht von Vornherein von mir festgelegt, was wir mit den zur Verfügung stehenden Stunden machen, sondern ich frage zunächst die Kinder, was ihnen heute besonders wichtig ist. Dabei nehme ich auch Elemente aus der systemischen Arbeit mit auf, z. B. indem ich frage, was heute unbedingt passieren muss, damit der Aufenthalt auf dem Hof für das Kind gut ist. Auch die sogenannten Klassifikationsfragen, wie: wer ist heute von euch mit der größten Freude, Energie gekommen, oder die sogenannten Skalierungsfragen (von 1–10) geben mir Aufschluss darüber, wie „gut" oder wie „schlecht" es heute jemandem geht oder wie „mutig" oder „ängstlich" sich jemand beim Pferd oder auf dem Pferd fühlt.

Da das „Miteinander" ein zentrales Thema in der Förderung sein soll, ist es für mich bedeutsam, über die Motivation der Kinder zu diesem Miteinander zu kommen. Wenn es eine Einigung über die Durchführung gab, haben wir versucht, die Stunden entsprechend umzusetzen. Dabei war es auch von entscheidender Bedeutung, die Pferde und ihr Wohlbefinden mit in den pädagogischen Prozess einzubeziehen, denn nur, wenn sich auch das Pferd wohlfühlt, ist eine freie und ungezwungene Begegnung zwischen Mensch und Tier möglich.

Natürlich hat nicht jeder Reit- oder Voltigierpädagoge die Möglichkeit, sein Setting so frei zu gestalten, dass er auswählen kann, ob er mit den Kindern voltigieren oder reiten möchte, ob er dabei die Reithalle benutzen möchte oder lieber ins Gelände geht. Auch die Möglichkeit, einen Stall auszumisten oder Sattelzeug zu pflegen, lässt sich vermutlich nicht in jeder Reitanlage problemlos einbinden. Nach den vorgegebenen Rahmenbedingungen muss sich der Reit- bzw. Voltigierpädagoge richten, aber wo dies möglich ist, kann natürlich viel besser an den Bedürfnissen der Kinder angesetzt werden, z. B. nach einem langen Winter das erste Mal wieder draußen in der Sonne zu reiten oder bei Schmuddelwetter mit den Kindern einen Geschicklichkeitsparcours in der Reithalle zu entwickeln.

Themen der Kinder aufgreifen

Das Thema jedes einzelnen Kindes für einen bestimmten Zeitraum der Zusammenarbeit zu finden ist ebenfalls ein wichtiges Kriterium für das Verhalten des Pädagogen. Dies führt automatisch zu einer nicht mehr so stark übungsausgerichteten Stundenplanung, sondern muss Freiraum lassen für die Frage an die Kinder, was ihr Ziel ist bzw. was sie anders machen möchten, um daran entsprechend anknüpfen zu können. Das bedeutet, dass der Teilnehmer die Verantwortung für die Inhalte der Förderung übernimmt und der Pädagoge die Verantwortung für die Prozessgestaltung.

Zum Beispiel erzählte mir einer der „starken Jungs", dass er es „doof" fände, dass er so oft hinfalle, wenn er laufen oder klettern wolle. Ich fragte ihn daraufhin, ob er mit Hilfe des Pferdes daran arbeiten wolle, dass sich dieses Problem verringert. Als er dem zustimmte, bot ich ihm an, ihn in seinem Bemühen zu unterstützen. Da er damit einverstanden war, schlug ich ihm Übungen beim Voltigieren auf dem Pferd vor, die ihn im Sitzen aus der Mitte heraus extrem nach links oder rechts rutschen ließen, um dann die Mitte wiederzufinden. Diese Übungen erfolgten zunächst im Schritt, später in den anderen Gangarten und in einem weiteren Schritt auch in anderen voltigierbezogenen Übungen. Sie führten nach kurzer Zeit zu einer bewussteren, gesicherten Einschätzung des Jungen, wo seine Körpermitte ist, und halfen ihm zu einem verbesserten Gleichgewicht.

Sachorientierte Partnerschaft als Grundlage des pädagogischen Handelns

Bei der konkreten Umsetzung des pädagogischen Handelns hat es sich in den letzten Jahren erwiesen, dass die von Kröger für unseren Arbeitsbereich beschriebene Methode der sachorientierten Partnerschaft eine lehr- und lernbare Methode ist, die auch auf sehr viel Zuspruch in den Lehrgängen trifft. Diese Methode ist in zahlreichen Veröffentlichungen hinreichend beschrieben worden (z. B. Kröger 2005) und soll an dieser Stelle nicht weiter ausgeführt werden. Wichtig bei der Beschreibung dieser Methode ist es, deutlich zu machen, dass die sachorientierte Partnerschaft natürlich auch Emotionen mit einbezieht, sowohl auf Seiten des Teilnehmers, des Pädagogen und auch des Pferdes. Gefühle deutlich zu machen ist ein wichtiges Kriterium in der Arbeit und führt im dialogischen System des Beziehungsdreiecks Pferd-Kind-Pädagoge zu einer verbesserten Kommunikation. Auch das

Pferd ist schließlich in der Lage, emotionale Bedürfnisse, z. B. nach Zuwendung und Schutz, durch sein Verhalten auszudrücken und es kann ebenso Anzeichen von Überforderung und Unsicherheit zeigen. Durch das Einbeziehen der Emotionen aller Beteiligten im pädagogischen Prozess wird das Interesse am jeweiligen Gegenüber deutlich.

Da ich schon viele Jahre mit diesem pädagogischen Konzept arbeite, habe ich es stark verinnerlicht, und es ist für mich mehr zu einer persönlichen Haltung geworden. Ich bin der Meinung, dass die Kinder es spüren, dass ich nicht anders mit ihnen umgehe als mit anderen Menschen.

Präsent sein

In der Heilpädagogischen Arbeit mit dem Pferd bedienen wir uns in der letzten Zeit vermehrt der „Pädagogischen Präsenz" als methodischem Modell, welches m. E. sehr gut an die sachorientierte Partnerschaft anknüpft. Omer und von Schlippe entwickelten, basierend auf der Idee des gewaltfreien Widerstandes von Mahatma Ghandi und Martin Luther King, ein Coaching für Eltern, aber auch für Pädagogen, das helfen soll, dem gewalttätigen und selbstdestruktiven Verhalten von Kindern nicht mehr hilflos gegenüberzustehen. Dazu zählen Provokationen, Wutausbrüche, Gewalt gegen andere und sich selbst etc. Diese Verhaltensweisen können uns auch in der HFP begegnen und führen bei den beteiligten Pädagogen zu Hilflosigkeit und dem Verlust der eigenen professionellen Präsenz.

Da die Hauptzielsetzung in der HFP in der Verbesserung der Dialogfähigkeit besteht und die Grundlage jeglichen gesellschaftlichen Miteinanders eine echte Beziehungsfähigkeit ist, soll durch eine umfassende Präsenz der Bezugsperson, z. B. des Reitpädagogen, eine Verlässlichkeit in der Beziehung zu jungen Menschen angestrebt werden. Das Modell der Pädagogischen Präsenz ist dabei mehr eine Frage der inneren Haltung als einer Reihe verschiedenster Interventionen. Es soll dazu beitragen, die professionellen Pädagogen zu befähigen, dem destruktiven Verhalten der Kinder und Jugendlichen Grenzen zu setzen, ohne sich in eine Eskalation (Machtkampf) hineinziehen zu lassen. Dieses Thema hat auch schon Kröger innerhalb der sachorientierten Partnerschaft ähnlich gelöst.

Gewaltloser Widerstand vermittelt den betroffenen Kindern und Jugendlichen eine Botschaft der Ausdauer:

- Wir sind für dich da.
- Wir bleiben da.

- Wir können dich nicht verändern, sondern nur uns und unser Verhalten.
- Bist du nicht bereit, dein Verhalten zu ändern, werden wir alles tun, um zu verhindern, dass der Machtmissbrauch weitergeht.
- Ich kämpfe um dich und meine Beziehung zu dir – nicht gegen dich.

Der Fokus der Veränderung liegt also in erster Linie auf dem Pädagogen selbst, im Unterschied zu verschiedenen anderen Erziehungskonzepten, die eine unmittelbare Verhaltensänderung auf Seiten der Kinder erwarten. Diese Präsenz muss in den Bereichen der Körperlichkeit, der Emotion und der verbalen Kommunikation für den Teilnehmer sichtbar und erlebbar sein.

„Präsent sein" in dem Projekt „Starke Jungs" bedeutete genau dies: Der Reitpädagoge ist nicht einfach austauschbar durch eine andere Person, er ist interessiert an der Gefühlslage des Kindes und steht im engen verbalen Kontakt mit dem Kind.

Erfahrungen zulassen

Während des Projekts konnte ich die Erfahrung machen, dass die Jungen eigentlich alle Elemente, die die Heilpädagogische Förderung mit dem Pferd ausmachen kann, ausprobieren und kennenlernen wollten.

Einige der Jungen zeigten z. B. ein ausgeprägt langes Durchhaltevermögen beim Putzen und Fertigmachen der Pferde, es wurden Zöpfe geflochten, „Klopfmassagen" gegeben und die Pferde ausgesprochen liebevoll versorgt. Dadurch, dass die Jungen unter sich waren, konnte der ansonsten oft als „weiblich" beschriebene Anteil gelebt und erfahren werden, ohne dass ein Konkurrenzdruck entstand oder es peinlich war.

Bei den ersten Einheiten auf dem Pferd, die wir überwiegend im Voltigieren machten, war es mir zunächst wichtig, dass die Kinder Vertrauen zu mir als Pädagogin entwickeln konnten. So sagte ich den Kindern am Anfang einer Einheit immer, dass ich nichts mit den Pferden machen würde, was sie selber nicht wollten. Saß das Kind zu Beginn einer Einheit auf dem Pferd, fragte ich, ob das Pferd losgehen darf, denn auch dazu gehört Mut und es ist nicht selbstverständlich, dass man sich das traut. Allein durch solch eine Frage sollten die Kinder merken, dass sie Vertrauen zu mir und zu dem Vertrauen über mich natürlich auch Vertrauen zum Pferd aufbauen konnten. Da die Pferde durch ihre Ausbildung als Therapiepferde in einem guten Gehorsam stehen und auf einfache Signale reagieren, gelingt dies in der Regel sehr schnell.

Das Prinzip des „Stop"-sagen-Könnens erklärte ich ebenfalls zu Beginn einer Projekteinheit, um den Kindern zu verdeutlichen, dass ich ihre persönliche Grenze für eine Aktion respektieren würde.

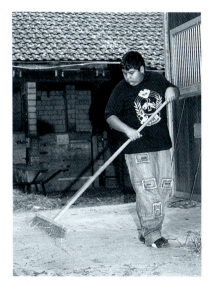

Abb. 12.2

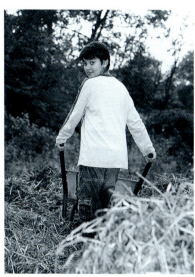

Abb. 12.3

Beim Voltigieren war es z. B. wichtig, den Kindern zu zeigen, dass ich die Peitsche nicht benutze, um die Pferde damit zu schlagen und damit Macht auszuüben (das Thema der Kinder), sondern ihnen die Signalwirkung der Peitsche zu erklären und sie es ggf. auch selber ausprobieren zu lassen.

In den ersten Einheiten auf dem Pferd wurde deutlich, dass die Jungen sehr viel Körpernähe zum Pferd suchten. Indem sie, oft mit geschlossenen Augen, auf dem Pferd lagen, schienen sie Bedürfnisse nachzuholen, die sie in ihrer frühen Kindheit vielleicht nicht bekommen hatten. Hier konnten sie in aller Ruhe genießen, sich tragen lassen mit all der Zeit, die sie dafür brauchten.

Zu einem späteren Zeitpunkt der Arbeit mit den Kindern rückte dann das Thema „Grenzerfahrung" mehr in den Vordergrund. Beim Voltigieren als Medium der Körpererfahrung können ja viele Selbstwert steigernde Übungen wie Knien und Stehen auf dem Pferd von den Kindern ausprobiert werden, die die Kinder automatisch an eine Schwelle führen, wo Angst entstehen kann, aber auch Erfolgserlebnisse möglich werden. Dabei wurde deutlich, dass jedes Kind mit dem Thema „Angst" unterschiedlich umgeht: Manche

Kinder überschätzten sich, andere unterschätzten sich, manche reagierten mit Frustration oder Wut auf ein Nichtgelingen, andere wieder mit durch Angst ausgelöstem Verkrampfen (vgl. Kröger 2005, 110).

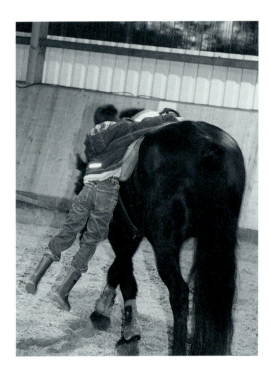

Abb. 12.4

In meiner pädagogischen Arbeit bei diesem Thema versuchte ich, hervorzuheben, dass Angst ein Gefühl ist, das jeder Mensch hat, dass es auch nicht schlimm ist, sie auszusprechen, da die Angst davor schützen kann, etwas zu probieren, was evtl. auch schief gehen kann und man sie deshalb ernst nehmen muss. Genauso ist es manchmal notwendig, seine Angst zu überwinden, damit man einen Entwicklungsschritt machen kann. Für die Kinder wurde es im Laufe der Zeit „normaler", dass über Ängste gesprochen wurde, weil das Thema beim Voltigieren eigentlich in jeder Stunde auftauchte.

Die „Zügel selber in die Hand nehmen" war im übertragenen Sinn der nächste Schritt für die Kinder im Projekt. Dabei konnten aufgrund der Kürze der Projektzeit nicht die einzelnen Phasen, wie Claudia Pauel sie in Kröger (2005) beschreibt, umgesetzt werden. Es konnten aber einzelne erlebnispädagogische Elemente umgesetzt werden, wie durch einen Strick und zusätzlich durch einen Führer gesicherte Ausritte ins Gelände (Abb. 12.6).

12.4 HANDLUNGSWEISEN

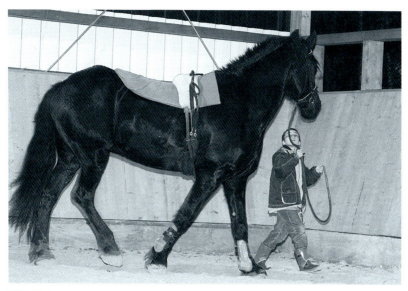

Abb. 12.5

Dabei war das Thema „selber auf ein so großes und mächtiges Lebewesen Einfluss nehmen" immer präsent und knüpfte auch dabei an das Thema der Kinder „Macht – Ohnmacht" an.

Abb. 12.6

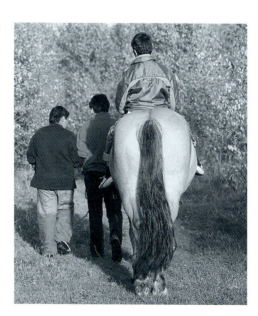

Wichtig blieben dabei immer die Absprachen unter den Kindern, z. B. wer nimmt welches Pony / Pferd, wer kooperiert mit wem, reiten wir in der Halle oder ins Gelände, wollen wir eine Schatzsuche organisieren oder machen wir ein gemeinsames Picknick mit den Pferden?

Gemeinsame Abschiedsrituale wie das Belohnen der Pferde am Ende der Einheit mit hartem Brot oder Möhren und das Aufwärmen der Kinder vor dem Kamin bei einer Tasse Tee, bei dem die gemeinsam bewältigten Aufgaben noch einmal durchlebt werden konnten, wurden zum festen Bestandteil des Programms.

Ressourcenorientierung

Eine Erfahrung des Reitpädagogen in der Heilpädagogischen Förderung mit dem Pferd ist es häufig, dass Kinder bei einer Anmeldung zur HFP von ihren Eltern oder Erziehungsberechtigten mit ihren Defiziten beschrieben werden und das Ziel der Maßnahme darin liegen soll, diese Defizite zu bearbeiten. Es werden negative Aussagen über das Kind gemacht und von vorgegebenen Problemen, Störungen und Schwächen berichtet. Das, was das Kind beson-

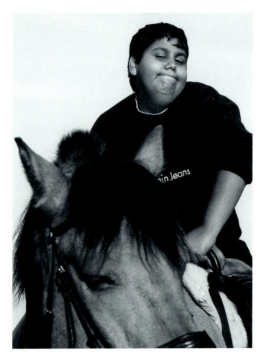

Abb. 12.7

ders gut kann, geht dabei meistens unter. So wird das Kind nicht mehr über seine gesamte Persönlichkeit, sondern nur noch über das „Defizitäre" definiert.

Der Pädagoge muss daher in den ersten Stunden der Zusammenarbeit seinen Blick besonders darauf richten, welche Stärken, bereits vorhandene Möglichkeiten, Fähigkeiten und Begabungen in einem Kind liegen. Daran kann der Pädagoge anknüpfen, damit die Defizite nicht mehr die Hauptrolle im Leben des Kindes spielen. Hilfreich dabei ist, dass auch das Pferd das Kind nicht nach seinen Schwierigkeiten beurteilt, sondern es zunächst unvoreingenommen akzeptiert.

Die Ressourcen der Kinder bei diesem Projekt lagen zum einen in der Freude an der Bewegung mit und auf dem Pferd in einer natürlichen Umgebung, aber auch in der Freude am Kontakt zu einem anderen Lebewesen.

Fazit

Die Heilpädagogische Förderung mit dem Pferd beruht auf der Erkenntnis, dass die angewandten Settings und Methoden so vielfältig wie die individuellen Besonderheiten der Teilnehmer sein müssen.

Die Professionalisierung der HFP ist damit nicht allein der Verdienst der heute in diesem Bereich tätigen Personen. Sie ist vielmehr Teil einer Entwicklung von fast 50 Jahren, und wir verdanken sie zu einem sehr großen Teil den schon seit sehr langer Zeit tätigen Mitstreitern.

 Literatur

DKThR (Deutsches Kuratorium für Therapeutisches Reiten) (2010): Aufbaubildungsgang „Fachkraft für heilpädagogische Förderung mit dem Pferd". Aufstellung der Lerninhalte und Lernziele orientiert am Lehrplan des Ministeriums für Schule des Landes Nordrhein-Westfalen. Eigenverlag

Eggert, D. (1997): Von den Stärken ausgehen. Borgmann Verlag, Dortmund

Gultom-Happe, T., Volmer, J. (2004): Starke Jungs?! Unveröffentl. Konzeption zum Projekt

Heipertz-Hengst, C. (1978): Das Pferd in Medizin, Pädagogik und Sport: „Therapeutisches Reiten". Praxis der Psychomotorik 4/1978

Kröger, A. (Hrsg.) (2005): Partnerschaftlich miteinander umgehen. FN-Verlag, Warendorf

Omer H., Schlippe A. von (2005): Autorität durch Beziehung. Vandenhoeck und Ruprecht, Göttingen

Omer H., Schlippe A. von (2002): Autorität ohne Gewalt. Vandenhoeck und Ruprecht, Göttingen

Schulz, M. (2005): Heilpädagogische Arbeit mit und auf dem Pferd. In: Kröger (Hrsg.): Partnerschaftlich miteinander umgehen. FN-Verlag, Warendorf, 18–29

Vernooij, M., Schneider, S. (2008): Handbuch der Tiergestützten Intervention. Quelle und Meyer, Wiebelsheim

13 Psychomotorische Förderung bewegungsauffälliger Kinder durch Heilpädagogisches Voltigieren

Von Bernhard Ringbeck

Seit den Anfängen des Heilpädagogischen Voltigierens (Kröger 1969) wurde das Pferd überwiegend bei lern-, geistig- und verhaltensauffälligen Kindern und Jugendlichen zur Förderung ihrer motorischen Fähigkeiten und Fertigkeiten wie auch als Trainingsfeld psychosozialer Verhaltensweisen in einer wirklichkeitsnahen und erlebnisintensiven Gruppensituation eingesetzt. So ist es auch nicht verwunderlich, dass das Heilpädagogische Voltigieren zu dieser Zeit überwiegend in Tagesbildungsstätten, Heimen und den damaligen Sonderschulen – heute Förderschulen – angeboten wurde.

Ab den 1990er-Jahren wird von vielen Erzieherinnen aus Kindergärten, Kindertagesstätten, Familienbildungsstätten, von Lehrern aus dem Regelschulsystem sowie von Fachleuten aus den schulärztlichen und schulpsychologischen Diensten der Sorge Nachdruck verliehen, dass die Zahlen bewegungsauffälliger Kinder stark ansteigen, „der Gesundheitszustand der Kinder sich zunehmend verschlechtert und immer häufiger schon vor dem Schuleintritt psychosomatische Störungen, Übergewicht, Koordinations- und Haltungsschwächen sowie eine insgesamt geringe Belastbarkeit festzustellen sind" (Grundschule 1988, 69).

Auch die Bundesarbeitsgemeinschaft für Haltungs- und Bewegungsförderung e.V. (2005, 138) gibt folgende Zahlen bekannt:

- 40–60 % aller Schulkinder zeigen Haltungsschwächen (Rundrücken, Hohlrücken, Hohlrundrücken, Fußschwächen wie Knick-, Senk- und Spreizfuß);
- 20–30 % haben Übergewicht;
- 20–30 % haben ein leistungsschwaches Herz-Kreislauf-System;
- 30–40 % sind motorisch auffällig und weisen Koordinationsschwächen auf.

Dordel (2007, 66) argumentiert ebenso mit diesen Zahlen, weist aber ausdrücklich darauf hin, dass die Aussagen zur Häufigkeit motorischer Auffälligkeiten nicht zuletzt auch in Abhängigkeit von der beruflichen Orientierung und Erfahrung der Datenerheber gesehen werden müssen.

Dennoch bestätigen die in den letzten Jahrzehnten durchgeführten experimentellen und längsschnittlichen Untersuchungen auch weiterhin die hier angeführten Befunde (Bös 2000; Pädagogik 2006; Steinsiek / Riedel 2013). Sind diese Zahlen alarmierend und fordern sie zu einer Reaktion von Seiten aller Fachleute heraus, so kann man für die Fördermöglichkeit des Heilpädagogischen Voltigierens festhalten, dass diese Gruppenmaßnahme immer stärker Eingang in den präventiven Bereich findet (so z. B. in Vor- wie Grundschulen), in Volkshochschulen, Erziehungs- wie Schulpsychologischen Beratungsstellen, Jugendfarmen etc.).

Leider können in vielen Fällen zurzeit die hier genannten Institutionen der großen Nachfrage gerade bei Kindern im Alter von sechs bis zwölf Jahren noch nicht ausreichend gerecht werden. Die Warteliste für die Gruppenplätze ist zum Teil recht lang und die Fluktuation innerhalb der Gruppen äußerst gering.

Die hohe Motivation zum Umgang mit Pferden lässt sich zunächst ganz allgemein aus dem besonderen Verhältnis von Kindern zu Tieren erklären, denn das Tier spielt in der Vorstellungs- und Gefühlswelt des Menschen seit den frühesten Zeiten eine bedeutungsvolle Rolle. Im Laufe der Geschichte machte das Tier im Weltbild des Menschen sämtliche Stadien von der Gottheit bis zur Sache, vom verhätschelten Liebling bis zum Wegwerftier durch. Zur besonderen Beziehung Kind – Tier schreibt Hediger (1949, 94): „Das Kind steht dem Tier näher, vor allem gefühlsmäßig näher als der Erwachsene und löst daher beim Tier auch andere Reaktionen aus. Deswegen darf sich ein Kind mit Tieren zuweilen Dinge erlauben, bei deren Anblick dem Erwachsenen oft unheimlich zumute wird."

Das Tier erhält im Leben und Erleben von Kindern unterschiedliche Bedeutungen. Es kann Spielgefährte, Unterhalter, Objekt von Beobachtungen, der Fürsorge und der Pflege sowie Objekt der Zärtlichkeitszuwendung, Begleiter, Beschützer, Vertrauter und sogar Freund sein.

Tiere kommen also ihren artgemäßen Eigenschaften entsprechend verschiedenen kindlichen Bedürfnissen entgegen. Bei allen Einschränkungen darf man wohl sagen, dass ein Tier beim Kind ein starkes gefühlsmäßiges Beteiligtsein auslösen kann. Je nach Situation, Größe oder Tätigkeit des Tieres überwiegen verschiedene Regungen wie Furcht, Neugierde, Spieltrieb. Immer ist es aber für das Kind ein totales Erlebnis. Die gefühlsmäßigen Beziehungen des Kindes zu einem Tier sind unter Umständen stärker als die zu seinen menschlichen Spielgefährten. Diese Beziehungen können somit für die gesamte seelische Entwicklung des Kindes äußerst wichtig werden.

Unsere Alltagserfahrungen beim Tierpark-, Jugendfarm-, Bauernhof-, Reitstall- oder Zirkusbesuch zeigen, dass sich Kinder von den unterschiedlichsten Tieren faszinieren lassen. Viele wissenschaftliche Befragungen aus dem In- und Ausland weisen in der Beliebtheitsskala eindeutig auf eine Vorrangstellung von Hund, Katze und Pferd hin (in dieser Reihenfolge).

In einer eigenen Untersuchung an 750 Mädchen und Jungen im Alter von acht bis 16 Jahren aus Nordrhein-Westfalen im Jahre 1982 fand sich ebenfalls diese Reihenfolge wieder, solange bei der Auszählung der Daten keine geschlechtsspezifische Unterscheidung vorgenommen wurde. Zählte man nur die Antworten der Mädchen aus, so rangiert das Pferd eindeutig an erster Stelle.

Die von mir gefundenen Ergebnisse erhalten in einer Umfrage des Bundesverbandes der Deutschen Volksbanken und Raiffeisenbanken aus dem Jahre 1987 ihre Entsprechung. Rund 190.000 Mädchen und Jungen zwischen sechs und 16 Jahren wurden bundesweit nach ihrem Lieblingshobby befragt. Hierbei steht das Reiten hinter Schwimmen und Fußball an dritter Stelle. Bei den Mädchen dagegen ist das Hobby Reiten / Umgang mit dem Pferd mit 15 % aller Nennungen sogar die unangefochtene Nummer eins. Interessant hierbei ist auch das ausgewogene Interesse für den Pferdesport bei den statistisch erfassten Altersgruppen: bei den 6- bis 9-Jährigen etwa so hoch wie bei den 14- bis 16-Jährigen. Am höchsten im Alter von zehn bis 13 Jahren.

Die von mir befragten Schüler und Schülerinnen wählten das Pferd an die erste Stelle, „weil man darauf reiten kann, weil es ein schönes Gefühl ist, vom Pferd getragen zu werden". Eine Begründung, die für die Bevorzugung des Pferdes typisch ist. Wer von uns hatte nicht schon einmal als Kind den Wunsch, als Cowboy über die weite Prärie zu reiten oder im Zirkus mit Pferden aufzutreten!

Als zweiten Grund nannten die Kinder die Pflege des Pferdes. Das Pflegen von Pferden wird gern übernommen und auch als unmittelbar notwendig angesehen, ebenso alle damit verbundenen Tätigkeiten wie Füttern, Putzen, Stall- und Sattelzeugpflege, Misten und vieles mehr. Bei diesen Beschäftigungen verliert sich für das Kind der Charakter der Arbeit, denn wo der Erfolg eines Tuns sofort ablesbar ist und der Sinn unmittelbar einleuchtet, wirkt Arbeit eben motivierend. Deswegen setzt es auch immer wieder viele Eltern in Erstaunen, wenn sie sehen, wie ihre Kinder im Stall beim Pferd häufig schwere und unangenehme Arbeiten völlig freiwillig und mit einer großen Selbstverständlichkeit übernehmen, während zu Hause oft bei den kleinsten Anforderungen und Aufgaben Unlust geäußert wird.

In einem weiteren Punkt gingen die Kinder auf ihr Gefühlsleben zum Pferd ein. Sie umschrieben es so:

- Das Pferd ist mein Freund, Partner, Spielgefährte;
- es ist treu, anhänglich und zeigt für meine Sorgen und Nöte Verständnis;
- es ist gutmütig und zutraulich, man kann es streicheln, und sein Fell ist schön warm und weich.

Was es also für ein Kind bedeutet, mit Pferden umgehen zu können bzw. auf Pferden sitzen zu dürfen, lässt sich zusammenfassend wie folgt beschreiben:

- Es bedeutet, sich einem Lebewesen anzuvertrauen, sich auf das Pferd einzulassen, dabei sein artspezifisches Verhalten zu respektieren und sich dementsprechend „pferdegerecht" zu verhalten, also keine Gewalteinwirkung, kein Schreien, alles das zu unterlassen, was das Verhältnis zum Pferd stören könnte;
- es bedeutet, sich einem vorgegebenen Bewegungsrhythmus anzupassen, seine Angst vor den Gangarten Schritt, Trab und auch Galopp zu verlieren, wobei gerade beim Voltigieren von vielen Kindern der Galopprhythmus gewünscht wird und zur körperlichen und auch seelischen Entkrampfung führen kann;
- auf dem Pferd zu sitzen bedeutet weiterhin, sich über einen längeren Zeitraum konzentrieren zu müssen, sich mit immer wiederkehrenden Anforderungen auseinanderzusetzen, dabei Misserfolge wegzustecken, ohne seine Enttäuschung oder vielleicht sogar Aggressionen gegen das Pferd zu richten;
- es bedeutet, seine eigenen Ängste und Unsicherheiten vor sich selbst und vor anderen zuzugeben, daran zu arbeiten, um sein Können richtig einschätzen zu lernen und dadurch sein Selbstwertgefühl zu steigern;
- vor allem aber bedeutet es, viele zufriedenstellende Stunden und Erfolge erleben zu dürfen, die die Kinder zu ausgeglicheneren Persönlichkeiten heranwachsen lassen.

13.1 Bewegungsauffälligkeiten im Alltag des Kindes

Bewegungsauffälligkeiten bzw. Beeinträchtigungen können unterschiedlicher Art sein, sie reichen von einer leichten Bewegungsauffälligkeit, die im normalen Alltagsverlauf kaum zu beobachten ist, falls man nicht ein geschultes Auge dafür hat, und man benötigt schon spezielle Testverfahren (ungewöhnliche motorische Anforderungen), um eine Bewegungsbeeinträchtigung zu erkennen, bis hin zu schweren Körperbehinderungen, wie wir sie im Allgemeinen bei Schülern der Schule für Körperbehinderte (Sonderschule) antreffen (vgl. Dumke 1989).

Unter den synonym verwandten Begriffen „Bewegungsauffälligkeiten" bzw. „-beeinträchtigungen" sowie „motorische Auffälligkeiten" sollen im Folgenden insbesondere die große Gruppe der koordinationsschwachen Kinder, die vor allem in ihrer Grobmotorik erhebliche

Schwierigkeiten aufweisen, sowie die Gruppe der bewegungsverarmten bzw. -verunsicherten Kinder gefasst werden. Die Erfahrung zeigt, dass auch diese Gruppe der Kinder aufgrund Adipositas oder geringer Bewegungserfahrung durch ein anregungsarmes oder überbehütendes Elternhaus immer mehr zunimmt.

„Unter der Koordinationsschwäche als Zustandsbild einer gesamtmotorischen Instabilität sind qualitative Mängel bei der Bewegungsführung zu verstehen, die auf ein unvollkommenes Zusammenwirken des sensoneuromuskulären Funktionsgefüges zurückzuführen sind. Es handelt sich dabei um unangepasste, unzweckmäßige und unökonomische Muskelaktionen und -reaktionen aufgrund dynamisch, zeitlich und räumlich inadäquater Impulsdosierung. Die Bewegungen erfolgen dadurch

- zu schwach oder zu stark,
- zu langsam oder zu schnell,
- zu sparsam oder zu überschießend.

Sie werden zu wenig oder im Gegenteil zu viel gebremst, gesteuert und kontrolliert (,Zappelphilipp' –,Spannling')" (Kiphard 1977, 18).

Kiphard unterteilt die Koordinationsschwäche in vier Bereiche:

a. die stützmotorische Koordinationsschwäche
„Hauptkriterium stützmotorischer Koordinationsschwäche ist die Haltungs-

labilität. Wir verstehen darunter eine ungenügend konstante Innervation der an der aufrechten Haltung beteiligten Muskeln im Sinne einer mangelhaften Gelenkfixierung. Ein weiteres Symptom stützmotorischer Koordinationsschwäche ist die Unelastizität beim Niedersprung auf hartem oder nur wenig nachgebendem Untergrund. Das gleiche gilt übrigens für das Fangen von Bällen. Auch hier geschieht das Absorbieren der balleigenen Flugkraft unelastisch, sodass der Ball von den Händen wieder abprallt." (Kiphard 1977, 22)

b. die handlungsmotorische Koordinationsschwäche
- „ganzkörperliche oder partielle Bewegungsverspannungen
- unzweckmäßige Mitbewegungen bei konzentrativer Anspannung
- arhythmischer, eckiger, abrupter Bewegungsverlauf
- plötzlich einschießende, unwillkürliche Bewegungsimpulse
- mangelndes Gleichgewichtsvermögen des Körpers beim Zielgehen
- ungenügende Zielfähigkeit des Wurfarmes oder Stoßbeines
- mangelnde Wendigkeit, Brems- und Umstellungsfähigkeit
- unsichere sensomotorische Anpassung an Ball und Partner
- ungenügende Gleichzeitigkeit zweier Bewegungen." (Kiphard 1977, 23)

c. die grobmotorische Koordinationsschwäche
Es sind vor allem die weiträumigen, kraftvollen und schwungvollen Großbewegungen beeinträchtigt. Sie verlaufen steif, eckig, mit abrupten Übergängen oder plump, schwerfällig, schlaff und kraftlos.

d. die feinmotorische Koordinationsschwäche
- manuelle Geschicklichkeitsübungen (Schriftführung),
- kleinräumige Zielübungen und Gleichgewichtsübungen.

„Die hier genannten Feinbewegungen und isolierten Präzisionsbewegungen sind mangelhaft gesteuert. Sie sind fahrig, mit viel zu großen Korrekturimpulsen. Oder aber sie sind‚übersteuert', verspannt bis verkrampft infolge ungenügender Entspannung der Antagonisten." (Kiphard 1977, 23)

Es wird einsichtig, dass ein so beeinträchtigtes Kind kaum Freude an der Bewegung empfinden kann und im Leistungsvergleich mit den Gleichaltrigen sehr häufig den Kürzeren zieht. Diese negativen Erfahrungen können sich auf die gesamte Psyche des Kindes niederschlagen, da „Einschränkungen im Bewegungserleben von Kindern meist auch mit einer Einschränkung ihrer Persönlichkeitsentfaltung einhergehen. Störungen der motorischen Koordinationsfähigkeit oder der Wahrnehmungsfähigkeit engen nicht nur den Bewegungs- und Handlungsspielraum eines Kindes ein, sie hemmen es meist auch in seinen sozialen Aktivitäten, beeinträchtigen sein Selbstwertgefühl und hindern es am Aufbau von Selbstvertrauen" (Zimmer 1986, 260).

Auf der beschreibenden Ebene fallen uns diese Kinder, das wird auch immer wieder von Eltern und Lehrern gleichermaßen berichtet, unter anderem durch folgende Verhaltensweisen auf:

- sie stolpern häufiger oder fallen hin (hierbei immer wieder auf die gleiche Stelle, sodass die Wunde kaum ausheilen kann);
- sie „rempeln" des Öfteren andere Kinder an oder stoßen an Tischkanten bzw. vorstehende Ecken;
- sie fassen andere Kinder unbeabsichtigt so fest an, dass diese vor Schmerz aufschreien;
- sie bewegen sich häufig plump und ungeschickt;
- beim Treppensteigen nehmen sie nur dasselbe Bein vor;
- sie wirken unselbstständig, bitten oft um Hilfe;
- das An- und Ausziehen dauert sehr lange, das Öffnen und Schließen von Reißverschlüssen und Knöpfen oder das Schleifenbinden gelingt nicht;
- sie können ihre Bewegungen nur schlecht an Gegenstände anpassen, sie gehen ungeschickt mit Werkzeug, Messer und Gabel um;
- es fällt ihnen schwer, ungewohnte Bewegungen nachzuahmen, so z. B. einen vorgegebenen Rhythmus aufzunehmen;
- sie verfügen nur über eine geringe Ausdauer und ermüden schnell.

Während des Heilpädagogischen Voltigierens können wir bei bewegungsauffälligen Kindern u. a. folgende Reaktionen beobachten:

- bei den Mitlaufübungen im Trab können sie die Geschwindigkeit des Pferdes nicht mit ihrer Laufgeschwindigkeit in Einklang bringen, sodass sie zwar vom Longenführer zunächst auf den Kopf des Pferdes zulaufen, es aber erst an der Kruppe erreichen;
- im Trab kann die Fußfolge des Pferdes nicht aufgenommen werden, selbst bei stimmlicher Unterstützung durch den Erwachsenen wird der Rhythmus nicht beibehalten;
- Mitlaufübungen rückwärts oder mit verschiedenen Drehrichtungen können nur schwer oder überhaupt nicht ausgeführt werden;
- der Linksgalopp gelingt nicht oder die Kinder springen zwischendurch immer wieder mit dem falschen Bein nach vorn (Abb. 13.1);
- bei der Mitlaufübung hinter der Longe mit der gesamten Gruppe halten sie ihren Platz nicht ein und drängen zum Pferd (Abb. 13.2);

- beim Aufsprung erfolgt kein deutlicher Absprung mit beiden Beinen, die Kinder lassen sich einfach hängen und sind auf die Unterstützung der Gruppenmitglieder angewiesen (Abb. 13.3);
- weiterhin zeigen sie beim Aufsprung keine Körperspannung, sondern knicken in der Hüfte ein oder ziehen mit den Armen nicht kräftig mit;
- auf dem Pferd gelingt das Armekreisen vorwärts oder rückwärts nur in Ansätzen, die Arme führen keine großen Kreisbewegungen aus, werden unsynchron geführt, sind im Ellenbogen angewinkelt und zeigen ruckartige Bewegungen;
- häufig sieht man bei dieser Übung eine deutliche Mitbewegung beider Beine bis in die Fußspitzen;
- ein Gegeneinanderkreisen der Arme ist nicht möglich;
- das Gefühl für die Lage der Extremitäten im Raum fehlt, die Beine werden in den Kniegelenken nicht durchgedrückt, die Armhaltung muss immer wieder korrigiert werden, da die Kinder die korrekte Haltung vergessen haben;
- die Rechts-links-Orientierung ist bei vielen Kindern nicht gegeben;
- insgesamt ermüden sie schneller bzw. nehmen sich häufiger ihre Erholungspause.

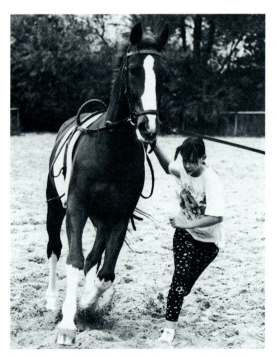

Abb. 13.1

Abb. 13.2

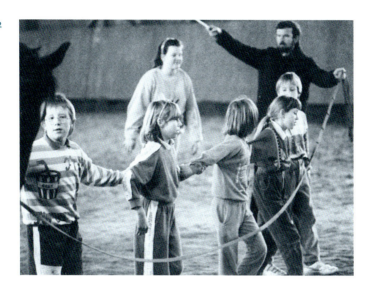

Abb. 13.3

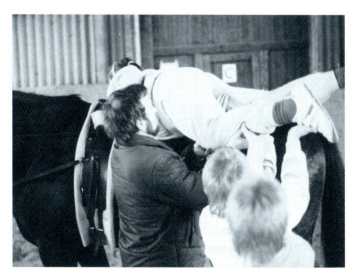

Die hier aufgeführten Verhaltensweisen ergeben nur eine recht subjektiv erfahrene Wirklichkeit wieder. Jeder Pädagoge wird aus seinem Erfahrungshintergrund weitere auffällige Beschreibungen hinzufügen können. Besorgniserregend ist hierbei nicht die Tatsache, dass es diese motorischen Auffälligkeiten in den unterschiedlichsten Ausprägungen gibt – sie wird es bestimmt auch früher gegeben haben –, sondern die Intensität und Verbreitung innerhalb der einzelnen Altersjahrgänge.

13.2 Ursachen von Bewegungsauffälligkeiten

Es ist nach wie vor ein Problem, dass sich bei Vorliegen einer motorischen Beeinträchtigung nicht immer Rückschlüsse auf die Ursachen dieser Auffälligkeit ziehen lassen. Zu vielschichtig und häufig nur schwer diagnostizierbar sind alle infrage kommenden Verursachungsmomente. Dennoch kann mit Bestimmtheit gesagt werden, dass sich meistens eine Schädigung bzw. Beeinträchtigung des Gehirns – ob nun anlage- oder umweltbedingt – gerade im frühen Kindesalter auf die Motorik besonders stark auswirkt.

Bei der Ursachenforschung über die steigende Zahl bewegungsauffälliger Kinder muss man ganz sicher berücksichtigen,

- dass es in der Bundesrepublik Deutschland immer mehr lebensfähige Frühgeburten gibt;
- dass die Risikofaktoren während der Schwangerschaft zunehmen, man denke an die nikotin-, alkohol- und sonstig drogengeschädigten Neugeborenen;
- dass genetische Einflüsse nicht eindeutig auszuschließen sind;
- dass eventuell eine leichte frühkindliche Hirnschädigung (die sogenannte MCD = minimale cerebrale Dysfunktion) vorliegt. Bei der MCD handelt es sich um eine vor, während oder nach der Geburt im frühkindlichen Entwicklungsstadium eingetretene Beeinträchtigung der Funktionen des zentralen Nervensystems, die sich in einer unterschiedlichen Kombination von Störungen und Auffälligkeiten manifestieren kann, vor allem aber zu Ausfällen in der Motorik führt (vgl. Bauer 1986);
- oder dass es sich um eine sensorische Integrationsstörung handelt (vgl. Ayres 1984, 17), bei der das Gehirn nicht in der Lage ist, „den Zustrom sensorischer Impulse in einer Weise zu verarbeiten und zu ordnen, die beim betreffenden Individuum eine gute und genaue Information über sich selbst und seine Umwelt ermöglicht".

Vielen Pädagogen fallen aber gerade die umweltbedingten Einflüsse auf, die auch nach Meinung von Experten (vgl. Lempp 1987) immer stärker bei der Verursachung von Bewegungsbeeinträchtigungen ins Gewicht fallen. Zu nennen wären hier:

- der Mangel an Möglichkeiten, dem natürlichen Bewegungsdrang nachzugehen aufgrund zu enger Wohnverhältnisse, zunehmenden Autoverkehrs und dichter Bebauung in Ballungsgebieten, fehlender sportlicher

Anregungen im Freizeitbereich (die meisten Sportvereine sind rein leistungsorientiert), fehlender befriedigender Spielmöglichkeiten (z. B. Abenteuerspielplatz, Bewegungsbaustelle, Jugendfarm) oder falscher Nutzung dieser Angebote durch Jugendliche, die die Spielplätze verwüsten;
- eine sensorische Reizüberflutung durch den zu häufigen Fernseh- Video- und Computergebrauch.
- eine Überbehütung durch Erwachsene (so werden z. B. viele Kinder von ihren Großeltern erzogen, die häufig aus Angst, Unsicherheit oder Sorge den Bewegungserfahrungsraum der ihnen anvertrauten Kinder stark einschränken);
- der schulische Dauerstress mit erhöhten geistigen Anforderungen ohne den notwendigen bewegungsmäßigen Ausgleich (so kann z. B. in vielen Grundschulen aufgrund von Sportlehrermangel, Einstellungsstopp und Überalterung der Kollegien nur eine Stunde Sportunterricht pro Woche gegeben werden).

Aufgrund dieser Vielzahl an Verursachungsmöglichkeiten scheint es nicht verwunderlich, dass viele bewegungsbeeinträchtigte Kinder immer häufiger mit Erregungs- und Gefühlsstauungen reagieren. Die Folgen sind oft erhöhte Ablenkbarkeit, Reizbarkeit, Konzentrationsschwäche, Bewegungsunruhe mit Neigung zu aggressiven Kurzschlusshandlungen oder auch Bewegungsarmut mit totalem Rückzug auf sich selbst und geringem Zutrauen in die eigene Leistungsfähigkeit.

Diesen Aufschaukelungsprozess zeigen Zimmer / Cicurs (1999) sehr übersichtlich in ihrem Ablaufmodell über die Bedingungsfaktoren und Folgen motorischer Leistungsschwächen (Abb. 13.4).

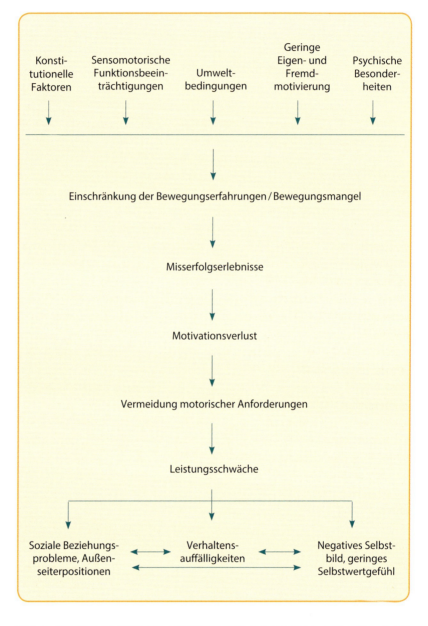

Abb. 13.4: Bedingungsfaktoren und Folgen motorischer Leistungsschwächen (nach Zimmer/Circus)

13.3 Beobachtungskriterien und Prüfung motorischer Auffälligkeiten

Da viele bewegungsauffällige Kinder mit ihrer Alltagsmotorik in der Regel wenig Schwierigkeiten haben, kommt es darauf an, sie in neue, unbekannte bzw. ungewöhnliche Bewegungssituationen zu bringen. Die nachfolgenden Übungen mit ihren einzelnen Beobachtungskriterien bieten hierzu eine Möglichkeit, um erste Anhaltspunkte über motorische Auffälligkeiten zu gewinnen, aufgrund derer die Stunden im Heilpädagogischen Voltigieren zu planen sind. Eventuell muss auch überlegt werden, weitere Fachleute (Fachärzte, Schulpsychologen, Motopäden oder Neuropädiater) hinzuzuziehen.

Alle Übungen können in einer Reithalle oder auf einem Reitplatz durchgeführt werden; es ist allerdings bei diesen Aufgabenstellungen zu berücksichtigen, dass ein Nichtbeherrschen einer einzelnen Übung noch zu keiner Reaktion von Seiten des Pädagogen führen muss, sondern erst, wenn sich Schwierigkeiten bei einer Reihe von bestimmten Bewegungsanforderungen zeigen.

Zudem ist das Alter des einzelnen Kindes sowie seine bisherige Lern- und Entwicklungsgeschichte in das Urteil mit einzubeziehen. „Das ständig im Fluss befindliche Entwicklungsgeschehen im Kindesalter bedingt ein fortwährendes Anwachsen der qualitativ motorischen Leistungsfähigkeit. Ein 8-Jähriger führt seine Bewegungen koordinierter aus als beispielsweise ein 6-Jähriger. Bei einem Vergleich der Koordinationsfähigkeit zwischen verschiedenen Kindern ist diese also immer in Bezug zu setzen zum Lebensalter" (Kiphard 1977, 25).

Das Bewegungsverhalten ist in seiner Ausprägung von Kind zu Kind so unterschiedlich, dass es schwerfällt, aus der Fülle verschiedener Merkmale und Qualitäten eine umfassende Auflistung diagnostischer Hinweise zusammenzustellen. Deshalb wurden zur Überprüfung der Grobmotorik Aufgaben ausgewählt, die zumeist auf die einfachen Bewegungen wie Stehen, Gehen, Laufen, Hüpfen und Springen zurückzuführen sind. Hierbei ist auf die Bewegungsqualität wie Gleichgewicht, Flüssigkeit und Elastizität der Bewegungen, präzise Bewegungsausführung, Standsicherheit, Harmonie sowie Gleichmaß der Bewegungen zu achten.

Übungen in der Voltigierstunde

- Auf einem Bein stehen, das angewinkelte Bein hängt locker nach unten (hierbei werden die Arme häufig als Ausgleichsbewegung zur Erhaltung des Gleichgewichts zu Hilfe genommen, das angewinkelte Bein wird häufig zur Standsicherheit ans andere Knie gepresst, der Stand ist sehr instabil und wackelig);
- beim „Fuß-vor-Fuß-Stand" eventuell mit geschlossenen Augen und locker angelegten Armen oder beim „Zehenspitzen- bzw. Fußballenstand" zeigen sich diese Ruderbewegungen mit den Armen in gleich starkem Maße;
- beim Gehen „Fuß-vor-Fuß" vorwärts oder sogar rückwärts kann die Richtung nicht eingehalten werden (vor allem nicht bei geschlossenen Augen);
- auch das Balancieren über kleine Höhen (z. B. Cavaletti) wird bereits zu einem Wagnis, die Kinder trauen sich diese Übung entweder nicht zu, benötigen Hilfestellung oder fallen sehr oft herunter (Abb. 13.5);
- das Hüpfen auf einem Bein gelingt nicht, Stand- und Sprungunsicherheit zeigen sich z. B. in der steifen, abgewinkelten Haltung der Arme, zumeist mit gefausteten Händen, den im Kniegelenk fixierten Beinen sowie der geringen Schwungentwicklung (Abb. 13.6);
- beim Schlusssprung seitwärts mit geschlossenen Füßen fallen die Kinder häufiger hin oder lösen die geschlossene Fußhaltung auf, sie kommen nur schwer vom Boden ab, ihre Bewegungen sind verlangsamt, und sie wirken zum Teil recht unbeholfen;
- bei der Übung „Hampelmann" (Abb. 13.7) steht das Kind in der Grundstellung, d. h. mit geschlossenen Beinen und locker herunterhängenden Armen. Nun soll es über dem Kopf in die Hände klatschen und gleichzeitig mit den Beinen in die Grätschstellung gehen. Anschließend wird wieder die Grundstellung eingenommen usw. Diese Übung bedeutet für viele Kinder oft eine enorme Koordinationsleistung der Arme und Beine, der gesamte Bewegungsablauf kann bisweilen nur nachvollzogen werden, wenn der Erwachsene die Übung beständig vormacht;
- Anpassungsübungen an die Geschwindigkeit des Pferdes, beim Aufnehmen der Fußfolge, beim Erlernen des Linksgalopps werden auch nach einer langen Trainingsphase nur unvollkommen ausgeführt und müssen immer wieder korrigiert werden;
- die Haltungslabilität (geringe Körperspannung) fällt besonders beim Aufgang auf, die Kinder klappen in der Hüfte wie ein „Taschenmesser" zusammen, und bei entsprechendem Gewicht des Kindes ist es kaum

noch möglich, es aufs Pferd zu bringen; hinzu kommt, dass die Kinder nicht mit einem Bein abspringen können und die Arme nicht mitziehen;
- die Links-rechts-Orientierung ist bei vielen Kindern nicht gegeben, ebenso fehlt die Orientierung im Raum, d. h., die Kinder können bei geschlossenen Augen nicht angeben, an welcher Stelle sie sich mit dem Pferd in der Halle befinden;
- das Körperschema ist nur gering entwickelt, die Fuß- bzw. Armhaltung kann nicht von ihnen selbst korrigiert werden, da sie nicht spüren, wann z. B. das Knie durchgedrückt oder die Hände sich auf Höhe der Ohren befinden.

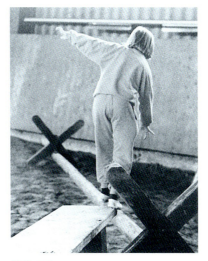

Abb. 13.5

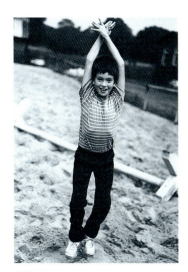

Abb. 13.7

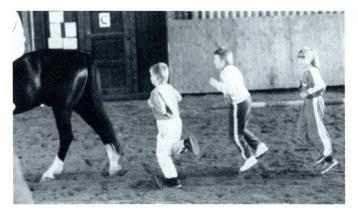

Abb. 13.6

Bei vielen der hier beschriebenen Übungen ist darüber hinaus die Mimik (Gesichtsausdruck) von Interesse. Häufig sind nämlich deutliche Mitbewegungen der Zunge von links nach rechts zu beobachten, auch die Augen werden des Öfteren stark zusammengekniffen bis hin zu einer der Aufgabenstellung nicht abverlangten Gesichtsverzerrung (Abb. 13.8).

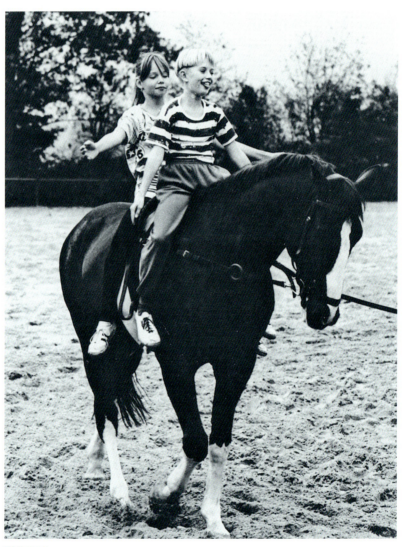

Abb. 13.8

13.4 Fördermöglichkeiten beim Heilpädagogischen Voltigieren

Das Heilpädagogische Voltigieren bietet eine breite Palette an Wahrnehmungs- und Handlungsmöglichkeiten, wobei es ja nicht vorrangig um Aspekte der sportlichen Leistungssteigerung geht, sondern um die Entwicklung sensomotorischer, psychomotorischer, sozial-emotionaler und kognitiver Bereiche auf der Basis einer emotionalen Beziehung zum Lebewesen Pferd.

Über den Stellenwert des Heilpädagogischen Voltigierens in der Förderung bewegungsauffälliger Kinder sowie über die positiven Auswirkungen auf den motorischen Bereich wurde bereits an anderer Stelle berichtet (vgl. B. Ringbeck 1983, 1988; Schulz 1983).

Nach Bös/Wydra (1984) lassen sich die motorischen Fähigkeiten wie folgt differenzieren:

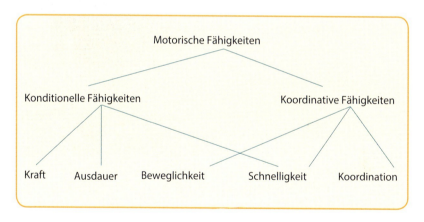

Die unter den sportmotorischen Fähigkeiten aufgeführten Aspekte werden durch den Einsatz des Pferdes im Sinne des Voltigierens besonders gefördert, da die Einzel-, Zweier- und Dreierübungen ein Bündel von motorischen Fertigkeiten und Fähigkeiten erfordern wie

- „ein hohes Gleichgewichtsgefühl in konstanter Antizipation und Reaktion auf die Bewegung des Pferdes;
- Sprungkraft und Stützkraft für Aufgänge, Abgänge und den Wechsel von Positionen und Stützübungen sowie Spreizfähigkeit, Gewandtheit, Beweglichkeit und Reaktionsschnelligkeit;

● in Verbindung mit dem labilen Gleichgewicht und der geforderten Präzision in Haltung und Bewegung eine außergewöhnliche Anpassungsfähigkeit" (Rieder 1978, 19).

Hierbei nimmt die Entwicklung koordinativer Fähigkeiten eine bedeutende Stellung ein, da nach Riede (1986) die Koordination im Alter zwischen sieben und zwölf Jahren am wirksamsten zu schulen ist und Versäumnisse in dieser Zeitspanne später nur mit großen Mühen aufzuholen sind.

Der Voltigiersport bietet aufgrund seiner sechs Pflichtübungen und seiner vielfältigen und immer wieder neu zu variierenden Kürübungen ein breites Trainingsfeld für die hier aufgeführten motorischen Fähigkeiten. Gerade bei den Leistungsgruppen scheint der Ideenreichtum an bestaunenswerten Zweier- und Dreierübungen oder beim Einzelvoltigieren das schon artistisch anmutende Umturnen des ganzen Pferdes noch lange nicht ausgeschöpft zu sein.

Im Heilpädagogischen Voltigieren mit bewegungsauffälligen Kindern sind uns nur reduzierte Möglichkeiten gegeben. Sämtliche motorische Anforderungen müssen auf das Leistungsvermögen jedes einzelnen Kindes so abgestimmt werden, dass sie bewältigt und als Erfolg erlebt werden können. Das bedeutet z. B. konkret, dass die Pflichtübungen Schere oder auch Flanke kaum trainiert werden können. Auch die Aufwärmphase mit ihrer Gymnastik unterscheidet sich deutlich von der in einer Leistungsgruppe.

Aus diesem Grunde soll die hier angeführte Auswahl an Übungsbeispielen, die alle in der Praxis und durch gedankliche Unterstützung vieler begeisterter Kinder entstanden sind, dem Gruppenleiter helfen, adäquate Angebote für das einzelne Kind und die ganze Gruppe zu finden, seinen Unterricht abwechslungsreich und damit motivierend zu gestalten sowie viele Lernziele aus dem motorischen wie sozial-emotionalen Bereich zu fördern (vgl. M. Ringbeck 1983).

Dem Pädagogen und den Kindern bleibt genügend Raum, die beispielhaft angegebenen Übungen und Bewegungsspiele zu variieren bzw. weitere zu erfinden.

Fang- und Laufspiele ohne Pferd

Ist der Gruppenleiter darauf angewiesen, sein Voltigierpferd ohne Kinder zu lösen oder will er seinen Kindern einen abwechslungsreichen Stundenbeginn bieten, so eignen sich die folgenden Lauf- und Fangspiele gerade für die leistungsschwachen, unbeholfenen, adipösen und bewegungsverunsicherten Kinder, da sie keinen Verlierer kennen und das bewegungsauffällige Kind nicht immer als erstes ausscheiden muss. Die Spiele lassen sich über einen bestimmten Zeitraum spielen und jederzeit abbrechen. Die Spielfläche ist jeweils durch den anderen Zirkel begrenzt!

Weiterhin wurden sie unter den Gesichtspunkten ausgewählt,

- dass sie einen hohen Spielanreiz für Kinder im Alter von sechs bis zwölf Jahren besitzen;
- dass sie selbstständig von ihnen ohne lange Erklärungen bewältigt werden können und oft die Kooperation untereinander erfordern;
- dass sie dem kindlichen Bewegungsdrang entgegenkommen und nicht allzu viel an Ruhe und Konzentration erfordern, die dann ja noch für die weitere Voltigierstunde gefordert sind;
- dass sie immer alle Kinder beteiligen, also kein frühzeitiges Ausscheiden mit langem Warten auf der Bank provozieren.

a. Kettenfangen

Das Spiel beginnt mit einem beliebig gewählten Fänger. Jeder Spieler, den er abgeschlagen hat, schließt sich ihm an der Hand an, sodass eine immer länger werdende Kette entsteht. Es dürfen immer nur die äußeren Kettenglieder fangen, sodass ein geschickter Mitspieler auch durchaus die Möglichkeit besitzt, durch die Kette hindurchzukriechen.

b. Windmühlenfangen

Die Kinder stehen auf einer Reithallenseite dem Fänger gegenüber. Sie wechseln auf einen Zuruf des Fängers die Seite. Hierbei versucht der Fänger die einzelnen Kinder zu fangen. Die gefangenen Kinder bleiben an der Stelle, an der sie abgeschlagen wurden, stehen und dürfen sich nicht mehr von diesem Platz fortbewegen. Indem sie ihre Arme wie Windmühlenflügel ausbreiten, versuchen sie im weiteren Spielverlauf dem Fänger behilflich zu sein und die vorbeilaufenden Kinder durch Bewegungen der Arme zu fangen. Der Fänger versucht seinerseits, die Kinder in die Nähe der Windmühlen zu treiben (Abb. 13.9).

c. Tunnelfangen

Ein Kind versucht, die anderen Kinder zu fangen. Das Kind, das gefangen wird, muss einen Tunnel bilden (Hände auf dem Boden). Es kann von den anderen Mitspielern, die noch nicht gefangen worden sind, erlöst werden, indem ein Kind unter ihm durchkriecht (durch den Tunnel kriecht).

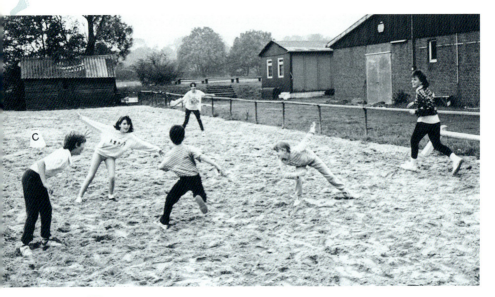

Abb. 13.9

d. Versteinern
Ein Kind versucht, ein anderes zu fangen. Das gefangene Kind muss in Grätschstellung stehenbleiben, so lange, bis es von einem anderen, noch nicht gefangenen Kind durch Hindurchkriechen durch die Grätsche erlöst wird.

e. Hase und Igel
Alle Kinder liegen bäuchlings auf dem Boden. Zwei Kinder, der Hase und der Igel, sind zunächst der Fänger und der, der gefangen werden soll. Der Hase versucht, den Igel zu fangen. Gerät der Igel in Bedrohung, weil der Hase ihm so nah auf den Fersen ist, dass er ihn gleich abschlagen kann, hat er die Möglichkeit, über einen am Boden liegenden Mitspieler zu springen und sich sofort hinter diesem auf den Boden zu legen. In diesem Augenblick wird derjenige, über den er gesprungen ist, zum neuen Hasen, d. h. zum neuen Fänger. Er steht auf und muss den alten Hasen, der jetzt zum Igel wird, fangen. Das Spiel setzt eine gute Reaktionsfähigkeit der Kinder voraus, da der Wechsel vom Fänger zum Gejagten sehr schnell vor sich geht.

f. Fuchsschwanz fangen
Alle Kinder stecken sich hinten an die Trainingshose ein Band, den sogenannten Fuchsschwanz. Innerhalb eines bestimmten Zeitraums (3–4 Minu-

ten) versucht nun jedes Kind, möglichst viele Schwänze zu ergattern. Jeder gefangene Fuchsschwanz wird bei dem betreffenden Fänger hinten an der Hose befestigt und darf von den anderen Mitspielern auch wieder abgerissen werden. Somit bleiben alle Kinder im Spiel. Ausschließlich in der Phase des Ansteckens darf dem Mitspieler kein Band entwendet werden.

Bewegungsspiele mit dem Pferd

Die hier beschriebenen Übungsbeispiele lassen sich sowohl auf der linken wie auch rechten Hand des Pferdes durchführen und kommen somit gleichzeitig der Gesundhaltung des Voltigierpferdes entgegen. Allerdings muss das Pferd an diese Form des ungewöhnlichen Umgangs langsam in kleinen Schritten gewöhnt werden.

a. Alle Kinder gehen oder laufen in einer Reihe auf der Zirkellinie hinter dem Pferd her. Das Kind, das direkt hinter dem Pferd läuft, muss immer für einen genügend großen Abstand (eine Pferdelänge) zur Hinterhand des Pferdes sorgen (Unfallverhütung!).

- Der Longenführer wechselt häufig die Gangarten des Pferdes. Alle Voltigierer sollen hierbei den Gleichschritt bzw. Rhythmus zum Pferd einhalten.
- Das Pferd geht im Wechsel Schritt oder Trab. Sobald das Pferd Schritt geht, müssen die Kinder (wie versteinert) so stehenbleiben, wie sie gerade gelandet sind.
- Das erste Kind macht eine Übung mit den Armen oder Beinen vor, die anderen Kinder machen diese Übung nach. Anschließend läuft das erste Kind der Gruppe an das Ende der Reihe und das nächste Kind denkt sich eine weitere Übung aus.

Variation: Außerhalb des Zirkels werden Markierungspunkte festgelegt (z. B. die Zirkelpunkte), und ein Kind darf sich aussuchen, welche Übungen von Zirkelpunkt zu Zirkelpunkt gemacht werden sollen.

- Der Longenführer gibt im schnellen Wechsel verschiedene Aufgabenstellungen vor, wie z. B.:
  – auf dem rechten / linken Bein hüpfen
  – Seitwärtsgalopp innen oder außen
  – Links- oder Rechtsgalopp (Abb. 13.10)

- Rückwärtslaufen
- einmal um die eigene Achse drehen (z. B. aus dem Vorwärtslaufen, Seitwärtslaufen innen / außen, Rückwärtslaufen)

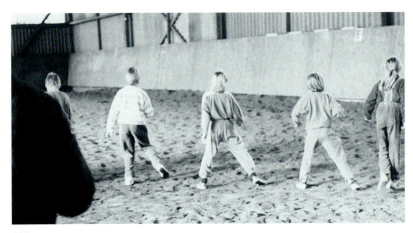

Abb. 13.10

- Jeweils das letzte Kind der Gruppe überholt je nach Aufgabenstellung des Longenführers (z. B. „innen oder außen überholen", „slalomartig überholen") die Gruppe und setzt sich an die erste Position. Eine erhöhte Aufmerksamkeit wird gefordert, wenn der Longenführer den Kindern Zahlen zuordnet und dann in bunter Reihenfolge die Zahlen mit einer bestimmten Aufgabenstellung aufruft (z. B. „3 außen", „4 innen" etc.).

b. Ein Kind läuft innen am Griff des Gurtes mit. Auf den Zuruf „Wechseln" des Longenführers lässt es den Griff los und lässt sich bis auf die Höhe der Hinterhand des Pferdes zurückfallen und legt die rechte Hand auf die Kruppe des Pferdes. Nun läuft das zweite Kind zum inneren Griff des Gurtes. Auf das nächste Kommando „Wechseln" läuft das erste Kind hinter dem Pferd her und legt die linke Hand auf die Kruppe. Kind Nr. 2 lässt den Griff los und nimmt die alte Position von Kind 1 ein. Voltigierer Nr. 3 läuft dann zum inneren Griff des Gurtes. Auf ein erneutes Kommando läuft Kind Nr. 1 an den Außengriff, die beiden anderen Voltigierer rücken nach, und das vierte Kind kann in das Spiel miteinbezogen werden. Jeder Voltigierer, der alle vier Positionen besetzt hat, läuft zum Longenführer zurück. Die Übung ist beendet, wenn alle Voltigierer jede Position einmal durchlaufen haben.

c. Die gesamte Gruppe befindet sich am Pferd. An jedem Pferdebein läuft ein Voltigierer mit, die restlichen Kinder laufen hinter dem Pferd her. Alle Voltigierer erhalten eine Zahl, und der Longenführer sagt an, welche Zahlen ihre Plätze tauschen sollen.

d. Die Voltigierer fassen sich an und laufen nebeneinander hinter der Longe her:

- Auf Zuruf das Longenführers lässt das Kind neben dem Pferd den Griff des Gurtes und seinen Nebenmann los, läuft hinter dem Rücken der anderen Kinder zur Zirkelmitte und schließt sich der nachrückenden Gruppe wieder an usw.
- Ein kleiner Gummiring wird von innen nach außen durchgegeben. Das äußere Kind läuft dann wieder mit dem Ring nach innen usw.
- Voltigierer Nr. 1, 3, 5 laufen vorwärts, Voltigierer Nr. 2, 4, 6 laufen rückwärts (auf Zuruf wechseln!) (Abb. 13.11).

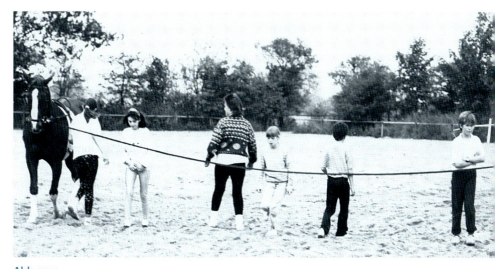

Abb. 13.11

e. Die Voltigierer verteilen sich mit gleichmäßigem Abstand zueinander außerhalb des Zirkels. Ein Kind sitzt auf dem Pferd:

- Das reitende Kind merkt sich die Reihenfolge der außen wartenden Kinder und schließt dann die Augen. Nun reitet es los und muss nicht nur

merken, wo es an einem wartenden Kind vorbeikommt, sondern dieses auch noch richtig benennen können.
- Das reitende Kind hält einen Ball oder Ring in der Hand. Sobald es an einem wartenden Kind vorbeikommt, wirft es ihm den Gegenstand zu. Mit dem Gegenstand läuft der Fänger am Longenführer vorbei zum Pferd und übergibt den Ball / Ring wieder dem reitenden Kind usw. Bei Einsatz mehrerer Bälle eine reaktionsschnelle und lauffreudige Anforderung.
- Das reitende Kind hält so viele kleine Ringe in der Hand wie Reifen an dem äußeren Zirkelrand liegen. Nun soll es versuchen, möglichst viele Ringe in einem Reifen zu platzieren. Diese Übung ist auch als kooperative Aufgabe zu zweit oder zu dritt auf dem Pferd durchzuführen!

f. Gleichmäßig am äußeren Zirkelrand werden Reifen (oder auch zu einem Kreis geformte Strohbänder) verteilt, und zwar einer weniger als Voltigierer da sind. Die Voltigierer verteilen sich auf die Reifen, der übriggebliebene Voltigierer stellt sich in die Mitte. Wenn er ruft „Bäumchen wechsle dich", müssen alle Voltigierer durch die Mitte des Zirkels ihren Reifen wechseln. Hierbei versucht der Kommandogeber, ebenfalls einen Reifen zu erreichen. Ein Voltigierer bleibt übrig, der dann wiederum von der Mitte aus das neue Kommando geben darf.

g. Eine Hälfte der Voltigiergruppe verteilt sich im Inneren des Zirkels, die anderen Voltigierer verteilen sich außerhalb des Zirkels so, dass sie jeweils einem Kind aus dem Innenzirkel gegenüberstehen. Jedes Paar erhält einen Ball, den es sich über den Rücken oder unter den Bauch des Pferdes zuwerfen kann. Im Galopp eine schwierige Angelegenheit!

h. Ein Voltigierer sitzt auf dem Pferd:

- Unter seinem Gesäß hat er ein ausgebreitetes Taschentuch, einen Einweckring oder Bierdeckel. Nun wird angaloppiert, und alle Voltigierer zählen mit, nach wie vielen Galoppsprüngen der Gegenstand vom Pferderücken fällt.
- Auf seinem Kopf liegt ein Ring, Taschentuch oder Sandsäckchen. Wie viele Schritte, Trabtritte oder Galoppsprünge kann der Voltigierer den Gegenstand auf seinem Kopf ausbalancieren?
- Zwischen Wade und Pferdekörper steckt ein Bierdeckel. Wie lange dauert es, bis der Gegenstand zu Boden fällt?

Weitere Bewegungsspiele und -übungen werden in der Handorfer Spielekartei für Voltigier- und Reitpädagogen (Ehring-Hüttemann et al. 2012) in gut verständlicher Form beschrieben. Eine Unterteilung nach den Förderbereichen Körperwahrnehmung, taktile-, auditive-, visuelle Wahrnehmung, Visumotorik, verbale Kommunikation, Merkfähigkeit, Kreativität und Partnerschaft / Gruppenverhalten hilft der Fachkraft, ihre Stunden abwechslungsreich zu gestalten und für jedes Gruppenmitglied ein entsprechendes Förderangebot bereitzuhalten.

13.5 Das Verhalten des Pädagogen

Über das Verhalten des Pädagogen ist in diesem Buch und auch an anderer Stelle (vgl. Kröger 1980; Ringbeck 1988) schon Grundsätzliches gesagt worden. Ich möchte deshalb nur noch einige ergänzende Ausführungen zum Umgang mit bewegungsauffälligen Kindern machen, da diese Gruppe viel Verständnis für die motorischen Schwierigkeiten benötigt. Der Voltigierpädagoge sollte u. a. folgende Handlungsweisen berücksichtigen:

- Das bewegungsauffällige Kind darf in seinen motorischen Leistungen nicht mit anderen Kindern verglichen werden;
- bei der Bewegungsausführung muss ihm mehr Zeit zur Verfügung gestellt werden (kein falsches Antreiben, geduldiges Abwarten);
- Vorwürfe oder gar Vorhaltungen sind fehl am Platze (das Kind „kann" nicht anders, nicht: es „will" nicht anders);
- nach Möglichkeit auf Wettbewerbs- und Ausscheidungsspiele sowie auf einen direkten Vergleich der Kinder untereinander verzichten;
- auch die einfachsten Übungen sollten noch in kleinere Schritte aufgeteilt werden können, um das Kind zu einem Erfolg zu führen;
- klare und kurz formulierte Übungsanweisungen (evtl. die Übung vormachen lassen oder selber vormachen, bei einer Hilfestellung Körperkontakt suchen);
- ruhiges, geduldiges und wiederholtes Erklären derselben Übung;
- Korrekturen nur im Hinblick auf umsetzbare Bewegungsausführungen geben;
- jede Übung an der Leistungsfähigkeit des einzelnen Kindes orientieren (eine Pflichtaufgabe für die gesamte Gruppe ist kaum möglich, da der Leistungsstand zu inhomogen ist);

- unbedingt auf eine vertretbare Gruppengröße achten, sodass jedes Gruppenmitglied noch entsprechend intensiv gefördert werden kann;
- sich unbedingt um einen positiven Stundenabschluss bemühen (z. B. durch eine Aufgabe am stehenden Pferd oder durch eine „Schmuserunde" auf dem im Schritt gehenden Pferd).

Über diese Verhaltensvorschläge hinaus ist die Persönlichkeit des Pädagogen von entscheidender Bedeutung. Durch sein Vorbildverhalten (z. B. Pünktlichkeit, Kontinuität, Engagement, Begeisterungsfähigkeit, persönliche Wärme und Nähe) kann bei Kindern Freude an Leistungen, Bereitschaft zu längerfristigen Anstrengungen, Selbstvertrauen, Frustrationstoleranz (d. h., die Fähigkeit, sich nicht so schnell entmutigen zu lassen), Konfliktlösungsverhalten und ein Gruppenzusammengehörigkeitsgefühl aufgebaut werden. Der Pädagoge ist hier nach wie vor als Identifikationsobjekt gefragt und muss sich der Bedeutung seines Modellverhaltens bewusst sein.

Schlussbemerkung

Wie aufgezeigt werden sollte, kann durch das Heilpädagogische Voltigieren bewegungsauffälligen Kindern in entsprechender kindgemäßer Weise geholfen werden, neue Bewegungsanforderungen anzunehmen, auszuprobieren, sich also aktiv mit dem eigenen Bewegungsvermögen auseinanderzusetzen und in zum Teil spielerischer, ungezwungener Form an die körperlichen und oft auch psychischen Leistungsgrenzen herangeführt zu werden.

Das Angebot wird von Kindern sehr gern angenommen und als eine natürliche, lebensnahe Situation erkannt. Die Effekte einer Stigmatisierung durch eine besondere Maßnahme treten weit in den Hintergrund, im Gegenteil, viele Kinder bleiben in der einen oder anderen Form (z. B. als Mitglied in Voltigier- oder Reitgruppen oder durch die Übernahme eines Pflegepferdes) über den Zeitrahmen der psychomotorischen Fördergruppe hinaus für einen längeren Zeitraum dem Lebewesen Pferd verbunden.

 Literatur

Ayres, A. J. (1984): Bausteine der kindlichen Entwicklung. Springer, Berlin
Bauer, A. (1986): Minimale cerebrale Dysfunktion und / oder Hyperaktivität im Kindesalter. Springer, Berlin
Bös, K., Wydra, G. (1984): Ein Koordinationstest für die Praxis der Therapiekontrolle. Krankengymnastik, 36, 777–798

Bös, K. (2000): Wie fit sind Grundschulkinder? Grundschule, 2, 31–33
Bundesarbeitsgemeinschaft für Haltungs- und Bewegungsförderung e.V. (2005) (Hrsg.): Bewegte Kinder Schlaue Köpfe. (Adresse: Matthias-Claudius-Straße 14, 65186 Wiesbaden)
Dordel, S. (2007): Bewegungsförderung in der Schule. vml, Dortmund
Dumke, D. (1989): Körperbehinderte in der Regelschule, Zeitschrift für Psychomotorik, 5, 45–50
Ehring-Hüttemann, B. et al. (2012): Handorfer Spielekartei für Voltigier- und Reitpädagogen. 2. Aufl. Ernst Reinhardt, München / Basel
Grundschule (1988): Gesundheitserziehung durch Schulsport. Grundschule 20, 69
Hediger, H. (1949): Kind und Tier. Baseler Schul-Blatt 5, 93–96
Kiphard, E. J. (1977): Bewegungs- und Koordinationsschwächen im Grundschulalter. Hofmann, Schorndorf
Kröger, A. (1969): Mit Pferden erziehen. Jugendwohl 3, 104–110
Kröger, A. (1980): Die heilpädagogische Wirkung des Reitsports bei verhaltensauffälligen Kindern und Jugendlichen. In: Deutsche Reiterliche Vereinigung (FN) (Hrsg.): Reiten heute. FN-Verlag. Warendorf, 37–43
Lempp, R. (1987): Nachwort. In: Hartmann, J. (Hrsg.): Zappelphilipp, Störenfried. Beck, München
Pädagogik (2006): Mehr Schulanfänger mit Gesundheitsstörungen. In: Pädagogik 12, 57
Riede, D. (1986): Therapeutisches Reiten in der Krankengymnastik. Pflaum, München
Rieder, U. (1978): Sozialisationsmöglichkeiten beim Voltigieren. Südwest Aktuell 1, 18–19
Ringbeck, B. (1988): Heilpädagogisches Voltigieren zur Förderung bewegungsauffälliger Kinder. Praxis der Psychomotorik 13, 93–97
Ringbeck, B. (1983): Heilpädagogisches Voltigieren bei Kindern mit unterschiedlichem Problemverhalten. In: Kuratorium für Therapeutisches Reiten (Hrsg.): Therapeutisches Reiten '82. Eigenverlag, Dillenburg, 379–384
Ringbeck, M. (1983): Bewegungsspiele beim Heilpädagogischen Voltigieren. Praxis der Psychomotorik 8, 1–3
Schulz, M. u. a. (1983): Das ungeschickte Kind – Voltigieren als Koordinationsschulung. In: Kuratorium für Therapeutisches Reiten (Hrsg.): Therapeutisches Reiten '82. Eigenverlag, Dillenburg, 197–384

Steinsiek, L., Riedel, M. (2013): Fördermöglichkeiten der koordinativen Fähigkeiten durch das Voltigieren im Rahmen des Grundschulsports. mensch&pferd 3, 125–137

Zimmer, R. (1986): Motodiagnostik bei Kindern im Vorschulalter. Krankengymnastik 38, 260–267

Zimmer, R., Cicurs, H. (1999): Psychomotorik. Neue Ansätze im Sportförderunterricht und Sonderturnen. 5. Aufl. Hofmann, Schorndorf

Anhang: Die Ausbildung zum Reit- und / oder Voltigierpädagogen in Deutschland, der Schweiz und Österreich

Ausbildungsübersicht: Deutschland

Von Henrike Struck

In Deutschland werden Aus- und Weiterbildungen in der Heilpädagogischen Arbeit mit dem Pferd mittlerweile von über 30 verschiedenen Anbietern durchgeführt. Größter Weiterbildungsträger mit über 40-jähriger Erfahrung ist das Deutsche Kuratorium für Therapeutisches Reiten e.V. (DKThR). Hier wurden bereits über 3.000 Fachkräfte im Therapeutischen Reiten an verschiedenen Ausbildungsorten fortgebildet. Die Fortbildungen des DKThR sind nach den jeweiligen Grundberufen unterteilt und bauen in Stufen aufeinander auf. Im pädagogischen, ergotherapeutischen oder psychologischen Bereich stehen also zurzeit drei Ausbildungsmöglichkeiten zur Verfügung:

1) Reit- oder Voltigierpädagoge DKThR:

Voraussetzungen:
- Abgeschlossene pädagogische oder psychologische Berufsausbildung, auf Antrag mit Nachweis einer 10-jährigen einschlägigen Tätigkeit Sonderzulassung möglich
- Mind. Trainer C Reiten oder Voltigieren (auch IPZV, IGV, VDD oder Western), alternativ „Qualifikation zum Umgang mit dem Pferd im sozialen und gesundheitlichen Bereich" (DKThR)
- 20 Std. Praktikum unter Anleitung einer vom DKThR anerkannten Fachkraft

Kursform:
- 3 Kursteile zu je 5 Tagen (ges. 190 UE) innerhalb eines Jahres
- 10 Einheiten angeleitete Praxisphase (durch einen Voltigier- oder Reitpädagogen DKThR) zwischen den Kursen mit Video und praxisbezogener Hausarbeit als Zulassungsvoraussetzung für den Abschlusskurs

Prüfung:
- Kolloquium über eine Hospitationsstunde am Kursende
- Weitere Informationen zum Prüfungsmodus finden sich auch in der APO der FN.

Kursinhalte z. B.:
- Interventionsmöglichkeiten und Durchführungsformen in der Heilpädagogischen Förderung mit dem Pferd
- Jeweils drei aufeinander folgende Hospitationen mit anschließender Kleingruppen- und Plenumsauswertung
- Selbsterfahrung
- Zielgruppenspezifische Ansätze
- Anleitung zur Praxisreflexion, kollegialen Beratung und zum Erfahrungsaustausch

2) Ergotherapeutische Behandlung mit dem Pferd

Voraussetzungen:
- Staatliche Anerkennung als ErgotherapeutIn
- 1 Jahr Berufserfahrung

- Mind. Trainer C Reiten oder Voltigieren (auch IPZV, IGV, VDD oder Western), alternativ „Qualifikation zum Umgang mit dem Pferd im sozialen und gesundheitlichen Bereich" (DKThR)

Kursform:
- Drei Kursteile zu je fünf Tagen (ges. 170 UE) innerhalb eines Jahres
- 20 Std. Praktikum unter Anleitung einer vom DKThR anerkannten Fachkraft zwischen den Kursen

Prüfung:
- Kolloquium zu den Kursinhalten jeweils am Ende der Kurse 1 und 3
- Praktische Prüfung Führtechnik und Longieren am Ende des Kurses 1

Kursinhalte z. B.:
- Grundlagen der Ergotherapeutischen Behandlung mit dem Pferd
- Grundlagen zur Ausbildung und Auswahl der Therapiepferde
- Bewegungsanalyse Pferd-Mensch
- Medizinische Grundlagen
- Grundlagen Sensorik, Motorik, Wahrnehmung und Verhalten
- Einzel- und Gruppensettings, Hospitationen, selbsterfahrungsrelevante Elemente

3) Staatlich geprüfte Fachkraft für die Heilpädagogische Förderung mit dem Pferd

Der staatlich geprüfte Aufbaubildungsgang wird von Berufskollegs des Landes Nordrhein-Westfalen in Kooperation mit dem DKThR angeboten. Während der Reitpädagoge DKThR eher Teilnehmer, die nebenberuflich in der HFP arbeiten möchten, als Zielgruppe hat, bietet sich diese Ausbildung vor allem für Teilnehmer, die hauptberuflich oder selbständig in diesem Bereich arbeiten möchten, an.

Voraussetzungen:
- Abschluss eines einschlägigen Fachschulbildungsganges des Sozialwesens oder mindestens gleichwertige pädagogische / psychologische Vorbildung
- Mind. Trainer C Reiten oder Voltigieren (auch IPZV, IGV, VDD oder Western), alternativ „Qualifikation zum Umgang mit dem Pferd im sozialen und gesundheitlichen Bereich" (DKThR)

- Nachweis einer Praktikumsmöglichkeit für die Dauer der gesamten Ausbildung
- Bereits abgeschlossene Ausbildungen im Bereich der heilpädagogischen Arbeit mit dem Pferd können nach Einzelfallprüfung teilweise angerechnet werden

Ausbildungsform:
- Modulare berufsbegleitende Weiterbildung mit 600 UE (inkl. Selbstlernphasen) über zwei Jahre

Prüfung:
- Teilprüfungen am Ende jedes Moduls
- Prüfung am Ende der Weiterbildung in Form einer Projektarbeit mit Präsentation

Ausbildungsinhalte (nach: Weiterbildungsbroschüre des DKThR 2015) z. B.:
- Artspezifische Eigenschaften und Verhaltensweisen des Pferdes
- Auswahl, Ausbildung und Gesunderhaltung der Therapiepferde
- Kommunikation mit dem Pferd
- Pädagogische Grundhaltung im Beziehungsdreieck
- Beziehungs- und Prozessgestaltung in der HFP
- Erst- und Verlaufsgespräche mit Klienten und Bezugspersonen
- Diagnose, Zielsetzung und Prozessbesprechung
- Methodische Konzepte aus angrenzenden Fachgebieten und ihre Übertragung auf das Pferd
- Planung von HFP in unterschiedlichen Settings und mit unterschiedlichen Zielsetzungen
- Reflexion der eigenen Arbeit, kollegiale Beratung und Supervision
- Dokumentation
- Inklusionsansätze
- Interdisziplinäre Zusammenarbeit
- Erlebnispädagogische Maßnahmen
- Rechtliche Rahmenbedingungen, Unfallverhütung, Erste-Hilfe-Maßnahmen
- Betriebswirtschaftliche Grundkenntnisse
- Konzepterstellung in der HFP

Das DKThR führt ab 2015 als Pilotprojekt eine eigene Qualifikation zum Umgang mit dem Pferd im sozialen und gesundheitlichen Bereich durch.

> *Kontaktadresse:*
> Deutsches Kuratorium für Therapeutisches Reiten e. V.,
> Bundesgeschäftsstelle
> Freiherr-von-Langen-Str. 8a, 48231 Warendorf
> Tel.: ++49 (0)2581-9 27 91 91 / 0
>
> www.dkthr.de

Eine weitere Ausbildungsmöglichkeit mit 25-jähriger Erfahrung im Heilpädagogischen Reiten bietet in Deutschland der „Förderkreis Therapeutisches Reiten e. V.".

Förderkreis Therapeutisches Reiten e. V.

Ausbildung im Heilpädagogischen Reiten

Obwohl die angebotene Weiterbildung als Ausbildung zum „Reittherapeuten" bezeichnet wird, wird inhaltlich Heilpädagogisches Reiten angeboten. Die Gesamtausbildung ist berufsbegleitend konzipiert und erfolgt in zwei Teilen in der Grundstufe zum Reittherapeutischen Assistenten und in der Aufbaustufe zum Reittherapeuten. Sie erstreckt sich über zweieinhalb Jahre. Sie umfasst zehn mehrtägige Seminare, ein Praktikum sowie zwei Abschlussprüfungen.

Voraussetzungen für die Teilnahme sind u. a. entsprechende reiterliche Nachweise und eine pädagogisch-psychosoziale Tätigkeit bzw. Berufsausbildung.

> *Kontaktadresse:*
> Geschäftsstelle des „Förderkreises Therapeutisches Reiten e. V."
> Katja Lipp-Röben
> Naustr. 11, 26446 Friedeburg
> Tel.: ++49 (0)4453-97 87 41
>
> www.foerderkreis-therapeutisches-reiten.de

Ausbildungsübersicht: Schweiz

Von Marianne Gäng

Vorerst einige Gedanken zur Verbandsgeschichte. Schon vor der Gründung der Schweizerischen Vereinigung für Heilpädagogisches Reiten und Voltigieren (SV-HPR) 1985 habe ich über mehrere Jahre Kurse im Heilpädagogischen Reiten mit Zertifikatsabschluss erteilt. Das Einführungsbuch „Heilpädagogisches Reiten und Voltigieren" berichtet u. a. von diesen Aktivitäten. Nach der Gründung der SV-HPR habe ich meine Ausbildungskurse unter dem Patronat dieser Vereinigung, jedoch auf eigenes finanzielles Risiko, erteilt; gleichzeitig habe ich ehrenamtlich die Auskunftsstelle betreut (bis 1995).

Entwicklung des Heilpädagogischen Reitens / Voltigierens

TeilnehmerInnen aus anderen Ländern haben die Ausbildung besucht oder mich um Rat gefragt, allen voran das benachbarte Deutschland. Es war für mich deshalb selbstverständlich, mit dem „Arbeitskreis Heilpädagogisches Reiten und Voltigieren" des Kuratoriums für Therapeutisches Reiten und Voltigieren den Kontakt zu suchen, Fachgespräche zu führen, die beiden Ausbildungen zu vergleichen und gegenseitige Anerkennung zu vereinbaren. Dieser fruchtbaren Zusammenarbeit entsprang auch der Wunsch nach einer gemeinsamen Dokumentation der erprobten Arbeitsweisen im HPR/V; so entstand 1990 die zweite, erweiterte Auflage des Buches „Heilpädagogisches Reiten und Voltigieren".

Über all die Jahre haben mir der fachliche Gedankenaustausch und die Weiterbildungen in den Nachbarländern sehr viel gebracht und neue Impulse und Erkenntnisse in die bestehende Ausbildung einfließen lassen; einen wesentlichen Teil haben auch ReitpädagogInnen mit ihren Berichten im Lehrgang II beigetragen.

Trennung

Eine Trennung ist immer eine einschneidende Sache, gleichzeitig aber auch ein Neubeginn. Die sich lösenden Teile können Erleichterung verspüren und mit der erworbenen Freiheit Möglichkeiten zu neuem Handeln finden. Dieser zentrale Wunsch nach Freiheit ließ in uns den Entschluss zur Loslösung von der SV-HPR reifen.

Im August 1996 trat ich von meinem Auftrag als Ausbildnerin von ReitpädagogInnen SV-HPR, zusammen mit meinen FAB-Kolleginnen (FAB: Fachausbildung), zurück. Unser Motiv beinhaltet, dass wir uns dem projektierten neuen Ausbildungskonzept der SV-HPR nicht anschließen möchten. Wir unterstützen nicht, dass Grundausbildung und Fortbildung vermischt werden (TeilnehmerInnen aus benachbarten Ländern würden zudem eine wesentliche Benachteiligung erfahren). Wir sind der Ansicht, dass zuerst Heilpädagogisches Reiten im erlernten Berufsfeld praktiziert werden soll mit der Zielsetzung, Erfahrungen zu sammeln und Sicherheit zu erlangen. Später kann mit spezifischer, pädagogischer Weiterbildung das Spektrum im HPR erweitert werden. Entsprechende Umfragen am Ende der Lehrgänge bestätigen diese Denkrichtung.

Schweizer Gruppe für Therapeutisches Reiten – Ausbildung zur Reitpädagogin SG-TR/zum Reitpädagogen SG-TR

In der SG-TR wird das in den letzten 30 Jahren entwickelte und praktizierte Ausbildungskonzept fortgeführt. Zusammen mit meinem Ausbildungsteam führe ich die berufsbegleitende Basisausbildung mit internationaler Anerkennung wie bisher weiter.

Die Ausbildung ist sowohl zeitlich wie finanziell überschaubar. Die an der therapeutischen Arbeit mit Pferden Interessierten werden so geschult, dass sie in ihrem Gebiet fachlich kompetent weiterarbeiten können. Die Ausbildungsinhalte sind in vorliegender Neubearbeitung dokumentiert.

Nach Abschluss der Ausbildung, die in sieben Phasen gegliedert ist (s. Tab. A1), lautet der erworbene Titel Dipl. Reitpädagogin SG-TR/Dipl. Reitpädagoge SG-TR.

Tab. A1: Phasen der Ausbildung Reitpädagoge/-in SG-TR

Phase 1	Phase 2	Phase 3	Phase 4	Phase 5	Phase 6	Phase 7
Reiterliche Qualifikation (RQ)	Selbststudium	Praktikumsvereinbarung	Lehrgang I	Praxisausbildung	Lehrgang II	Diplomarbeit
**	40 h	10 h	40 h	140 h	25 h	100 h
HPR	HPR	HPR	HPR	HPR	HPR	HPR
TR	TR	TR	TR	TR	TR	TR
**	40 h	10 h	40 h	135 h*	25 h	100 h
HPR	HPR	HPR	HPR	HPR	HPR	HPR
TR	TR	TR	TR	TR	TR	TR

* inkl. Lager-/Betriebshelfer-Woche
** Der Erwerb der RQ hat vor Ausbildungsbeginn zu erfolgen.

Ziele der Ausbildung sind die Vermittlung resp. das Erwerben von Fach- und Handlungskompetenz im HPR/V, ebenso die Weiterentwicklung der Personal- und Sozialkompetenz der Auszubildenden. Sie werden befähigt, ihre neu erworbenen Kenntnisse in ihr Wissen und Können aus dem erlernten Beruf und aus ihren Erfahrungen zu integrieren; dies bezieht sich ebenso auf ihre reiterlichen Qualifikationen.

Sie sind in der Lage, Probleme der Praxis zu analysieren und ihr Handeln zu begründen, zu planen, umzusetzen und zu reflektieren. Sie wenden Methoden an, die auf ganzheitliche Erziehung- und Behandlungsziele hin ausgerichtet sind.

Voraussetzungen und Werdegang für die Ausbildung zur Reitpädagogin / zum Reitpädagogen SG-TR

Zusatzausbildung für Angehörige pädagogischer und sozialer Berufe

Berufliche Vorbildung
Verlangt wird ein staatlich anerkannter Berufsabschluss und mindestens ein Jahr Praxis als HeilpädagogIn, LehrerIn aller Schulformen, KindergärtnerIn, ErzieherIn, SozialpädagogIn.

Definition des Begriffs
- Unter dem Begriff „Heilpädagogisches Reiten" HPR werden pädagogische, heilpädagogische und soziointegrative Einflussnahmen mit Hilfe des Pferdes bei Menschen mit Beeinträchtigungen verstanden.
- Zum Heilpädagogischen Reiten gehört daher wesentlich der Aufbau einer Beziehung, Berühren, Führen und Pflegen des Pferdes, Aufsitzen und Sich-tragen-Lassen, Ausreiten auf dem Handpferd, Reiten am Langzügel.
- Nicht die reine Ausbildung, sondern individuelle Betreuung und Förderung in engem Bezug zum Pferd stehen im Vordergrund; eine positive Beeinflussung des Befindens, des Sozialverhaltens und der Persönlichkeitsentwicklung wird mittels ganzheitlicher Therapieformen angestrebt. Im Bewusstsein einer ethisch begründeten und verinnerlichten heilpädagogischen Haltung begeben sich Reitpädagoge und Klient gemeinsam auf den Weg.

Das Diplom berechtigt zur selbstständigen Durchführung des Heilpädagogischen Reitens im Rahmen der pädagogischen Grundausbildung in Heimen, Schulen und privaten Reitställen.

Ausbildungsverlauf
Die Ausbildung ist innerhalb von zwei Jahren zu absolvieren. Sie schließt mit einem Diplom ab, das dazu berechtigt, HPR/TR im Rahmen der beruflichen Grundausbildung zu praktizieren. Außerdem können Diplomanden die Plakette-SG-TR resp. das SG-TR-Zertifikat beziehen.

Pflichtlektüre
Gäng, M. (Hrsg.) (2015): Heilpädagogisches Reiten und Voltigieren. 7., überarbeitete und erweiterte Aufl. Ernst Reinhardt, München/Basel
Gäng, M. (Hrsg.) (2009): Ausbildung und Praxisfelder im Heilpädagogischen Reiten und Voltigieren. 4. Aufl. Ernst Reinhardt, München/Basel

Reiterliche Vorbildung
Schriftlicher Nachweis über mehrjährige Erfahrung im Umgang mit Pferden und ihrer Pflege oder ein einmonatiges Pferdepflege-Praktikum

Reiterlicher Werdegang
Teil 1 des reiterlichen Werdegangs sollte schon vor Ausbildungsbeginn absolviert werden:

Teil 1: Die Ausbildung des Pferdes als Teil des ganzheitlichen Therapiesystems (2 ½ Tage, nur für Absolventen der SG-TR)

Die Teile 2 und 3 müssen bis zum Lehrgang II der Ausbildung absolviert sein.

Teil 2: Longierlehrgang SG-TR oder kleines Longierabzeichen DLA IV
Teil 3: Anerkannte Reiterprüfung

Teil 4 bis Ende der Ausbildungszeit

Teil 4: Handpferdereitprüfung SG-TR oder Langzügelarbeit mit dem Pferd

Anerkannte Reiterprüfungen
  CH – SG-TR Reiterbrevet
   – Reiterbrevet II IPV-CH
   – Silbertest
   – SWU Silber CH
   – J+S Trainer Voltige

D — Reitabzeichen IPZV Silber
— Reitabzeichen IGV Bronze
— Reitabzeichen DRA III (Bronze)
— EWU Westernreitabzeichen Bronze
— Gelände- und Wanderrittführer VFD

A — Islandpferdereitabzeichen
— Reiternadel (FENA)
— Western-ÖWRAB

Pflichtlektüre
Feldmann, W., Rostock, A. K. (2002) Islandpferdereitlehre. 13. Aufl. Eigenverlag
    Feldmann, Bad Honnef
Hoffmann, M. (2003): Handpferdereiten. Ausbildung – Möglichkeiten – Sicherheit. Müller Rüschlikon, Stuttgart

Anmeldung zur Ausbildung
Die Anmeldung hat schriftlich zu erfolgen. Es sind beizulegen:

1. Motivation zur Ausbildung
2. Lebenslauf in Form eines Datenblattes
3. Kopie des Berufsdiploms
4. Bestätigung der bisherigen Tätigkeit
5. Schriftlicher Nachweis über mehrjährige Erfahrung im Umgang mit Pferden und ihrer Pflege oder ein Pferdepflege-Praktikum (Stufe 1)
6. Prüfungs- und Kursnachweise des reiterlichen Werdegangs (1.)

Die SG-TR bietet parallel die Ausbildung zum Reittherapeuten SG-TR bzw. zur Reittherapeutin SG-TR an. Diese ist als Zusatzausbildung für Angehörige medizinischer, pflegerischer, therapeutischer und psychologischer Berufe konzipiert. Das Diplom berechtigt zur selbstständigen Durchführung des Therapeutischen Reitens im Rahmen der Grundausbildung in Kliniken, privaten Praxen und Reitställen.

Wer sich für die Ausbildung zur Reittherapeutin SG-TR / zum Reittherapeuten SG-TR interessiert, möge sich im Buch „Reittherapie", ebenfalls herausgegeben von Marianne Gäng und erschienen im Ernst Reinhardt Verlag (2. Aufl. 2009) informieren.

Kontaktadresse SG-TR
Auskunftsstelle Ausbildung und Anmeldung
Marianne Gäng
Postfach 240
CH-4118 Rodersdorf
Tel. ++41 (0) 61 731 32 83
Sprechstunde: Mo–Fr 11:00–12:00 Uhr
(Ferien und Feiertage ausgenommen)
www.sg-tr.ch

Ausbildungskonzept zur Dipl. ReitpädagogIn / ReittherapeutIn
Die Inhalte der einzelnen Phasen sind im Ausbildungskonzept aufgeführt, dieses kann gegen eine Gebühr bei der Auskunftsstelle bezogen werden.

Ausbildungsübersicht: Österreich

Von Christian Robier

In Österreich ist das Österreichische Kuratorium für Therapeutisches Reiten (ÖKTR) der Ausbildungsträger für Heilpädagogisches Voltigieren / Reiten.

Berufliche Voraussetzungen

Nachweis einer abgeschlossenen Ausbildung in einem sonder-, sozial- oder heilpädagogischen, psychologischen, psychiatrisch oder psychotherapeutischen Beruf (u.a. SonderschullehrerInnen, SonderkindergartenpädagogInnen, Heil-, Sonder- oder SozialpädagogInnen, SozialarbeiterInnen, PsychologInnen, PsychotherapeutInnen, Dipl. BehindertenpädagogInnen, Dipl. FachsozialbetreuerInnen, ÄrztInnen für Psychiatrie / Neurologie bzw. Psychosomatik mit Psychologiediplom).

Voltigiersportfachliche bzw. reitsportfachliche Voraussetzung

a) für Heilpädagogisches Voltigieren
- 1. Semester des Voltigierinstruktors (österr. Zertifikat) oder
- Voltigierwart FENA (oder Voltigiertrainer C, deutsches Zertifikat)

b) für Heilpädagogisches Reiten
- 1. Semester des Reitinstruktors, Bereiter FENA (österr. Zertifikat) oder
- Reitwart FENA (oder Reittrainer C deutsches Zertifikat)

Aufnahmeverfahren

Die Bewerbung für die Ausbildung erfolgt mittels folgender Unterlagen bei der Sektion HPV / R (Formulare unter www.oktr.at / Sektion HPV / R):

- Lebenslauf
- Ansuchen mit Beschreibung des Arbeitsfeldes und der bisherigen Tätigkeit
- Beilage einer Kopie des Zertifikats der heilpäd. Ausbildung (o. Ä. siehe oben) und
- Beilage einer Kopie der reit- / voltigiersportlichen Prüfung
- Motivationsschreiben
- Nachweise über Hospitationen in Hippotherapie (5h), HPV / R (20h), Integratives Reiten (5h)

Es wird ein Aufnahmewochenende mit anschließender Rückmeldung über die Aufnahme zur Ausbildung absolviert. Die wesentlichen Inhalte während des Wochenendes sind: Ein gemeinsames Kennenlernen, Longieren eines Pferdes, Körperselbsterfahrung ohne Pferd, Bodenarbeit mit dem Pferd, Vermittlung von Inhalten über die Ausbildung.

Aufbau der Ausbildung

1. Basislehrgang: 6 Tage
2. Verfassen einer schriftlichen Hausarbeit über 10–15 eigenständig durchgeführte HPV / R-Einheiten im Rahmen eines Praktikums. Dieses findet unter Anleitung einer ausgebildeten Fachkraft (HPV / R) zwischen den

beiden Lehrgängen statt. Zusätzlich werden die PraktikantInnen im Rahmen einer Praxisreflexion durch ein Mitglied des engeren Arbeitskreises der Sektion HPV/R, welcher für die Entwicklung und Durchführung der Ausbildungslehrgänge verantwortlich ist, begleitet.
3. Zwischen dem Basis- und Abschlusslehrgang werden von den TeilnehmerInnen fünf Pflichtmodule (Körperselbsterfahrung ohne Pferd, Körperselbsterfahrung mit Pferd, Pferdeausbildung, Elternarbeit, Supervisionswochenende) und zwei zusätzlichen Wahlmodule (aus den Themenbereichen wie: Sensorische Integration, Basale Stimulation, HPV/R und Sport, HPV/R bei Teilleistungsstörungen, HPV/R in der Traumatherapie etc.) besucht. Die Entscheidung über die Auswahl der beiden Wahlmodule wird im Rahmen des Aufnahmewochenendes durch die KursteilnehmerInnen getroffen.
4. Abschlusslehrgang: 6 Tage mit kommissioneller Abschlussprüfung (ca. 1 Jahr nach dem Basislehrgang)

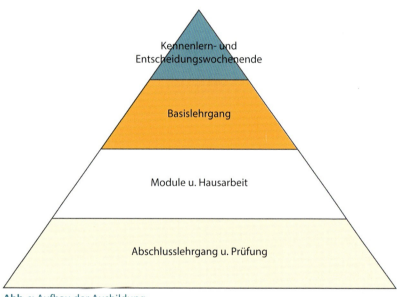

Abb. 1: Aufbau der Ausbildung

Ziele der Ausbildung

- Der/Die LehrgangsteilnehmerIn soll befähigt werden, Heilpädagogisches Voltigieren und/oder Heilpädagogisches Reiten selbstständig und eigenverantwortlich durchzuführen.

- Er/Sie soll seine/ihre Arbeit im Gesamtgebiet des Therapeutischen Reitens klar definieren und abgrenzen können.
- Er/Sie soll von seiner/ihrer individuellen pädagogisch/psychologischen Ausbildung aus Heilpädagogisches Voltigieren und/oder Reiten durch Reflexion (und wenn möglich mit Supervision) zu kontrolliertem und gezieltem Einsatz bringen.

Inhalte der Ausbildung
- Überblick über die drei Bereiche des Therapeutischen Reitens (Möglichkeiten und Grenzen im Überschneidungsbereich)
- HPV/R bei Menschen mit verschiedenen Behinderungen
- Auswahl und Ausbildung eines Therapiepferdes
- Hospitationen während beider Lehrgänge und Auswertung des Erzieherverhaltens und Gruppengeschehens
- Ganzheitliches Körpererleben (Körpersprache, nonverbale Kommunikation …)
- Selbsterfahrung im Umgang mit dem Pferd (z. B. TEAM-Methode, Feldenkraisarbeit mit dem Pferd …)
- Selbsterfahrung auf dem Pferd für die verschiedenen Einsatzmöglichkeiten im HPV/R
- Praxisfelder im HPV/R
- Ethik
- Dokumentation, Organisation und Berichterstattung
- Unfallverhütung
- Rechts-, Steuer- und Versicherungsfragen
- Finanzierungsmöglichkeiten

Kontaktadresse
Österreichisches Kuratorium für Therapeutisches Reiten
Sektion „Heilpädagogisches Voltigieren/Reiten"
Koktagasse 38, A-2231 Strasshof
www.oktr.at

Gedanken zur Ausübung dieses Berufes

Von Marianne Gäng

Motivation zur Ausbildung

Aus meinen Erfahrungen lassen sich AnwärterInnen für diese Ausbildung hinsichtlich ihrer Vorstellungen, Wünsche und Bedürfnisse in vier Gruppen einteilen:

Zunächst einmal solche, die großes Interesse an diesem Beruf haben, aber aus familiären, finanziellen oder beruflichen Gründen nicht sofort eine Ausbildung absolvieren können. Bietet sich ihnen dann doch endlich die Gelegenheit, so wird die Ausbildung mit viel Elan absolviert; ebenso zielstrebig wird anschließend das Heilpädagogische Reiten und Voltigieren (HPR/V) praktiziert. Diese Gruppe hat meist auch klare Vorstellungen von ihrem Arbeitsgebiet. Oft waren die AnwärterInnen vor der Ausbildung schon darin tätig.

Daneben gibt es AnwärterInnen, die jahrelang mit Liebe ihren pädagogischen Beruf ausgeübt haben, jedoch nun eine gewisse Müdigkeit verspüren, „rein pädagogisch" weiter zu arbeiten: Sie fühlen sich ausgebrannt und suchen nach neuen Impulsen. Ihre Freizeitbeschäftigung ist das Pferd und das Reiten, was liegt näher, als Hobby und Beruf miteinander zu verbinden? Meist fehlen hier jedoch die ganz konkreten Vorstellungen des späteren Arbeitsgebietes, oft ist es auch nicht möglich, das HPR/V ins angestammte Berufsfeld zu integrieren. Zudem ist es nicht ganz leicht, wenn über Jahre Hobby und Beruf getrennt ausgeübt wurden, beides nun problemlos zu vereinen. Der Einstieg erfolgt meistens so, dass der alte Beruf weiter ausgeübt und das HPR/V vorerst in der Freizeit praktiziert wird.

Eine weitere Gruppe von AnwärterInnen sind die, welche unter den immer höheren Anforderungen und den einengenden Richtlinien ihres pädagogischen Berufes leiden; sie lieben zwar ihre Arbeit, aber möchten andere, ganzheitliche Ziele verfolgen. Sie erhoffen sich, durch den Einsatz des Pferdes und die Arbeit in der freien Natur ihre und die Bedürfnisse der Kinder besser befriedigen zu können. Auch in den Wünschen für ihr späteres Arbeitsgebiet kommt der Wille zur Selbstbestimmung zum Ausdruck; sie arbeiten oft auf Jugendfarmen oder eröffnen private Reiterhöfe und binden die Natur und andere Tierarten in die Vermittlung mit ein.

Die größte Gruppe der AnwärterInnen, die sich zur Ausbildung anmelden, sind mit Pferden aufgewachsen oder im Erwachsenenalter Pferdebesitzer geworden. Sie wissen, was es heißt, für Pferde verantwortlich zu sein; sie erleben täglich die wohltuende Wirkung auf ihr psychisches und physisches Befinden. Sie kennen das HPR/V, haben schon mitgeholfen und ergreifen den pädagogischen Beruf bereits mit der späteren Ausbildung zum Reit-/Voltigierpädagogen (R/VP) im Blick. Schon während der Ausbildung wenden sie sich einer bestimmten Behindertengruppe zu und versuchen, das HPR/V in ihre Berufsarbeit zu integrieren.

Die Alltagsrealität setzt manchen Vorstellungen Grenzen. Dass Wünsche und Bedürfnisse auch bei noch so großer Motivation und trotz des Einsatzes des „Wundermediums Pferd" nicht einfach in Erfüllung gehen, dass Hindernisse beruflicher, finanzieller oder kollegialer Art zu überwinden sind, erfährt der R/VP in der Praxis sehr schnell.

Gute Planung, Entscheidungsfreudigkeit, Durchsetzungsvermögen und viel Stehkraft sind Eigenschaften, die der zukünftige Reitpädagoge bei allem Enthusiasmus mitbringen sollte. Ein Vorpraktikum bei einem R/VP ist von großem Vorteil und wird wärmstens empfohlen.

Der Reit- und Voltigierpädagoge (R/VP) und sein Pferd

Der harmonischen Beziehung zwischen R/VP und seinem Pferd kann nicht genug Bedeutung zukommen, denn Machtkämpfe zwischen R/VP und Pferd innerhalb einer Therapiestunde sind nicht nur unschön; wenn wir uns dabei noch bewusst werden, dass der R/VP immer Vorbildfunktion hat, so erübrigen sich weitere Erklärungen.

Wie beugen wir vor? Wie kommen wir einer harmonischen, partnerschaftlichen Beziehung näher? Indem, immer wenn es sich machen lässt, der R/VP auch der Besitzer und/oder Betreuer des Pferdes ist: vieles vereinfacht sich dadurch fast von selbst. Beim täglichen Umgang und beim Reiten lernt man sich kennen; Bewegungen, Verhaltensweisen und Reaktionen werden vertraut, und unvorhergesehene Ereignisse lassen sich in Ruhe bewältigen: ein harmonisches Miteinander entsteht.

Des Weiteren sollte der R/VP auch bereit sein, auf dem Weg der Selbsterfahrung, der Körper- und der Bodenarbeit sich mit seinem Pferd auseinander zu setzen und vertraut zu machen. Erst ein solcher Beziehungsaufbau und partnerschaftlicher Umgang mit dem Pferd verhelfen zu einer harmonischen Gemeinschaft und erlauben es, das Pferd therapeutisch einzusetzen.

Die Psychohygiene für R/VP und Pferd wird allzu oft übersehen, was gravierende Folgen haben kann. Seriöse Arbeit im HPR/V ist ebenso anstrengend wie andere Arbeit, und zwar sowohl für den Pädagogen wie auch für das Pferd, deshalb gilt für beide: „Nach getaner Arbeit folgt das Vergnügen." Ein gemeinsamer, unbeschwerter Ritt in freier Natur (nach U. Bruns) fördert die emotionale Beziehung, löst Verspannungen und erfüllt die Sehnsucht nach Freiheit (bei beiden).

Abschalten können: Dies bedeutet für den R/VP, sich bewusst etwas anderem zuwenden (der Familie, den Freunden, einem Hobby), für das Pferd heißt es: zurück zu seinen Artgenossen, in den Herdenverband, auf die Weide, artgerechte Haltung und Fütterung.

Zu diesem täglichen Ausgleich gehört auch der jahreszeitliche. Ferien einzeln oder miteinander sind für den R/VP und das Pferd eine Notwendigkeit.

Was bietet dieser Beruf?

Heilpädagogisches Reiten und Voltigieren zu erteilen kann Erfüllung und Befriedigung bedeuten. Nicht die technische Art und Weise der Vermittlung der Lerninhalte (sie bieten lediglich das Rüstzeug), sondern die Persönlichkeit des R/VP und seine Art, wie er dem Hilfesuchenden begegnet, sind ausschlaggebend. (Teil B „Praxisfelder im Heilpädagogischen Reiten" in diesem Buch zeugt davon.) So etwas entsteht nicht von heute auf morgen, so wenig wie einmal Erreichtes immer Bestand hat. Heilpädagogisches Reiten und Voltigieren bedeutet Lebendigkeit und Offenheit – ständiges Sich-Weiterentwickeln!

Die Autorinnen und Autoren

Susanne Eberle-Gäng
Dipl.-Heilpädagogin,
Dipl.-Reitpädagogin SG-TR
Grundstr. 9
9500 Will
SCHWEIZ
susanne.eberle@gmx.ch

Barbara Gäng
Dipl.-Sozialpädagogin,
Dipl.-Reitpädagogin SG-TR, Master
of Advanced Studies FHNW – Behinderung und Partizipation
Reuss-Str. 1
5642 Mühlau
SCHWEIZ
barbara.gaeng@icloud.com

Hans-Peter Gäng
Dipl.-Heilpädagoge, Lehrer an
Sonderklassen, ehemaliger Direktor
von sonderpädagogischen
Institutionen
Hofackerstr. 6
4118 Rodersdorf
SCHWEIZ
hpgg@bluewin.ch

Marianne Gäng
Dipl.-Sozialpädagogin, Heilpädagogin, Ausbildungsleitung RP / RT,
Therapeutisches Reiten SG-TR
Hofackerstr. 6
4118 Rodersdorf
SCHWEIZ
spoi@bluewin.ch

Renate Hof
Dipl.-Sozialpädagogin,
Dipl.-Reitpädagogin SG-TR
Fahrweg 38
29320 Hermannsburg
renate@hpr-hof.de

Rita Hölscher-Regener
Dipl.-Sozialarbeiterin
Leierweg 24
44137 Dortmund
hoelscher-regener@web.de

Eberhard Laug
Dipl.-Reittherapeut (SG-TR),
Journalist und Kommunikationswirt
Alter Damm 3
49179 Ostercappeln
wagenlaug@osnanet.de

DIE AUTORINNEN UND AUTOREN

Sonja Morgenegg
Dipl.-Sozialpädagogin,
Dipl.-Reitpädagogin,
Reitpädagogin SG-TR
Stiftung für Blinde und Sehbehinderte Kinder und Jugendliche
3052 Zollikofen
SCHWEIZ
sonja.morgenegg@bluewin.ch

Annika Müller
Dipl.-Pflegefachfrau HF,
Reittherapeutin SG-TR
Reuss-Str. 1
5642 Mühlau
SCHWEIZ
annika.mueller@bluewin.ch

Helga Podlech
Pferdewirtschaftsmeisterin,
Dipl.-Sozialpädagogin,
Reitpädagogin SG-TR
Gestüt Wiesenhof
76359 Marxzell-Burbach
islandpferd@der-wiesenhof.de

Bernhard Ringbeck
Dipl.-Pädagoge, Dipl.-Psychologe
Waltrup 54
48341 Altenberge
RingbeckB@stadt-muenster.de

Christian Robier
Klinischer Psychologe,
Gesundheitspsychologe,
Voltigierpädagoge ÖKTR
Sigmund-Freud-Platz 1
8330 Feldbach
ÖSTERREICH
robierc@gmx.at

Marietta Schulz
Dipl.-Pädagogin
Am Schlagbaum 11b
51515 Kürten-Dürscheid
G-M-Schulz@t-online.de

Henrike Struck
Sonderpädagogin,
Voltigierpädagogin DKThR
Am Rode 48
44149 Dortmund
h.struck@awo-reiterhof.de

Rebecca Veith
Voltigierpädagogin DKThR,
Integrative Lerntherapeutin
Herrenstr. 7a
59510 Lippetal
Rebecca.Veith@islandfeuer.de

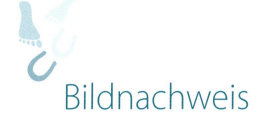

Bildnachweis

Abb. 2.1: Holzschnitt von Robert Wyss
Abb. 3.4–3.33: Thomas Winzeler
Abb. 5.1, 5.8, 5.9: Renate Hof
Abb. 5.2, 5.6,. 5.7, 5.10: Lichtermalereien Hans-Peter Garske
Abb. 12.1–12.3, 12.7: Gabriele Klaes
Abb. 12.4–12.6: Günter Springfeld

Nicht gesondert aufgeführte Abbildungen wurden von den Autoren des jeweiligen Beitrags zur Verfügung gestellt.

Halten Sie Ihr Fachwissen auf Trab!

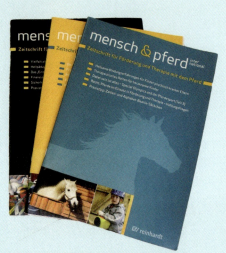

mensch & pferd
international
Zeitschrift für Förderung
und Therapie mit dem Pferd
Erscheinungsweise:
vierteljährlich
Format: DIN A4,
4-farbig

Reitpädagogik, Reittherapie, heilpädagogisches Reiten und Voltigieren, Hippotherapie, Pferdesport für Menschen mit Behinderung – verschiedene Arbeitsfelder verlangen nach jeweils eigenen Methoden und Zielen.

Für die Berufsgruppen in diesem stetig wachsenden Arbeitsfeld bringt der Ernst Reinhardt Verlag die Zeitschrift „mensch & pferd international – Zeitschrift für Förderung und Therapie mit dem Pferd" heraus.

Jetzt abonnieren unter:
www.reinhardt-journals.de/index.php/mup

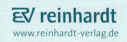

www.reinhardt-verlag.de

Das Pferd erlebnispädagogisch einsetzen

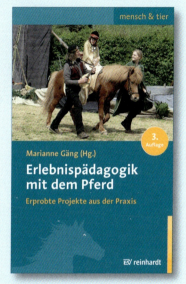

Marianne Gäng (Hg.)
Erlebnispädagogik mit dem Pferd
3., überarb. Aufl. 2011.
202 Seiten. 73 Abb.
(978-3-497-02251-9) kt

Erlebnispädagogik ist aus der Arbeit mit Kindern und Jugendlichen nicht mehr wegzudenken. Dieses Buch regt mit einer Fülle von Projekten und Ideen dazu an, Pferde bei erlebnispädagogischen Maßnahmen einzusetzen. Die Autoren sind ReitpädagogInnen und ReittherapeutInnen. Ihre Projekte sind spannend – mal ernst, mal spielerisch, immer im pädagogischen Rahmen oder mit therapeutischen Zielen.

Geklärt werden auch die Voraussetzungen, Ziele, Möglichkeiten und Grenzen der Erlebnispädagogik mit dem Pferd. Das Buch ist eine Fundgrube für alle, die das Pferd erlebnispädagogisch einsetzen oder dies planen.

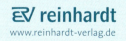

www.reinhardt-verlag.de

Grundlagenwerk für Fachleute

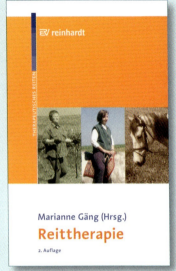

Marianne Gäng (Hg.)
Reittherapie
Mit einem Vorwort von B. Ringbeck
2., überarb. Auflage 2009.
256 Seiten. Zahlr. Fotos.
Innenteil zweifarbig
(978-3-497-02074-4) kt

Reittherapie ist ein Bereich des Therapeutischen Reitens, der Elemente aus den Disziplinen Psychologie, Psychotherapie und Medizin einbezieht.

Marianne Gäng hat den Ausbildungsgang zur ReittherapeutIn aufgebaut und in diesem Band AutorInnen versammelt, die verschiedene Ansätze der Reittherapie vorstellen, die Anwendungsmöglichkeiten aus Praxissicht und die Einflüsse aus den vielfältigen Berufsfeldern, wie Physiotherapie, Logopädie, Ergotherapie, anschaulich darbieten.

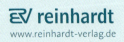
www.reinhardt-verlag.de

Tierische Mitbewohner willkommen!

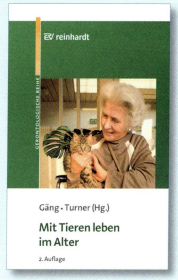

Marianne Gäng /
Dennis C. Turner (Hg.)
Mit Tieren leben im Alter
(Reinhardts Gerontologische
Reihe; 04)
2., erw. Auflage 2005.
201 Seiten. 35 Abb.
(978-3-497-01757-7) kt

Wer ein eigenes Tier hat, weiß es aus Erfahrung: das Zusammenleben mit einem Tier bereichert das eigene Leben. Positive Mensch-Tier-Beziehungen sind besonders für ältere Menschen wichtig, und daher sind in immer mehr Seniorenheimen „tierische Mitbewohner" willkommen.

Der Umgang mit dem Tier wird bewusst als Therapeutikum geschätzt, das kontakt-, wahrnehmungs- und bewegungsfördernd wirkt.

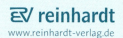

www.reinhardt-verlag.de

Durch Pferde in Beziehung kommen

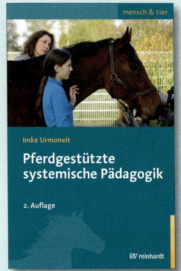

Imke Urmoneit
Pferdgestützte systemische Pädagogik
Mit einem Geleitwort von
Arist von Schlippe
2., durchges. Auflage 2015.
196 Seiten. 6 Abb.
(978-3-497-02546-6) kt

Pferde rühren Menschen oft auf ganz besondere Weise an. Wie kann diese Begegnung in einer systemischen Pädagogik professionell aufgegriffen werden?

Die Autorin gibt eine anschauliche Einführung in neurobiologische und systemische Grundlagen und deren Umsetzung in der pferdgestützten Pädagogik. Sie illustriert anhand von vielen Fallbeispielen, auf welche Weise das Pferd wirkt und wie es gelingen kann, eine systemische Haltung aufzubauen. Fachkräfte erhalten zahlreiche Anregungen, Kinder und Erwachsene mit dem Pferd auf dem Weg zu einer selbstbestimmten Lebensführung und Beziehungsgestaltung zu begleiten.

reinhardt
www.reinhardt-verlag.de

Unverzichtbar für Hippotherapeuten

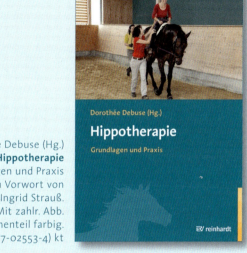

Dorothée Debuse (Hg.)
Hippotherapie
Grundlagen und Praxis
Mit einem Vorwort von
Ingrid Strauß.
2015. 235 S. Mit zahlr. Abb.
Innenteil farbig.
(978-3-497-02553-4) kt

Dorothée Debuse zeigt mit ihrem Autorenteam ebenso wissenschaftlich fundiert wie praxisorientiert den aktuellen Stand der Hippotherapie auf. Der Grundlagenteil bietet wichtige Informationen zur Hippotherapie im Bereich Gesundheit und Rehabilitation, zu Effekten und Wirkungsweisen sowie zur Ausrüstung und zum hippotherapeutischen Umfeld.

Der Praxisteil umfasst u. a. Befund, Zielsetzung, Einwirkung des Therapeuten und Behandlungsansätze bei verschiedenen Krankheitsbildern.

Ein wissenschaftlich fundiertes Buch, sowohl für Neulinge im Fach als auch für erfahrene HippotherapeutInnen und ÄrztInnen, das darüber hinaus viele Denkanstöße für die Praxis bietet.

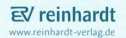
www.reinhardt-verlag.de

Der Klassiker für Voltigier- und Reitpädagogen

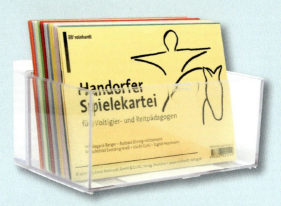

Handorfer Spielekartei für Voltigier- und Reitpädagogen
2. Auflage 2012. Mit 161 farbigen Karteikarten (DIN-A6).
1 Kartenschutzhülle in Box. (978-3-497-02315-8)

Die Handorfer Spielekartei ist eine Sammlung von Spielen und Übungen zum Voltigieren und Reiten mit Kindern. Alle Spiele wurden in der heilpädagogischen Praxis mit viel Erfolg erprobt.

Mit über 140 Aktionen lassen sich Voltigier- und Reitstunden immer wieder neu und abwechslungsreich gestalten. Die Spiele sind nach Förderbereichen sortiert und farblich gekennzeichnet. Es gibt Tätigkeiten mit dem Pferd, am Pferd und auf dem Pferd, Einzel-, Paar- und Gruppenübungen. Förderbereiche sind u. a. Körperwahrnehmung, Sinneswahrnehmung, Visumotorik, Verbale Kommunikation und Gruppenverhalten.

Die Spielekartei ist auch auf CD-ROM erhältlich: (978-3-497-02193-2)

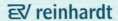
reinhardt
www.reinhardt-verlag.de